W0262857

# 164

Anaesthesiologie und Intensivmedizin
Anaesthesiology
and Intensive Care Medicine

vormals „Anaesthesiologie und Wiederbelebung"
begründet von R. Frey, F. Kern und O. Mayrhofer

Herausgeber:
H. Bergmann · Linz (Schriftleiter)
J.B. Brückner · Berlin    M. Gemperle · Genève
W.F. Henschel · Bremen    O. Mayrhofer · Wien
K. Meßmer · Heidelberg    K. Peter · München

# Das Berufsbild des Anaesthesisten

Herausgegeben von
J. B. Brückner und P. Uter

Mit 21 Abbildungen und 26 Tabellen

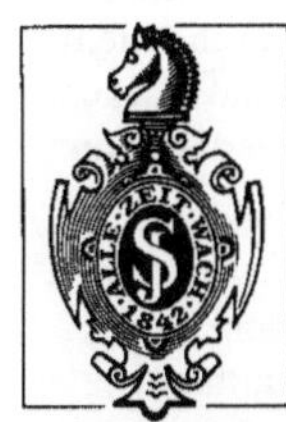

Spinger-Verlag
Berlin Heidelberg New York Tokyo 1984

Prof. Dr. Jürgen B. Brückner
Freie Universität Berlin, Klinikum Charlottenburg, Institut für
Anaesthesiologie, Spandauer Damm 130, D-1000 Berlin 19

Dr. Peter Uter
Chefarzt der zentralen Anästhesieabteilung der Städt. Krankenan-
stalten Hannover, Krankenhaus Siloah, Roesebeckstraße 15,
D-3000 Hannover 91

CIP-Kurztitelaufnahme der Deutschen Bibliothek
Das Berufsbild des Anaesthesisten/hrsg. von J. B. Brückner und P. Uter —
Berlin; Heidelberg; New York; Tokyo: Springer, 1984
(Anaesthesiologie und Intensivmedizin; 164)
ISBN-13: 978-3-540-13467-1          e-ISBN-13: 978-3-642-69776-0
DOI: 10.1007/978-3-642-69776-0
NE: Brückner, Jürgen B. (Hrsg.); GT

# Vorwort

Das Fachgebiet Anästhesiologie ist jetzt 30 Jahre alt geworden. Seit seiner Gründung im Jahre 1953 hat es eine gewaltige Entwicklung durchlaufen. Aus den ersten „Narkosespezialisten", von denen die Laien, aber auch viele Ärzte nichts oder nur Unzureichendes wußten, hat sich ein Netz einer umfassenden Anästhesieversorgung entwickelt, das weitaus mehr umfaßt als nur die „Spezialität Narkose".

Der Berufsverband Deutscher Anästhesisten hat im Mai 1983 in Berlin aus diesem Anlaß seine Jahrestagung unter das Thema "Das Berufsbild des Anästhesisten" gestellt. Auf dieser Tagung wurde versucht, den gegenwärtigen Standort des Fachgebiets in der klinischen Anästhesie, in der Intensivmedizin und der Notfallmedizin, aber auch in der Niederlassung und in der Schmerztherapie zu bestimmen und Perspektiven für seine weitere Entwicklung aufzuzeigen. Der vorliegende Band enthält die Vorträge dieser Tagung.

Allen Referenten, die sich für diese Aufgabe zur Verfügung gestellt und sie mit großer innerer Beteiligung erfüllt haben, sei an dieser Stelle noch einmal herzlich gedankt. Mein besonderer Dank gilt Herrn Prof. J. B. Brückner und Frau A. Mahlitz, Berlin, für die Organisation dieser Tagung wie auch für die Bearbeitung der Vortragsmanuskripte. Auch dem Springer-Verlag sei für die schnelle und sorgfältige Ausführung und Gestaltung dieses Buches gedankt.

Hannover, im Frühjahr 1984      P. Uter

Es war schön, daß der BDA Berlin zum Ort seiner Tagung über das Berufsbild des Anästhesisten wählte. Das Thema war bedeutsam, die Tagung wurde erweitert durch den Refresherkurs der Akademie und ein Treffen mit englischen Kollegen. Die Kongreßstadt gab daneben vielfältige Gelegenheit dem Ernst der beruflichen Probleme zu entrinnen. Der Berliner Abend und die Kalldewey-Aufführung der Schaubühne seien genannt. Unvergessen wird sicher das Kammerkonzert bei Nofretete bleiben.

Berlin-Charlottenburg, im Mai 1984    J. B. Brückner

# Inhaltsverzeichnis

## V  Abschließende Statements

# Referentenverzeichnis

Ahnefeld, F. W., Prof. Dr., Zentrum für Anästhesiologie
des Klinikums der Universität Ulm, Steinhövelstraße 9, 7900 Ulm

Burchardi, H., Prof. Dr., Institut für klinische Anästhesie der Uni-
der Universität Göttingen, Robert-Koch-Straße 40, 3400 Göttingen

Dick, W., Prof. Dr., Institut für Anästhesiologie der Universität
Mainz, Langenbeckstraße 1, 6500 Mainz

Dietzel, W., Prof. Dr., Leitender Arzt der Abteilung für Anästhesie
und operative Intensivtherapie, Städt. Krankenhaus Leverkusen,
Dhünnberg 60, 5090 Leverkusen

Gerbershagen, H. U., Prof. Dr., Ärztlicher Direktor am Schmerzzentrum Mainz, Alice-Hospital, Auf der Steig 14–16, 6500 Mainz 1

Godron, R., Dr., Richard-Wagner-Straße 13, 8000 München 2

Gorgaß, B., Dr., Chefarzt der Abteilung Anästhesiologie und Intensivmedizin, St.-Lukas-Klinik, Schwanenstraße 132, 5650 Solingen-
Ohligs

Hutschenreuter, K., Prof. Dr., Direktor des Instituts für Anästhesiologie der Universität Homburg, 6650 Homburg/Saar

Jensen, Ute, Dr., Institut für Anästhesiologie der Ludwig-Maximi-
lians-Universität München, Klinikum Großhadern,
Marchioninistraße 15, 8000 München 70

Opderbecke, H. W., Prof. Dr., Vorstand des Instituts für Anästhesiologie, Städt. Klinikum Nürnberg, Flurstraße 17, 8500 Nürnberg 90

Paschen, Heidi, Dr., Pfaffplatz 10, 6550 Kaiserslautern

Peter, K., Prof. Dr., Direktor des Instituts für Anästhesiologie der
Universität München, Klinikum Großhadern, Marchioninistraße 15,
8000 München 70

Rügheimer, E., Prof. Dr., Direktor des Instituts für Anästhesiologie
der Universität Erlangen-Nürnberg, Maximiliansplatz 1,
8520 Erlangen

Schara, J., Dr., Direktor des Instituts für Anästhesie am Klinikum Barmen der Kliniken der Stadt Wuppertal, Heusnerstraße 40, 5600 Wuppertal 2

Sefrin, P., Priv.-Doz., Dr., Institut für Anästhesiologie der Universität Würzburg, Josef-Schneider-Straße 2, 8700 Würzburg

Uter, P., Dr., Chefarzt der zentralen Anästhesieabteilung der Städt. Krankenanstalten Hannover, Krankenhaus Siloah, Roesebeckstraße 15, 3000 Hannover 91

Weißauer, W., Dr. h. c., Eckerstraße 34, 8050 Freising

Zierl, O., Dr., Chefarzt der Anästhesieabteilung, Krankenanstalt des Dritten Ordens, Menzinger Straße 48, 8000 München 19

Zinganell, K., Dr., Chefarzt der Zentralen Abteilung für Anästhesie und operative Intensivmedizin der Städt. Kliniken Kassel, Mönchebergstraße 41–43, 3500 Kassel

# I Grundsatzreferate

# 30 Jahre Fachgebiet Anästhesiologie

P. Uter

Neue medizinische Fachgebiete entstehen dadurch, daß eine neue Facharztbezeichnung geschaffen wird. Vor nunmehr 30 Jahren wurde durch den Deutschen Ärztetag 1953 in Lindau der Facharzt für Anästhesie eingeführt. Damit war zugleich aber auch nicht mehr als ein Rahmen geschaffen worden. Vor allem die erste Generation von Anästhesisten hat bestimmt, womit dieser Rahmen in den nachfolgenden Jahren gefüllt wurde.

Die 2. Säule, auf der das Fachgebiet ruht, ist seine wissenschaftliche Fachgesellschaft. Die „Deutsche Gesellschaft für Anästhesie (DGA)" wurde ebenfalls im Jahre 1953 gegründet. 1965 erweiterte sie ihren Titel aufgrund des zunehmenden Aufgabenumfangs des jungen Fachgebiets in „Deutsche Gesellschaft für Anästhesie und Wiederbelebung (DGAW)". 1978 — im 25. Jahr ihres Bestehens — änderte sie erneut ihren Titel in „Deutsche Gesellschaft für Anästhesiologie und Intensivmedizin (DGAI)".

Eine erste eigene wissenschaftliche Zeitschrift, „Der Anästhesist", war schon im Jahre 1952 begonnen worden. Diese war in den ersten Jahren ihres Bestehens für den Springer-Verlag eher ein wirtschaftlicher Mißerfolg, da seinerzeit nur wenige Ärzte interessiert genug waren, um diese Zeitschrift zu halten.

Bereits im Jahre 1961 erwies es sich als notwendig, neben der wissenschaftlichen Gesellschaft als 3. Säule des jungen Fachgebiets auch den „Berufsverband Deutscher Anästhesisten (BDA)" ins Leben zu rufen, denn jede noch so gute fachliche und wissenschaftliche Leistung braucht einen organisatorischen und materiellen Rahmen, um wirksam werden zu können. Die DGA hätte schon satzungsmäßig das immer bedeutender und notwendiger werdende Gebiet der Berufspolitik nicht abdecken können.

Seit nunmehr 22 Jahren existieren im Fachgebiet beide Verbände nicht nur nebeneinander, sie haben sich vielmehr gegenseitig geholfen, angeregt und befruchtet, viele Aufgaben gemeinsam gelöst — jedoch niemals gegeneinander agiert. Die meisten Anästhesisten sind Mitglieder in beiden Verbänden. Auch sind 3 bedeutende Vertreter des Fachgebiets Präsidenten beider Verbände gewesen: Die Professoren K. Horatz, K. Hutschenreuter und W. Henschel. Die Einheit des Fachgebiets dokumentiert sich nirgends so deutlich wie in der Einigkeit zwischen wissenschaftlicher Fachgesellschaft und Berufsverband. Um diese Einigkeit werden wir von vielen anderen ärztlichen Fachgebieten beneidet.

Auf Initiative von Herrn Stoffregen wurde bereits 1961 ein eigenes Mitteilungsblatt des jungen Fachgebiets gegründet. Dieses erschien zunächst im Eigen-Verlag unter dem Titel „Informationen der Deutschen Gesellschaft für Anästhesie und des Berufsverbandes Deutscher Anästhesisten". 1968 übernahm Frau C. Lehmann die Schriftleitung und baute das Mitteilungsblatt zu einer umfangreichen und umfassenden Verbandszeitschrift aus. Ab 1970 erschien diese Zeitschrift unter dem Titel „Anästhesiologische Informationen" im Demeter-Verlag. 1973 übernahm Herr H. W. Opderbecke die Schriftleitung, die er bis heute innehat.

Seit 1974 erscheint diese Zeitschrift im Perimed-Verlag. Seit 1979 trägt sie den Titel „Anästhesiologie und Intensivmedizin".

Zweifellos hatte es die erste Anästhesistengeneration außerordentlich schwer. Unser verstorbener Kollege Prof. Dr. R. Frey hat diese Zeit häufig in sehr temperamentvoller Weise geschildert. Zwar gab es seit 1953 eine Facharztanerkennung für Anästhesie, die aber sehr schwer zu erringen war. Lediglich 2 der 4 Weiterbildungsjahre waren der Anästhesie vorbehalten, in der übrigen Zeit mußten die Fachgebiete Chirurgie und innere Medizin sowie Pharmakologie oder Physiologie durchlaufen werden. Mitte der 50er Jahre gab es aber an den Krankenhäusern sehr viel mehr Ärzte als Stellen. Viele Kollegen arbeiteten als sog. Volontär-Ärzte unter- oder sogar völlig unbezahlt. Daher ist es leicht vorstellbar, wie schwierig es war, die verschiedenen, für die Facharztanerkennung notwendigen Tätigkeitsabschnitte zu durchlaufen. Erst 1968 verabschiedete der Deutsche Ärztetag die jetzt gültige Weiterbildungsordnung.

Außerdem gab es anfangs keine selbständigen Anästhesieabteilungen oder -institute. Vielmehr war der Anästhesist, meistens als einziger Vertreter seines Fachgebiets, Assistenz-, Funktions- oder bestenfalls Oberarzt einer operativen Klinik. Von seinem Chef war er in hohem Maße abhängig. Dieser schrieb ihm vielleicht sogar die Art der Narkose vor und beteiligte ihn an der Privatliquidation nach eigenem Gutdünken. An vielen Stellen meinte man außerdem, Anästhesisten würden nur für einzelne größere Operationen gebraucht, z. B. in der Herz-, Lungen- oder Neurochirurgie. Die übrigen Fälle könnten durch mehr oder weniger dürftig ausgebildete und unerfahrene jüngere Ärzte, Schwestern oder Pfleger anästhesiert werden.

Besonders im Hochschulbereich stellten sich den Bestrebungen nach Eigenverantwortlichkeit und Selbständigkeit sehr massive Widerstände entgegen. Gerade hier war die Furcht besonders groß, die Verantwortung teilen und den Anästhesisten als gleichberechtigten Partner neben sich dulden zu müssen. Man meinte, nur einer könne allein die volle Verantwortung für den Patienten tragen, nämlich der Operateur. Diese Auffassung wurde unterstützt durch ein 1961 erstelltes Gutachten des Strafrechtlers Prof. Engisch, der im Operateur "the captain of the ship" sah, dem sich alle anderen — auch der Anästhesist — unterzuordnen hätten.

Es gehört wohl zu den Sternstunden des jungen Fachgebiets, daß durch die Vermittlung von Frau Lehmann in jener Zeit Herr Weißauer für ein erstes Gutachten gewonnen werden konnte [16]. Es ist auch heute noch lohnend, diese Arbeit zu lesen, um festzustellen, daß Weißauers damalige Thesen auch nach 22 Jahren noch keiner Korrektur bedürfen. Schon bald folgte Weißauers nächste Abhandlung, und zwar zur Problematik der Schwesternarkose und zur Ausbildung von Anästhesieschwestern [17] sowie eine Vielzahl anderer Arbeiten. Wenn man die einzelnen Jahrgänge unserer Verbandszeitschrift bis heute durchblättert, so stellt man fest, daß es kaum ein Heft gibt, das keinen Beitrag von Weißauer enthält. Seit langen Jahren ist er Ehrenmitglied der DGAI und des BDA. Er hat an jeder Mitgliederversammlung und jeder Präsidiumssitzung dieser beiden Verbände teilgenommen, diese durch seine besondere Schau der Probleme bereichert und dabei so manchen gordischen Knoten für das Fachgebiet gelöst. Mit vielen Anästhesisten — eigentlich mit dem gesamten Fachgebiet — ist er eng befreundet. Alle, die sich hilfesuchend an ihn gewandt haben, hat er mit großer Freundlichkeit und Bescheidenheit beraten. Vor allem hat er dem Fachgebiet geholfen, zu sich selbst zu finden. Es hätte mit Sicherheit eine andere Entwicklung genommen, wenn nicht Herr Weißauer seit mehr als 20 Jahren in so vielfältiger Weise in seine Entwicklung eingegriffen hätte. Daher haben wir auch heute allen Anlaß, dieser großen Freundschaft mit Dankbarkeit zu gedenken.

Durch die verschiedenen hemmenden Einflüsse hat sich das Fachgebiet in den ersten
Jahren nur sehr langsam und zögernd entwickeln können. So hat es z. B. in Niedersachsen bis
1960 gedauert, bis die erste selbständige Anästhesieabteilung an einem kommunalen Krankenhaus eingerichtet werden konnte. Erst ab 1965 begann eine stärkere Breitenentwicklung
des Fachgebiets. Eine ganze Reihe von Krankenhausträgern war zwar überzeugt, Anästhesisten nötig zu haben, sie hatten jedoch oft nur sehr unzureichende Vorstellungen über den
eigenen Verantwortungsbereich eines Anästhesisten und vermochten nicht, ihn im Kranken-
hausbetrieb an der richtigen Stelle einzuordnen. Unzureichende Dienstverträge und eine Ver-
weigerung des Liquidationsrechts waren oft die Folge.

In jenen Jahren hat der Berufsverband eine sehr vielfältige und mühsame Kleinarbeit an
Aufklärungen und Verhandlungen leisten müssen. W. Henschel, der von 1966–1973 Präsident des BDA war, hat durch seine Beredsamkeit und Überzeugungskraft sehr wesentliche
Impulse gesetzt. Es ist auch das Verdienst Henschels, daß der Berufsverband seit 1967 nahezu regelmäßig alle 2 Jahre eigene Jahrestagungen abgehalten hat, die jeweils unter aktuellen
berufspolitischen Themen standen (Tabelle 1). Diese Tagungen haben nicht nur eine große
Ausstrahlungskraft in die Öffentlichkeit hinein gehabt, sie haben auch dem einzelnen Anästhesisten in der Bewältigung von Alltagsproblemen im Krankenhaus sehr stark geholfen.

Seit 1964 wurde allen Mitgliedern des Berufsverbands eine kostenlose Vertragsberatung
angeboten. Diese Aufgabe hat in den ersten Jahren der Vertreter der Krankenhausanäthe-
sisten im Präsidium durchgeführt. Später wurde sie einer Rechtsanwaltkanzlei übertragen.
Trotzdem ist die Vertragsberatung nach wie vor eine kostenlose Serviceleistung des Berufsverbands geblieben.

In Ergänzung hierzu haben Opderbecke und Weißauer bereits 1966 den ersten Mustervertrag für leitende Anästhesisten veröffentlicht [8]. Dieser wurde der neuen Krankenhausgesetz-
gebung angepaßt. Ab 1977 haben beide Autoren Musterverträge mit Kommentierungen für
unterschiedliche Gegebenheiten neu herausgebracht, die 1980 gesammelt erschienen [18].
Diese Musterverträge haben an vielen Stellen die Vertragsgestaltung leitender Anästhesisten
entscheidend positiv beeinflussen können.

Wie kein anderes medizinisches Fachgebiet haben DGAI und BDA eine ganze Reihe von
Vereinbarungen mit anderen medizinischen Fachgebieten getroffen:

**Tabelle 1.** Themen der BDA-Jahrestagungen

| | | |
|---|---|---|
| Bremen | 1967 | Probleme bei der Planung, Organisation und Funktion von Anästhesieabteilungen |
| Berlin | 1969 | Das Berufsbild des Anästhesisten – seine Stellung und Funktion in der heutigen Medizin |
| Berlin | 1971 | Die technische Ausstattung einer Anästhesieabteilung und ihr Personalbedarf |
| Frankfurt | 1973 | Die Zukunft der Anästhesie-Strukturfragen, Nachwuchsprobleme, technische Perspektiven |
| Saarbrücken | 1975 | Das anästhesiologische Risiko<br>Stand und Entwicklung der Anästhesie aus berufspolitischer Sicht<br>Die Zusammenarbeit des Anästhesisten mit den Krankenschwestern und -pflegern |
| Saarbrücken | 1977 | Anästhesieschäden – Aufklärung |
| Saarbrücken | 1979 | Der Arzt im Rettungsdienst |
| Berlin | 1983 | Das Berufsbild des Anästhesisten |

- 1965  Vereinbarung mit der Gesellschaft für Chirurgie [9],
- 1970  Vereinbarungen mit den Chirurgen und Internisten über die Organisation, die Auf-
         gabenabgrenzung und die Zusammenarbeit in der Intensivmedizin [5, 6, 12],
- 1971  Vereinbarung mit den Neurochirurgen [3],
- 1972  Vereinbarung mit den Urologen [13],
- 1976  Vereinbarung mit den HNO-Ärzten [14],
- 1982  Vereinbarung mit dem Berufsverband der Deutschen Chirurgen [15].

Gegen diese Vereinbarungen wird von einzelnen Kollegen gelegentlich geltend gemacht, sie fühlten sich durch derartige Texte in der Entfaltung ihres Fachgebiets am Krankenhaus eingeengt. Hierzu ist grundsätzlich zu sagen, daß es im Grenzbereich verschiedener medizinischer Disziplinen leicht zu Spannungen bis zu langdauernden schweren Fehden kommen kann. Grenzüberschreitungen passieren nicht nur auf der Gegenseite, sie unterlaufen auch dem einzelnen Anästhesisten. Dauern derartige Fehden an, so können sie die Arbeitskraft und Aktionsfähigkeit einer Krankenhausabteilung ganz erheblich einschränken, die dann der Patientenversorgung verloren gehen muß. Unter Umständen kann sogar der Patient zum Objekt und Spielball gegenläufiger Interessen werden – sehr zu seinem Schaden! Allzu leicht wird auch ein derartiger Streit an den Krankenhausträger herangetragen, der verpflichtet ist, den Arbeitsfrieden zu sichern und hierbei demjenigen das größere Recht zuspricht, der ihm die besseren Argumente zu liefern scheint. Jede Differenz aber, die an die Öffentlichkeit dringt, stellt eine Blöße dar, in die andere nur allzu gern und allzu leicht hineinstoßen. Es ist allgemein bekannt, wie bereitwillig die Presse ein vermeintliches Fehlverhalten eines Arztes aufgreift und in die Öffentlichkeit trägt. Darum ist es mit Sicherheit angezeigt, wenn gemeinsam mit anderen Fachgebieten nach Lösungen gesucht wird, die den Interessen beider Seiten in möglichst großem Umfang gerecht werden.

Durch diese und viele andere Aktivitäten hat unser Fachgebiet etwa ab Mitte der 60er Jahre eine nahezu stürmische Breitenentwicklung genommen. Im folgenden Jahrzehnt sind an fast allen Krankenhäusern Anästhesieabteilungen und -institute eingerichtet worden. In der Bundesrepublik sind heute etwa 6300 Anästhesisten tätig. 48% von ihnen sind Fachärzte. Nur wenige kleinere und peripher gelegene Krankenhäuser konnten bisher nicht in eine fachärztliche Anästhesieversorgung einbezogen werden.

So erfreulich sich das Fachgebiet an den Hochschulkliniken und Krankenhäusern entwikkelt hat, so wenig konnte es bisher die in der Praxis tätigen Operateure mit Narkosen oder Regionalanästhesien unterstützen. Eine derartige Versorgung in der ambulanten Praxis gibt es bisher nur an wenigen Stellen. Diese Situation ist ausschließlich in einer bis heute unzureichenden Gebührenstruktur begründet; denn zweifellos gibt es inzwischen genügend Fachärzte in nachgeordneter Position, die gern bereit wären, sich als Anästhesisten niederzulassen, wenn sie ihre wirtschaftliche Existenz in ausreichendem Maße abgesichert sähen.

Die Gebühren für Anästhesieleistungen waren anfangs daraufhin angelegt, daß der Operateur die Narkose durch Hilfskräfte durchführen ließ, wofür er neben seinem eigentlichen OP-Honorar auch ein „Begleithonorar" für die Narkose in Rechnung stellte, das naturgemäß nur gering sein konnte. Aufgrund dieser Denkweise ist es nicht verwunderlich, daß ein Teil der Anästhesiegebühren niedriger angesetzt war als die Gebühren z. B. für eine Operationsassistenz. Unser Fachgebiet hat von Anfang an bis zum heutigen Tag einen dauernden Kampf um verbesserte Gebühren geführt. Wer allerdings glaubt, für eine vom Spezialisten durchgeführte Anästhesie müsse sich sofort eine diesen Umständen angepaßte Gebühr durchsetzen lassen, der rechnet nicht damit, daß Gebühren niemals einseitig festgesetzt werden, sondern immer auf gegenseitigen Vereinbarungen beruhen. Die Kassenärztlichen Vereinigungen (KV) können Gebühren daher nur mit Zustimmung der Krankenkassen festsetzen. Für die Gebührenstruktur in der Privatliquidation ist seit einigen Jahren das Bundesarbeitsministerium zuständig. Ministerien sind aber zugleich auch Beihilfeträger und versuchen daher, ihre Ausgaben zu begrenzen. Das hat wohl die Entwicklung der neuen GOÄ im 2. Halbjahr 1982 mit aller Deutlichkeit gezeigt. Daher vergehen normalerweise mehrere Jahre bis ein vom Verband erarbeiteter Gebührenvorschlag oder Antrag schließlich in „abgespeckter" Form verwirklicht wird. Trotz dieser Widrigkeiten und durch dauernde Verhandlungen haben sich die Anästhesiegebühren allmählich verbessert; dennoch erhält der Anästhesist in der Regel beim gleichen Patienten auch heute noch nicht dasselbe Honorar wie der Operateur.

Neben der eigentlichen Anästhesie ergab sich für das Fachgebiet ab etwa 1960 ein besonderes Betätigungsfeld in der Intensivmedizin. Unser Fachgebiet ist in Deutschland sicherlich das erste gewesen, das die Erfahrungen des Auslands in der zentralisierten Behandlung schwerstkranker oder -verletzter Patienten in Spezialeinheiten aufgenommen und durchgeführt hat. Obgleich mit der Intensivmedizin zweifellos Neuland, wenn nicht Niemandsland betreten wurde, hat das Fachgebiet niemals einen Alleinvertretungsanspruch für die Intensivmedizin erhoben. Es hat vielmehr die Verpflichtung zur Kooperation mit anderen Fachvertretern zum Wohl des Patienten hervorgehoben. Zweifellos lassen sich in der Intensivmedizin sehr viel bessere Resultate erreichen, wenn alle mit einem Patienten befaßten Fachvertreter gemeinsam nach Möglichkeiten für einen schwerkranken Patienten suchen, als wenn sie sich in Kompetenzschwierigkeiten verausgaben. Zudem verpflichtet uns die Facharztordnung, die Intensivbehandlung in Zusammenarbeit mit dem für das Grundleiden zuständigen Fachvertreter durchzuführen. Die Gründung der „Deutschen interdisziplinären Vereinigung für Intensivmedizin" (DIVI) im Jahre 1977 ist ein Ausdruck dafür, daß alle medizinischen Fachgebiete, die an der Intensivmedizin beteiligt sind, anstehende Probleme gemeinsam lösen wollen.

Neben der Intensivmedizin hat auch die Notfallmedizin das Fachgebiet stärker beschäftigt. Seit etwa 1960 wurde ein immer dichter werdendes Netz von Rettungshubschraubern und Notarztwagen geschaffen. An der Entwicklung der Notfallmedizin ist das Fachgebiet in entscheidendem Umfang beteiligt. Vor kurzem hat die DGAI die Qualifikationsmerkmale für den im Rettungsdient tätigen Arzt festgelegt [4]. Auch der Rettungsdienst ist eine interdisziplinäre Aufgabe, für die der Anästhesist niemals einen Alleinvertretungsanspruch erheben kann.

Eine ganze Reihe von Anästhesisten hat sich in der Vergangenheit ferner zunehmend mit der Schmerztherapie befaßt. In ihren Grundzügen ist die Schmerztherapie sicher schon älter als das Fachgebiet Anästhesiologie. Es haben sich aber nur einzelne andere Fachvertreter für dieses Gebiet interessiert. Deshalb handelt es sich auch praktisch hier um ein Neuland, das vom Fachgebiet erschlossen wurde. Wir sind allerdings der Auffassung, daß wir Anästhesisten unsere Tätigkeit in der Schmerztherapie auf die Methoden unseres Fachgebiets beschränken müssen und nicht danach streben sollten, in andere Bereiche der Schmerzbehandlung vorzustoßen.

Sicher hat unser Fachgebiet auch als erstes die Notwendigkeit erkannt, daß eine Weiter- und Fortbildung des Krankenpflegepersonals in Anästhesie und Intensivmedizin notwendig ist. Bereits im Jahre 1968 wurde eine erste Weiterbildungsempfehlung veröffentlicht [11]. 1972 wurde das Weiterbildungskonzept neu gefaßt und erweitert [10]. Gleichzeitig begannen die Kontakte mit den Internisten und den Pädiatern mit dem Ziel, ein gemeinsames Weiterbildungskonzept zu schaffen. Nach zahlreichen Beratungen mit der Deutschen Krankenhausgesellschaft (DKG) veröffentlichte diese im Jahre 1976 das Muster einer landesrechtlichen

Ordnung für die Weiterbildung von Krankenschwestern und -pflegern in der Intensivpflege [7]. Inzwischen hat eine ganze Reihe von Bundesländern dieses Konzept aufgegriffen und staatliche Weiterbildungs- und Prüfungsordnungen für das Intensivpflegepersonal verabschiedet. Hierdurch ist eine Partnerschaft zwischen Anästhesist und Pflegepersonal entstanden, die beispielgebend gewirkt hat.

Diese vielfältigen Aufgaben lassen sich jedoch nur dann in ausreichendem Umfang und vor allem mit dem Sicherheitsgrad durchführen, auf den die Patienten einen Anspruch haben, wenn an den einzelnen Stellen genügend Personal zur Verfügung steht. Daher hat sich unser Fachgebiet seit etwa Mitte der 60er Jahre aktiv an der Schaffung ausreichender Anhaltszahlen beteiligt. Die Federführung dieses Problems lag seinerzeit ursprünglich beim Verband der leitenden Krankenhausärzte, wo es gelang, Verständnis für einen ausreichenden Personalschlüssel zu bekommen. Später ging die Federführung auf die DKG über. Diese hat jedoch das vorher erarbeitete Material für unser Fachgebiet mit Kürzungen versehen und für alle medizinischen Fachbereiche im Jahre 1969 als Anhaltszahlen der DKG veröffentlicht [1]. Leider gelang es dem Fachgebiet nicht, sofort eine entsprechende Korrektur zu bewirken. Als diese später mit etlicher Verzögerung in den Anhaltszahlen von 1974 erfolgte, war es leider zu spät [2], denn bekanntlich sind die Anhaltszahlen der DKG von 1974 später niemals offiziell anerkannt worden. Daher krankt das Fachgebiet auch heute noch an unzureichenden Personalschlüsseln.

Die vorangehende Darstellung der Entwicklung des Fachgebiets Anästhesiologie vom anfangs noch leeren Rahmen einer Facharztanerkennung bis hin zum heutigen Punkt seiner Entfaltung mußte sich auf wenige wesentliche Einzelelemente beschränken, so daß viele Fragen nicht behandelt werden konnten, die das Fachgebiet in der Vergangenheit ebenfalls sehr eingehend beschäftigt haben. Versucht man, diese Entwicklung der vergangenen 30 Jahre zusammenzufassen, so ergeben sich folgende Feststellungen:

Das Fachgebiet Anästhesiologie hat in seiner Entwicklung eigentlich überall Neuland betreten. Wenn es Fuß gefaßt hat, hat es dieses Territorium nicht, wie es im politischen Bereich die Regel ist, gegen Eindringlinge von außen verteidigt. Es hat keinen Alleinvertretungsanspruch erhoben. Das gilt sogar für seinen ureigensten Bereich, die Anästhesie. Vielmehr hat es die Auffassung vertreten, daß allein die Leistung überzeugen müsse, die es erbracht hat und die es erbringen wird.

Ferner ist auf wissenschaftlicher wie auf berufspolitischer Ebene ein dichtes und eng geknüpftes Netz entstanden, das den einzelnen Fachkollegen in seinem beruflichen Alltag zu tragen vermag. Es ging in der Vergangenheit nicht nur darum, Diagnose- oder Behandlungstechniken zu erarbeiten, die dem Patienten selbst in kritischen Situationen ein Überleben nach Möglichkeit absichern sollten; es ging auch darum, die wirtschaftliche Existenz des Anästhesisten durch Verhandlungen, Verträge und Gebühren abzusichern, eine ausreichende personelle Besetzung zur sicheren Patientenversorgung herbeizuführen, eine gedeihliche Zusammenarbeit mit anderen Fachvertretern zu erreichen und um vieles andere mehr. Das Bild, das sich heute darstellt, ist um vieles reicher und attraktiver als vor 20 oder gar 30 Jahren, dennoch haben wir keinen Endpunkt erreicht. Das Fachgebiet Anästhesiologie wird sich auch in Zukunft weiterentwickeln müssen.

*Literatur*[*]

1. DKG (1969) Anhaltszahlen für die Besetzung von Krankenhäusern mit Ärzten. Krankenhaus 61:419
2. DKG (1974) Krankenhaus 66:420
3. Empfehlungen zur Organisation der Anästhesie im Rahmen der Neurochirurgie (1971). Anästh Intensivmed 12:34
4. Empfehlungen für die Weiter- und Fortbildung des Anästhesisten in der Notfallmedizin (1982). Anästh Intensivmed 23:212
5. Gemeinsame Empfehlungen zur Organisation der Intensivmedizin am Krankenhaus (1970). Inform DGAW und BDA 2:4
6. Gemeinsame Empfehlung für die Fachgebiete Anästhesiologie und Innere Medizin zur Organisation der Intensivmedizin am Krankenhaus (1980). Anästh Intensivmed 21:166
7. Muster einer landesrechtlichen Ordnung der Weiterbildung und Prüfung zu Krankenschwestern, Krankenpflegern und Kinderkrankenschwestern in der Intensivpflege — Empfehlung der Deutschen Krankenhausgesellschaft vom 16. November 1976 (1977). Anästh Inform 18:96
8. Opderbecke HW, Weißauer, W (1966) Ein Mustervertrag für leitende Anästhesisten. Inform DGAW und BDA 1:4
9. Richtlinien für die Stellung des leitenden Anästhesisten (1965). Anästhesist 14:31
10. Richtlinien für die Weiterbildung zur Fachschwester/zum Fachpfleger (1973). Anästh Inform 14:28
11. Stellungnahme der Deutschen Gesellschaft für Anästhesie und Wiederbelebung zur Ausbildung von Schwestern und Pflegern für den Anästhesiedienst und die Intensivpflege. Inform DGAW und BDA 4:5, Anästhesist 18:229 (1969)
12. Vereinbarungen zwischen den Fachgebieten Chirurgie und Anästhesie über die Aufgabenabgrenzung und die Zusammenarbeit in der Intensivmedizin (1970). Anästh Inform 11:167
13. Vereinbarungen zwischen den Fachgebieten Urologie und Anästhesie über die Aufgabenabgrenzung und die Zusammenarbeit im operativen Bereich und in der Intensivmedizin (1972). Anästh Inform 13:219
14. Vereinbarungen über die Zusammenarbeit in der HNO-Heilkunde (1976). Anästh Inform 17:354
15. Vereinbarungen über die Zusammenarbeit bei der operativen Patientenversorgung (1982). Anästh Intensivmed 23:403
16. Weißauer W (1962) Arbeitsteilung und Abgrenzung der Verantwortung zwischen Anästhesist und Operateur. Anästhesist 11:239
17. Weißauer W (1963) Die Problematik der Schwesternarkose und die Ausbildung von Anästhesieschwestern. Anästhesist 12:156
18. Weißauer W, Opderbecke, HW (1980) Anästhesist und Krankenhaus. Perimed, Erlangen

---

[*] Im Literaturverzeichnis wurde verschiedentlich Bezug genommen auf die „Information der Deutschen Gesellschaft für Anästhesie und Wiederbelebung und des Berufsverbandes Deutscher Anästhesisten". Es handelt sich dabei um den Vorläufer der späteren Zeitschriften *Anästhesiologische Informationen* und *Anästhesiologie und Intensivmedizin*. Die aus dieser Zeitschrift entnommenen Literaturzitate sind im Literaturverzeichnis mit dem Kürzel „Inform DGAW und BDA" wiedergegeben.

# Berufsbild des Anästhesisten

F. W. Ahnefeld

Zur Bestimmung des Standorts, zur Verdeutlichung der Probleme, aber auch zur Definition der jeweiligen Aufgabenstellungen, die ein Berufsbild ergeben, erscheint mir ein kurzer historischer Rückblick notwendig zu sein.

Der Weg von der ersten erfolgreichen Anwendung des Äthers im Jahre 1846 durch Morton in Boston (Abb. 1) und dem Ausspruch des Chefchirurgen Warren: "Gentlemen, this is no humbug" über die Erkennung der narkotischen Potenz des Chloroforms durch Simpson et al. (Abb. 2) und den Einsatz des Chloroformverdampfers (Abb. 3) durch den ersten englischen Anästhesisten Snow bis zur Einführung des Kurare im Jahre 1942 dauerte 100 Jahre. Innerhalb der folgenden 20 Jahre konnten die operativen Eingriffe auf alle Altersklassen und alle Organe ausgeweitet werden. Was dieser Fortschritt bedeutete, wie er zwangsläufig Einfluß auf die Entstehung und Entwicklung des Berufsbilds des Anästhesisten nehmen mußte und bis in die Gegenwart nimmt, damit werden wir uns ausführlich zu beschäftigen haben.

Bei der Gründung der Deutschen Gesellschaft für Anästhesie im Jahre 1953 konnten die Initiatoren zwar beispielhaft auf Entwicklungen im angloamerikanischen Bereich aufmerksam machen, jedoch noch kein klar abgegrenztes Berufsbild anbieten. Sie mußten sich vordergründig mit den schwierigen, seinerzeit kaum lösbaren Aufgaben beschäftigen, einen Bereich zu übernehmen und aufzubauen, der bis dahin nicht oder kaum von Ärzten wahrgenommen wurde. Es galt nicht nur die Arbeit in der täglichen Praxis zu bewältigen, sondern daneben schwerpunktmäßig Ärzte für diese neuen Aufgaben zu gewinnen, Stellen zu schaffen, die Mitarbeiter auszubilden und zunächst bescheidene Einrichtungen innerhalb der festen vorgegebenen klinischen Strukturen im Bereich der operativen Medizin zu bilden, kurz, ein neues Fach zu etablieren, abzugrenzen und durch positive Einflüsse auf die Entwicklung der operativen Fächer die Bedeutung und Berechtigung nachzuweisen, schließlich aus dem Nichts heraus auch in der Forschung und Lehre tätig zu werden. Nach einer schwierigen, durch unzählige Probleme und Auseinandersetzungen gekennzeichneten, dennoch erfolgreichen Aufbauphase veranstaltete der Berufsverband Deutscher Anästhesisten im November 1969 in Berlin die Jahrestagung mit dem Thema "Das Berufsbild des Anästhesisten, seine Stellung und Funktion in der Medizin von heute".

Der Berufsverband hat das gleiche Thema für diese Tagung aufgegriffen, nachdem nahezu 14 Jahre einer weiteren, insgesamt sicher auch positiven Entwicklung hinter uns liegen. Wir wollen, basierend auf der 1969 durchgeführten Bestandsaufnahme, eine kritische Zwischenbilanz erstellen, das heute gültige Berufsbild begründen und charakterisieren, den Stand unseres Fachs innerhalb der Medizin analysieren und die Aufgabenstellungen in der Gegenwart und Zukunft präzisieren. Dazu ist, um Mißverständnissen im eigenen Bereich, aber auch bei den Fächern, mit denen wir zusammenarbeiten, vorzubeugen, bereits einleitend folgendes festzustellen:

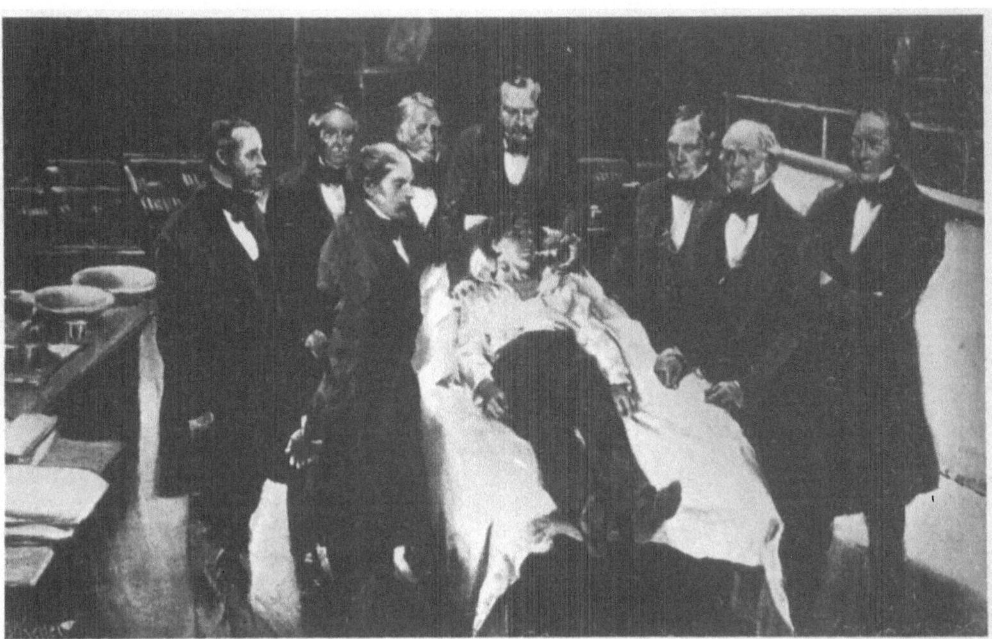

**Abb. 1.** Ätheranwendung

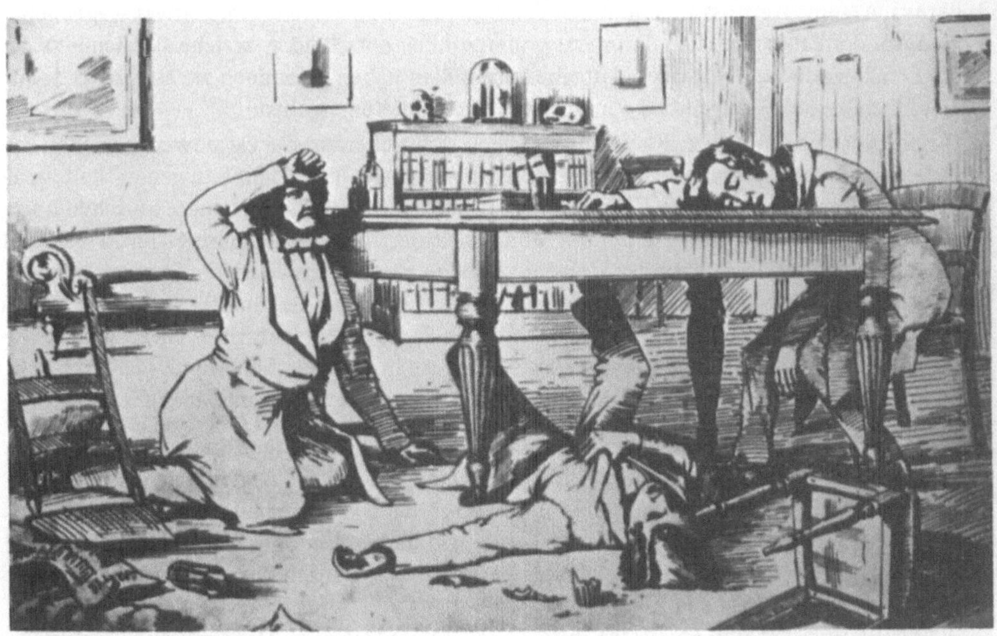

**Abb. 2.** Simpson et al. beim Chloroformversuch

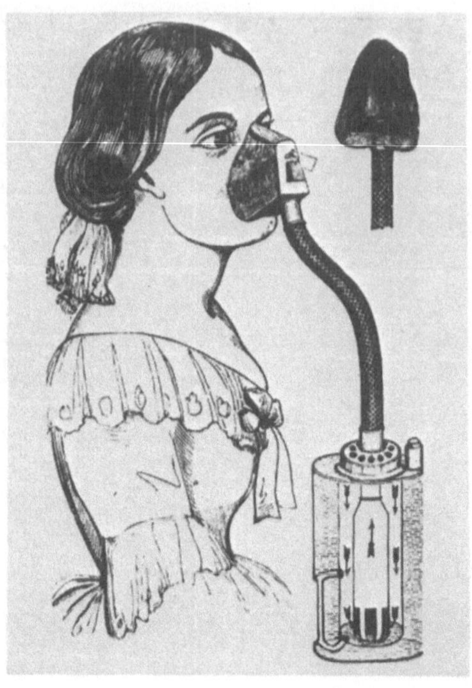

**Abb. 3.** Chloroformverdampfer

1. Während dieser Tagung wollen wir keine Klagemauer errichten, uns bemitleiden oder gar
   andere anklagen. Wir wollen sorgfältig analysieren, daraus Schlußfolgerungen für unsere
   Arbeit ziehen und Außenstehenden unsere Aufgaben verdeutlichen. Dabei geht es nicht
   darum, Argumente zu sammeln, um anderen medizinischen Disziplinen etwas wegzuneh-
   men, sondern ausschließlich darum zu prüfen und zu entscheiden, welche Bereiche wir für
   die Erfüllung der uns gestellten Aufgabe auszufüllen haben, aber auch wo sich Ansätze für
   eine noch bessere Kooperation mit anderen Fachgebieten ergeben.
2. Unsere Aussagen und auch Forderungen sollen sich sicher auf die Gegenwart beziehen, sie
   sollen und müssen jedoch auch prospektive Überlegungen und Zielsetzungen enthalten, also
   kennzeichnen, wo wir in den kommenden 10 Jahren unsere Schwerpunkte zu sehen und
   zu setzen haben, dies immer unter der Voraussetzung, die Grenzen unseres Fachs zu beachten, aber auch das in genügender Weise auszufüllen, was innerhalb dieser Grenzen liegt,
   was sich aus der gegenseitig befruchteten Weiterentwicklung der Anästhesie und der operativen Fächer zwangsläufig ergab oder auch in der Zukunft ergeben wird. Diese zunächst
   globale Kennzeichnung der Aufgaben, die wir heute in unserem Fachgebiet wahrzunehmen haben, möchte ich, ausgehend von der historischen Entwicklung, darstellen.

Wie war die Situation Mitte des vergangenen Jahrhunderts? Der Patient suchte einen Chirurgen auf, der mit einfachen klinischen Hilfsmitteln ein vorliegendes Leiden diagnostizierte
und, falls möglich, eine operative Intervention vorschlug. Der Patient erreichte ohne Zwi-
schenstation den Operationssaal. Verlangt wurde von demjenigen, der die Anästhesie durch-
führte, eine bei den seinerzeit nur möglichen peripheren Eingriffen kurze, aber ausreichende
Schmerzausschaltung (Tabelle 1).
    Die Situation läßt sich am besten durch Abb. 4 kennzeichnen. Der englische Chirurg
Liston führte diese Unterschenkelamputation in 28 s aus. Die Möglichkeit von Narkosezwi-

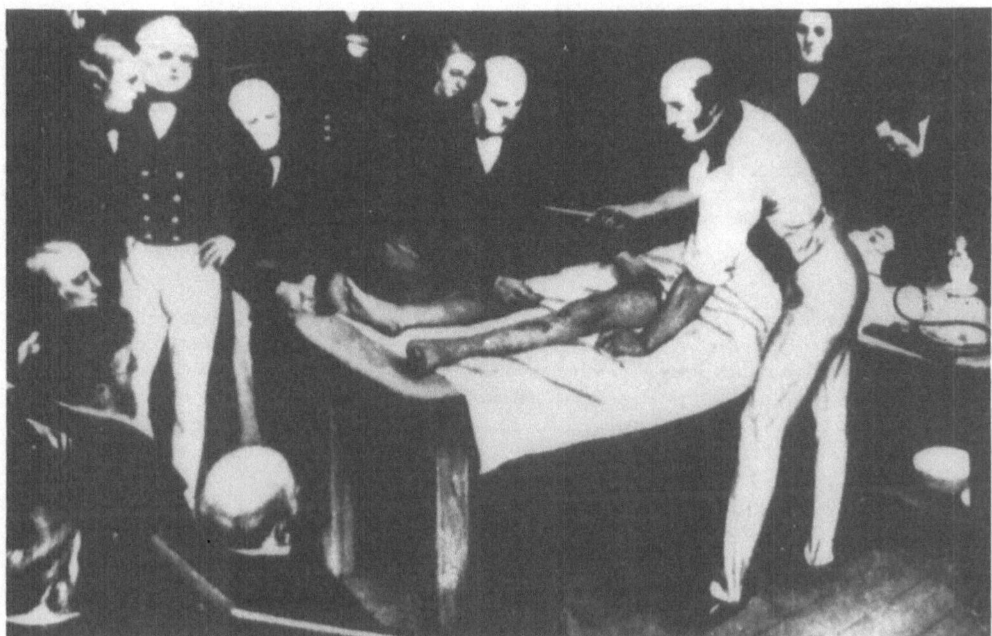

**Abb. 4.** Amputation durch Liston

**Tabelle 1.** Entwicklung der Anästhesie I

|  | Präoperativ | Intraoperativ | Postoperativ |
|---|---|---|---|
| *Chirurg* | Chirurgische Diagnostik mit einfachen Hilfsmitteln | Chirurgischer Eingriff | Wundbehandlung |
| *Anästhesist* |  | Schmerzausschaltung |  |

schenfällen spielte bei dem ohnehin hohen Risiko eines operativen Eingriffs praktisch keine Rolle.

In der Folgezeit haben es die damaligen Narkotiseure dennoch verstanden, die seinerzeit üblichen Mononarkosen mit Äther oder Chloroform so zu verbessern, daß ausgedehnte Eingriffe auch in den Körperhöhlen, zunächst ausschließlich im Abdomen, möglich wurden. Gleichlaufend dazu ließ sich die Diagnostik des Grundleidens, z. B. durch die Einführung der Röntgenuntersuchung, auch an den inneren Organen verbessern. Das bedeutete, mehr und spezielle Erkrankungen wurden diagnostiziert, der Umfang der Indikationen zur Operation erweitert und gleichlaufend ständig neue Operationstechniken und -methoden eingeführt. Aus der Chirurgie entwickelten sich, diesem Fortschritt entsprechend, operative Spezialdisziplinen. In dieser Zeit mußten aber auch zwangsläufig die Ansätze zur Abtrennung der Anästhesie von der Chirurgie entstehen. Mit der Ausweitung der operativen Intervention wurde eine Arbeitsteilung, besser eine Teilung der Verantwortung für die unterschiedlichen Aufga-

**Tabelle 2.** Entwicklung der Anästhesie II

| Präoperativ | Intraoperativ | Postoperativ |
| --- | --- | --- |
| *Chirurg* | | |
| Diagnostik des Grundleidens | Chirurgische Eingriffe – | Nachbehandlung des |
| (+ Internisten) | Bildung von operativen | „Operationstraumas" und |
| | Spezialdisziplinen | der örtlichen und allgemei- |
| | | nen Komplikationen |
| *Anästhesist* | | |
| Klinische Untersuchung | Narkose | Aufwacheinheit |
| Prämedikation | Überwachung | Überwachung |
| Auswahl des Narkoseverfahrens | Infusionen | |
| | Transfusionen | |

benstellungen notwendig. Das ständig zunehmende Ausmaß der Eingriffe erforderte den Einsatz zunächst einfacher, später differenzierter Überwachungsmethoden, also eine dem operativen Geschehen adaptierte Kontrolle der vitalen Funktionen, nicht nur um die Narkose zu steuern, sondern auch um das Überleben zu sichern, d. h. die Auswirkungen von Narkose und operativem Trauma zu erfassen und zu behandeln. Neben der Verbesserung der Narkosemethoden selbst mußte sich der Anästhesist darüber hinaus wegen der eintretenden Blut- und Flüssigkeitsverluste mit den Grundzügen der Infusionstherapie vertraut machen. Zu Beginn dieser Entwicklungsphase fand der Anästhesist seinen Tätigkeitsbereich ausschließlich innerhalb der Operationsabteilung. Dennoch ergaben sich korrelierend zu den Fortschritten im operativen Bereich, die bereits in dieser Zeit nicht unwesentlich durch die Fortschritte der Anästhesie ermöglicht wurden, in zunehmendem Umfange Aufgaben in zwei wichtigen Teilbereichen, die außerhalb des Operationssaals lagen. Dazu gehörten die präoperative Visite, bei der aufgrund anamnestischer Angaben und einer klinischen Untersuchung grobe Funktionsstörungen ausgeschlossen, die Prämedikation und das Anästhesieverfahren ausgewählt wurden. Insbesondere nach längeren Eingriffen ergab sich die Notwendigkeit einer möglichst zentralisierten Überwachung der Frischoperierten in der unmittelbaren postoperativen Phase mit der Einrichtung von Aufwachräumen (Tabelle 2).

Der heute erreichte Entwicklungsstand unterscheidet sich nur noch graduell von dem eben dargestellten. Der weiter spezialisierte operative Bereich verfügt in eigenen, aber auch in neu entwickelten internistischen und anderen Fachspezialitäten über wesentlich erweiterte Möglichkeiten der präoperativen Diagnostik und umfassende Methoden der präoperativen Behandlung des Grundleidens. Neue oder verbesserte Operationsmethoden, zusätzliche Hilfsmittel, wie Implantate und Transplantate, haben zu einer exzessiven Ausweitung der Indikationsstellung, damit zu ausgedehnten operativen Interventionen geführt. Auch im postoperativen Bereich sind von den operativen Fächern zur Sicherung des Operationserfolgs, insbesondere bezogen auf das lokale Geschehen, neue und erfolgreiche Behandlungsverfahren eingeführt worden. Die Anästhesie mußte sich dagegen der Sicherung des Überlebens, also der Sicherung der vitalen Funktionen zuwenden und hat in enger und guter Zusammenarbeit mit allen operativen Disziplinen einen wesentlichen Anteil an den gemeinsam erzielten Fortschritten. Diese Entwicklung führte zu neuen und entscheidenden Aufgaben, aber auch zu einer weiteren Aufteilung der Verantwortung im prä-, intra- und postoperativen Bereich (Tabelle 3).

**Tabelle 3.** Entwicklung der Anästhesie III

| Präoperativ | Intraoperativ | Postoperativ |
|---|---|---|
| *Chirurg* Diagnostik und Vorbehandlung des Grundleidens unter Beteiligung operativer und nichtoperativer Spezialdisziplinen | Langdauernde Eingriffe in allen Altersklassen und an allen Organen durch operative Spezial- disziplinen | Spezifische Nachbehand- lung des Grundleidens und operationsbedingter lokaler Komplikationen |
| *Anästhesist* Definition des Allgemein- zustands (gemeinsam mit diagnostischen Spezialdis- ziplinen) daraus: Vorbehandlung Prämedikation Auswahl des Anästhesie- verfahrens und intraopera- tives Monitoring | Selektive Schmerzaus- schaltung Differenzierte Überwachung Korrigierende Infusions- therapie Medikamentöse Zusatztherapie Labordiagnostik | Aufwacheinheit Intensivtherapieeinheit Überwachung und Stabili- sierung der vitalen Funk- tionen durch Monitoring, Labordiagnostik, Infusionen, Ernährung, Medi- kamente, Beatmung etc. |

Die Zielsetzung ist klar, unmißverständlich und auch nicht zu bezweifeln: Der Patient ist in seiner Ausgangssituation in bezug auf die vitalen Funktionen zu definieren, er muß gege- benenfalls operationsfähig gemacht werden. Eine differenzierte, der Ausgangssituation und dem Eingriff entsprechende Anästhesie ist auszuwählen und anzuwenden, eine dem Bedarf adäquate intraoperative Überwachung, Infusions-, aber auch ständig zunehmende medika- mentöse Zusatztherapie einzusetzen und die Steuerung der Narkose und medikamentösen Behandlung durch nichtinvasives und invasives Monitoring, aber auch klinisch-chemische Meßgrößen zu verbessern. Diese Aufgaben resultierten nicht zuletzt neben der Größe des Eingriffs, aus der ständig zunehmenden Anzahl zu versorgender Risikopatienten oder auch Schwerverletzter mit einer Multimorbidität oder einer traumatisch ausgelösten Funktions- einschränkung der vitalen Systeme. Daraus mußte sich zwangsläufig wiederum eine Auswei- tung der Aufgabenstellung für den postoperativen Bereich, insbesondere die Aufwacheinheit, aber auch für die Intensivtherapie ergeben (Abb. 5). Die Anästhesiologie hat für die Erzielung dieser Fortschritte nicht nur neue Anästhesieverfahren im Sinne der Kombinationsnarkosen und balancierten Anästhesie sowie Verfahren der Regionalanästhesie entwickelt und ange- wandt, sondern auch entscheidende Beiträge für das Monitoring, insbesondere die temporäre Übernahme und Stabilisierung der vitalen Funktionen, z. B. durch Beatmungsgeräte, geleistet.

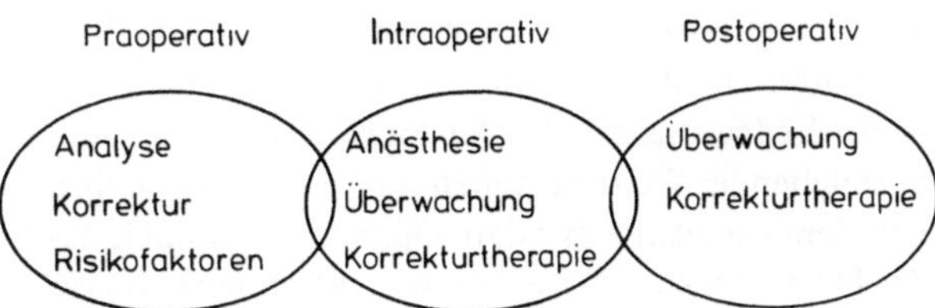


**Abb. 5.** Aufgabenstellung für die An- ästhesie. Sicherung der vitalen Funk- tionen

Diese intraoperativ angewandten Verfahren mußten bei einer zunehmenden Anzahl von Patinten zumindest in der unmittelbaren postoperativen Phase, also im Aufwachraum, häufig auch darüber hinaus im Sinne einer Intensivtherapie, über kürzere oder längere Zeiträume zum Einsatz kommen, da für das Überleben und die Sicherung des Operationserfolgs, also den ungestörten Ablauf der notwendigen reparativen Vorgänge, die ungestörte, zumindest ausreichende Funktion der vitalen Systeme eine unabdingbare Voraussetzung ist.

Mit diesem Rückblick auf die hinter uns liegende Entwicklung wollte ich 2 Tatsachen herausstellen:

1. Nur durch die gleichzeitig erzielten Fortschritte im operativen Bereich und in der Anästhesiologie haben die operativen Fächer und die Anästhesie eine beispielhafte Kooperation einer spezialisierten Medizin unter Beweis gestellt. Geben und Nehmen, Forderung und Erfüllung bleiben in einem ausgewogenen Verhältnis, auch wenn es in unserem Fach, wegen des vielerorts noch nicht abgeschlossenen Ausbaus der anästhesiologischen Einrichtungen, aus personellen und anderen Gründen wesentlich schwieriger war, Wünsche und Forderungen zu erfüllen.

2. Die Anästhesiologie hat sich in dieser Entwicklungsphase nicht infiltrativ ausgebreitet, sie hat nicht originäre Aufgaben anderer Fachgebiete okkupiert. Sie hat vielmehr für eine den Erfordernissen adaptierte Entwicklung Sorge getragen, vergleichbar der Entwicklung, die wir in anderen von der Chirurgie abgespaltenen und verselbständigten Bereichen in ganz gleicher Weise finden.

Eine andere Deutung wäre falsch, sie könnte weder den Gründen für die Teilung der Verantwortung noch der nachweisbaren Entwicklung selbst entsprechen. Schon hier möchte ich feststellen, daß wir mit Genugtuung auf die gemeinsam geleistete Arbeit zurückblicken können. Der doch für uns selbst überraschende Erfolg dokumentiert sich täglich darin, daß Patienten große operative Interventionen oder auch schwerste Traumen überstehen, Eingriffe oder Schädigungen, vor denen wir noch vor 10—20 Jahren kapitulieren mußten, weil unser therapeutisches Repertoire, unser Wissen, also unsere Möglichkeiten unzulänglich waren. Ohne die Teilung der Verantwortung einerseits und eine enge Kooperation, das Zusammenfügen der getrennt entwickelten, aber gemeinsam angewandten Methoden, Verfahren und Therapieprinzipien andererseits wären die Fortschritte nicht möglich gewesen. Diese Tatsachen führen zu Erkenntnissen, die bereits bei der Tagung im Jahre 1969 anklangen, die nicht nur für uns überzeugend sind, die in gleicher Weise von den operativen Fächern anerkannt werden oder anerkannt werden müßten. So wichtig und zentral, nicht nur aus der historischen Entwicklung, die Aufgabe der Narkose selbst auch heute noch ist, das „Herbeiführen von Schlaf und die Ausschaltung des Schmerzes", wie es Warren für den Anästhesisten seinerzeit forderte, kann und darf nicht mehr die einzige und auch nicht mehr die wichtigste Aufgabe sein. Es ist vielmehr eine Dreiteilung der Aufgabenstellungen entstanden, die schlagwortartig gekennzeichnet den prä-, intra- und postoperativen Bereich umfaßt. Diese unterschiedlichen Tätigkeitsbereiche, die sich im übrigen ja auch für die operativen Fächer ergeben, sind heute als gleichrangig anzusehen, auch wenn im individuellen Falle der eine oder andere Bereich in bestimmten Zeitabschnitten der anästhesiologischen Versorgung eines Patienten eine herausragende Bedeutung erhält. Der Anästhesist kann seinen Platz am Operationstisch nur dann in ausreichender Weise ausfüllen, insbesondere die ihm gestellte Gesamtaufgabe in der Teilung der Verantwortung mit dem Operateur, nämlich das Überleben und die Wiederherstellung des Patienten zu sichern, wenn er gleich wichtige Schwerpunkte auch im prä- und postopera-

**Tabelle 4.** Perioperative Mortalität. Ursachen (in %)

| Autor | Jahr | Gesamt-mortalität | Anästhesie als Ursache | Chirurgie als Ursache | Präoperativer Allgemein-zustand als Ursache | Präoperativer Allgemein-zustand mitverantwortlich |
|---|---|---|---|---|---|---|
| Clifton | 1952–1962 | 0,078 | 21 | 15,4 | 12,9 | 50,6 |
| Bodlander | 1963–1972 | 0,19 | 3,7 | 5,12 | 23,5 | 66,7 |

tiven Bereich sieht. Um auch hier Mißverständnissen vorzubeugen, damit ist unsere originäre, in allen Bereichen wiederkehrende Aufgabe der Erhaltung oder Wiederherstellung der vitalen Funktionen gemeint, nicht mehr und nicht weniger! Wird die Zuständigkeit für den intraoperativen Bereich, also die Zeit der Narkose selbst, dem Anästhesisten nicht nur eingeräumt, sondern als selbstverständlich gefordert, dann erscheint es mir unmöglich, den prä- oder postoperativen Bereich für *diese* Aufgabe auszuklammern oder einzuschränken. Wir vergessen dabei sicher nicht, daß der Patient primär den Operateur seiner Wahl aufsucht mit dem Ziel, von einem Leiden befreit zu werden. Warum ist insbesondere der differenzierte Patient so vordergründig, wie Schreiber u. Koch [8] es darstellen, an der Aufklärung über die Narkose interessiert?

Er meint damit sicher nicht nur das Betäubungsverfahren, er setzt mit der Narkose gleich seine Chancen des Wiederaufwachens oder besser gesagt des Überstehens des Eingriffs. Daran hat der Anästhesist ganz besonders bei großen Eingriffen und noch dazu, wenn es sich um Risikopatienten handelt, einen nicht unbedeutenden, ja sogar in den letzten Jahren ständig zunehmenden Anteil. Ausschließlich diesen Anteil wollen und müssen wir dementsprechend wahrnehmen können (Tabelle 4).

Das aber bedeutet: Die dargestellte Aufgabe läßt sich nicht erfüllen, ohne eine ausreichende zeitgerechte Analyse des Risikos, ohne genaue Kenntnisse, welche vitalen Funktionen in welcher Form und in welchem Ausmaß eingeschränkt sind, ohne Differenzierung, welche Risiken korrigierbar oder auch nicht korrigierbar sind, ohne die Zeit für eine ausreichende und nicht nur symbolische Behandlung korrigierbarer Risiken, ohne — bezogen auf präoperative Funktionseinschränkungen und kalkulierbare Auswirkungen des Eingriffs — selbst geplante Anästhesieverfahren und ohne im individuellen Falle notwendiges Monitoring, schließlich ohne eine subtile Planung zumindest der unmittelbaren postoperativen Phase. Diese Aufgabe kann auch nicht teilbar sein. Das Ende der Narkose kann heute nicht mehr mit der Beendigung der Operation gleichgesetzt werden. Die eigentliche Schmerzausschaltung ist doch nur als Teilaufgabe zu sehen, die Überwachung der vitalen Funktionen durch ein teilweise aufwendiges Monitoring, die Maßnahmen zur Stabilisierung durch Beatmung, Infusionen und Medikamente etc. nehmen häufig einen breiteren Raum ein als die Aufgabe der Schmerzausschaltung selbst. Denken wir nur an die operative Versorgung eines Polytraumas, bei der heute nicht mehr selten gleichzeitig 2 Operationsteams beschäftigt sind und wiederum oft auch 2 Anästhesisten eingesetzt werden müssen, eben um die mannigfachen Aufgaben erfüllen zu können. Auch hier kann das Ende des operativen Eingriffs nicht mit dem Ende des Auftrags an die Anästhesie gleichgesetzt werden. Das, was früher als „Narkose" bezeichnet wurde, endet heute dann, wenn der Anästhesist die Feststellung treffen kann, daß die aus der

Schmerzausschaltung und der operativen Intervention entstandenen *aktuellen* Belastungen und Veränderungen beseitigt sind, oder sich wegen anhaltender Störungen bzw. Einschränkungen vitaler Funktionen die Indikation für die Fortsetzung der Behandlung im Bereich der Intensivmedizin ergibt. Poulsen zitierte auf der Tagung des Berufsverbands 1969 Prof. L. le Maire:

> Der Patient gehört nicht dem Arzt, den er konsultiert, er gehört sich selber. Unter stationärer Behandlung muß er verlangen können, daß die Behandlungskompetenz unter den qualifizierten Spezialisten aller impliziten Fachgebiete aufgeteilt wird. Es kann nicht entscheidend sein, welchen Spezialisten er mehr oder weniger zufällig zuerst aufsucht.

Ich kann zumindest für den eigenen Bereich bestätigen, daß diese Aussage in vollem Umfang unsere hervorragende Zusammenarbeit mit allen operativen Fächern bestätigt. An dieser Stelle ist éine aus berufspolitischen Gründen wichtige Ergänzung einzubringen, die sicher nicht nur die Anästhesie, sondern in gleicher Weise die operativen Fächer betrifft. Levin et al. [4] hat 1979 eine sehr umfangreiche und sorgfältige Bestandsaufnahme über den Zustand der Anästhesie in den USA durchgeführt. Abgesehen davon, daß in örtlich wechselndem Ausmaß die Narkose selbst zwischen 20 und 50% von medizinischem Assistenzpersonal durchgeführt wurde, fanden sich unter den in Weiterbildung befindlichen Anästhesisten 35% Ausländer und 40% sog. Parker, die also die Weiterbildung in der Anästhesie nur temporär wählten. Unter diesen Gesichtspunkten, so resümiert Levin, ist es nicht überraschend, daß die Medizinstudenten in der Anästhesie keine lohnenswerte ärztliche Aufgabe sehen, keine Eigenverantwortung erkennen, dem Anästhesisten ein geringes Ansehen bescheinigen und der Meinung sind, daß diese Aufgabe auch von Technikern durchgeführt werden könnte. Mit diesem Zitat will ich in keiner Weise die besondere Qualität bestimmter anästhesiologischer Zentren in den USA, insbesondere auf dem Gebiet der Forschung in Frage stellen. Ich möchte nur darauf hinweisen, daß sich aus dieser Umfrage eindeutig und zwingend entnehmen läßt, welche Folgen eine „Schmalspurtätigkeit" zumindest für die Anästhesie haben kann. Eine solche Tätigkeit bringt zwar dem operativen Bereich weniger Konkurrenz, aber sicher auch weniger Leistung. Konkurrenz ist immer dann positiv, wenn die konkurrierenden Partner gleichgestellt und gut sind. Der Operateur findet sicher nicht den Partner, den er sich wünscht oder auch braucht, wenn er seine Hauptaufgabe darin sieht, unter allen Umständen dominieren zu müssen. Auch hier möchte ich allerdings kritisch anmerken, daß nicht der Anspruch als solcher, sondern ausschließlich die Leistung, also Kenntnisse und Fähigkeiten, darüber entscheiden, wer wofür zuständig ist — sicher immer der Bessere.

Der ständige Personalmangel und die unzureichenden Stellenpläne führten auch bei uns vor einigen Jahren zur Diskussion der Frage, ob und gegebenenfalls in welchem Umfang die Durchführung einer Narkose an medizinisches Assistenzpersonal delegiert werden kann, um freie Valenzen für andere wichtige Aufgaben unseres Fachs gerade im prä- und postoperativen Bereich zu schaffen. Die Entwicklung in den USA und die von mir dargestellten Zusammenhänge lassen aus meiner Sicht erkennen, daß mit einem solchen Vorgehen einerseits keine tatsächliche Entlastung erfolgt und andererseits die Zusammenhänge zwischen prä-, intra- und postoperativen Aufgaben so eng und so gleichbedeutend sind, daß es mir völlig unmöglich erscheint, Abgrenzungen zu finden, die den Erfordernissen gerecht werden können. Weder in den operativen Fächern noch in der Anästhesie lassen sich primär ärztliche Aufgaben, auch wenn es sich um Routineverfahren handelt, von medizinischem Assistenzpersonal wahrnehmen. Wir waren sicher die ersten, die die Notwendigkeit erkannten, den Aufgabenbereich für das Assistenzpersonal, also das Pflegepersonal, neu zu definieren und für eine verbesserte Weiter- und Fortbildung zu sorgen, einfach weil wir erkannten, daß das Pflegepersonal, ähnlich wie der Arzt, nicht nur einer Ausbildung und einer dem Zufall überlassenen Fortbildung, sondern auch einer definierten Weiterbildung bedarf. Hierdurch hat sich eine beispielhafte Partnerschaft zwischen Anästhesisten und Pflegepersonal in unserem Fach gebildet, um das uns viele beneiden, weil sie diese Notwendigkeit zu spät erkannten. Wir wissen, daß wir ohne dieses qualifizierte Pflegepersonal heute unsere Aufgaben sowohl bei der Durchführung der Narkose, aber auch in der Intensivtherapie nicht mehr erfüllen könnten. Das Pflegepersonal führt heute Maßnahmen durch, die in anderen Fachgebieten noch als ausschließliche ärztliche Aufgaben angesehen werden. Eine Umverteilung der Aufgaben und Zuständigkeiten ist durch die Entwicklung der Medizin sicher notwendig geworden. Diese Neuverteilung haben wir aber in unserem Fachbereich vollzogen, unter Beachtung der Auflagen, die uns insbesondere Weißauer und Opderbecke definiert haben.

Ich möchte hier auch eine andere Frage aufgreifen, die bereits Henschel auf der Tagung 1969 stellte. Gehört die Anästhesie zu den medizinischen Spezialdisziplinen, die „Dienstleistungen" erbringt oder zu erbringen hat? Eine solche Kennzeichnung traf sicher so lange und in der Zeit zu, wie der Operateur einen Narkotiseur einsetzte, unabhängig davon, ob es sich um Ärzte oder Pflegepersonal handelte, allein um Schlaf- und Schmerzfreiheit für eine chirurgische Intervention zu erreichen.

Diese Dienstleistungen waren, historisch gesehen, vergleichbar mit der Tätigkeit der Helfer, die jeder Chirurg bereits in der Zeit benötigte, in der eine Schmerzausschaltung nicht möglich war, allein um den Patienten zu betreuen und zu fixieren. Die Fortschritte der Medizin, insbesondere aber auch die Beiträge, die die Anästhesie selbst für die Entwicklung im operativen Bereich leistete, führten dazu, daß aus der Dienstleistung eine wichtige, heute nicht mehr wegdenkbare interdisziplinäre und vielgestaltige Aufgabenstellung erwuchs. Wenn eine Dienstleistung erbracht wird, dann sicher nicht für den Operateur, sondern für den Patienten. Diese Aussage entsteht nicht, um Minderwertigkeitskomplexe abzudecken oder den originären Aufgabenbereich der operativen Fächer in irgendeiner Weise anzutasten. Es geht hier lediglich um die Frage der notwendigen Partnerschaft, auch um die Frage, ob bei einer solchen und, wie ich darstellte, bewährten Partnerschaft stets nur der eine vor- und der andere nachgibt. Ich denke in diesem Zusammenhang an die immer wiederkehrende Problematik der Kapazität der Einrichtungen der Anästhesie und der ständigen Überlastungsquote, die uns die operativen Fächer aufdrängen. Auch diese Probleme sind nicht durch Vorgaben, sie sind ausschließlich durch Gespräche, Vereinbarungen und v. a. gegenseitiges Verständnis zu lösen. Ich werde darauf zurückkommen, welche Mehrbelastungen unser Fach bei unzureichenden Stellenplänen und restriktiven Stellenzuweisungen allein innerhalb der letzten 10 Jahre verkraften mußte. In allen übrigen Lebensbereichen gilt als unumstößliche Vorgabe, daß mehr Autos, mehr Straßen, mehr Kinder, mehr Schulen und eine größere Stromabnahme eine höhere Produktion erfordern. Sind die gleichen Gegebenheiten in der Zusammenarbeit zwischen Anästhesie und operativen Bereichen nicht gültig? Wir werden diese Frage ernsthaft und nachdrücklich den Operateuren, aber auch den Krankenhausträgern stellen müssen. Auch diese Aufgaben lassen sich nur, wenn man Katastropen vermeiden will, als Gemeinschaftsaufgabe lösen, nicht aber durch immer höher gesteckte und schließlich unerfüllbare Normen. Ein Zitat von G. B. Shaw soll diesen Abschnitt beschließen:

Jeder muß von der besonderen Wichtigkeit seiner Aufgabenstellung innerhalb seines Berufs überzeugt sein, allerdings nur unter der unabdingbaren Voraussetzung, daß er die übrigen, wenn auch mit inneren Vorbehalten, für gleichbedeutend hält.

Ein anderer Themenbereich beschäftigt uns seit langem und wirkt sich, zumindest indirekt, auf das Berufsbild des Anästhesisten aus. Es geht um das sog. Image in der Bevölkerung. Für den Laien ist die Zuordnung der Aufgaben zum Chirurgen, Internisten, Frauenarzt oder auch Hausarzt klar. Er hat es bis heute nicht gelernt, und es ist ihm auch nur spärlich vermittelt worden, wo und wie er den interdisziplinär tätigen Anästhesisten einzuordnen hat, den er, wenn er ihn überhaupt kennt, vordergründig als Narkosearzt einstuft. Es ist für ihn selbstverständlich, daß ein notwendiger Eingriff nur unter ausreichender Schmerzausschaltung vorgenommen werden kann, trotzdem hat er vordergründig Angst vor der Narkose, weil er weiß, daß in der Regel die Narkose mit einem Bewußtseinsverlust, also einem unphysiologischen Zustand, verbunden ist, der, wie die Massenmedien in ausreichender Weise berichten, tödlich oder mit bleibenden Schäden enden kann. Er kennt die Unterschiede zwischen Indikationsstellung zur Operation und Operabilität nicht, er weiß nicht, daß seine Ausgangssituation, der Zustand der vitalen Funktionen, die Risiken eine entscheidende Rolle spielen, und er erkennt dementsprechend nicht, welche wesentlichen Aufgaben daraus für den Anästhesisten im prä-, intra- und postoperativen Bereich erwachsen. Er ahnt nicht, daß selbst bei sog. kleinen Eingriffen das Risiko, das der Anästhesist im Einzelfall zu tragen hat, unvergleichlich höher sein kann als das des Operateurs. Er sieht schließlich nicht die Zusammenhänge zwischen schlechter Ausgangslage, Größe der operativen Intervention und einer sich daraus ergebenden Intensivtherapie. Er fühlt sich, wenn wir den Patienten präoperativ auf die Möglichkeit hinweisen, nicht, wie wir es uns wünschen, besonders sicher. Er ist vielmehr verunsichert, er empfindet Angst, eine Lebensbedrohung, er fürchtet sich vor dem ebenfalls wieder in den Massenmedien dargestellten und verbreiteten unmenschlichen Leiden, das die Apparatemedizin verursacht. Der kurze, zumindest bewußt erlebte Kontakt mit dem Anästhesisten, das nicht Eingruppieren Können der Aufgaben des Anästhesisten, das nicht Einordnen Können, welchen Anteil der Anästhesist am Überleben, an der Wiederherstellung hat, das sind Störfaktoren, die bei der Selbstdarstellung unseres Fachs, die aber auch beim Verständnis in der Bevölkerung Schwierigkeiten bereiten. Die immer wieder versuchte Öffentlichkeitsarbeit, Pressekonferenzen und vieles mehr haben nicht den Erfolg gebracht, den wir uns wünschten, dennoch ist unverkennbar ein Wandel sichtbar. Immer mehr Patienten wissen zumindest um die Wichtigkeit des Anästhesisten für die Narkose, immer mehr wurden nach Operationen im Aufwachraum vom Anästhesisten betreut und sind dankbar für die menschliche Zuwendung, die ausreichende Schmerzbekämpfung in dieser Phase, immer mehr Patienten wurden auf Intensivtherapieeinheiten durch Anästhesisten betreut und schließlich immer mehr durch Anästhesisten aus lebensbedrohlichen Situationen während einer Notarzttätigkeit gerettet. Meine Empfehlung ist zu dieser Frage die, daß wir nicht auf Institutionen, auf die Öffentlichkeitsarbeit unserer Fachgesellschaft oder des Berufsverbands vertrauen, sondern daß wir, und zwar jeder in seinem Bereich, sehr viel tun können, um trotz aller Widerstände und ohne sensationelle Berichte das Bild in der Öffentlichkeit zu erreichen, das wir uns wünschen. Wir sind auf das persönliche Engagement eines jeden angewiesen!

Platz dafür gibt es genügend. Der Anästhesist, der sich auch heute noch über zu wenige Möglichkeiten der Arbeit am Patienten beklagt, hat seinen Aufgabenbereich nicht ausgefüllt. Reden wir weniger von der psychischen Führung des Patienten, von der Notwendigkeit der menschlichen Zuwendung, tun wir es im prä- und postoperativen Bereich, dort ist ein Vakuum, ein Platz für das gewünschte Image.

Nach dieser Darstellung der allgemeinen Situation möchte ich nun, ohne den nachfolgenden Beiträgen vorzugreifen, noch einmal auf die Schwerpunkte unserer Arbeit eingehen, die in ihrer Gesamtheit das Berufsbild des Anästhesisten bereits heute, aber auch in der Zukunft bestimmen und schwerpunktmäßig diejenigen abhandeln, die uns als zusätzliche oder neue Aufgaben erwachsen sind.

Die heute gültige Aufgabenstellung für den präoperativen Bereich habe ich bereits skizziert. Vorauszuschicken ist, daß unabhängig davon, wer als notwendig erkannte Voruntersuchungen durchführt, die abschließende Gesamtbeurteilung, damit die Beurteilung der Ausgangssituation des Patienten und der Risiken, die er aufgrund von Vorerkrankungen mitbringt bzw. der Risiken, die sich aus dem Eingriff selbst ergeben können, dem Anästhesisten zusteht. Er wird dabei selbstverständlich gerne den Rat und die Kompetenz von Spezialdisziplinen einholen bzw. berücksichtigen.

Ausschließlich als Modellvorstellung haben wir bereits vor einigen Jahren die „Anästhesieambulanz" empfohlen und in unserem Bereich eingerichtet, nicht zuletzt, um die Effizienz einer solchen Einrichtung und auch unsere Vorstellungen für die Lösung der im präoperativen Bereich entstehenden Aufgaben zu überprüfen. Wir waren uns dabei bewußt, daß eine Ambulanz, allein aus den Vorgaben der Reichsversicherungsordnung, nicht an jeder Klinik einzurichten ist. Wir sind aber, nachdem wir eine mehrjährige Erfahrung und Auswertung überblicken, der festen Überzeugung, daß an jeder Klinik eine entsprechende Funktionseinheit zur Verfügung stehen muß, die ich unter dem Arbeitsbegriff der anästhesiologischen Sprechstunde kennzeichnen möchte. Ich will für diese Aussage im folgenden die Begründungen geben.

Die Anästhesiologie kann nicht als einziges Fach am Bett des Patienten mit unzureichenden Mitteln, unzureichenden Befunden Entscheidungen über die Narkosefähigkeit oder die Art und den Umfang einer Vorbehandlung treffen. In allen übrigen Fachgebieten gibt es für vergleichbare Aufgabenstellungen entsprechende Funktionsbereiche. Alle sprechen zudem heute vom Datenschutz. Es wird aber als üblich hingenommen, daß der Patient bei der präoperativen Visite genaue Angaben zur Anamnese macht und ausführlich aufgeklärt wird, und zwar in Anwesenheit z. T. zahlreicher anderer Patienten, die diesem Gespräch häufig mit Spannung folgen und es als willkommene Abwechslung des klinischen Alltags auffassen. Ähnliches trifft für die umfassende klinische Untersuchung zu.
Die Funktionseinheit kann und muß aus meiner Sicht wichtige Aufgaben erfüllen:

1. Im Rahmen der Weiterbildung können Anfänger von erfahrenen Anästhesisten in die Systematik der Anamnese der Befunderhebung, schließlich des Aufklärungsgesprächs eingeführt werden. Sie können darüber hinaus auch Grundkenntnisse der EKG-, der Lungenfunktionsdiagnostik, der Bewertung der Laborbefunde erwerben. Nur so erreichen sie Voraussetzungen für die selbständige Durchführung einer, wie wir gesehen haben, wichtigen Aufgabe, die die Anästhesie im präoperativen Bereich durchzuführen hat.
2. Der Anästhesist führt in der Funktionseinheit ein Screening durch. Er leitet daraus ab, ob
   — Zusatzuntersuchungen erforderlich sind oder
   — der Patient wegen gravierender pathologischer Befunde an den vitalen Funktionen einem Spezialisten vorgestellt werden muß.

Nur daraus ergibt sich der Dialog, insbesondere mit den internistischen Spezialdisziplinen. Nur so lassen sich die aus anästhesiologischer Sicht wichtigen Fragen präzisieren und vom Spezialisten beantworten. Die ständige Rückkopplung ist für beide Seiten ein wertvoller und kontinuierlicher Lernprozeß und somit eine wichtige Voraussetzung für die interdisziplinäre Tätigkeit unseres Fachs. Die immer noch von operativen Fachgebieten geübte Praxis der Überweisung eines einer Wahloperation entgegensehenden Patienten an den Internisten mit der globalen Fragestellung „operationsfähig" ist dagegen sinnlos. Zumindest werden wir nicht die Antwort erhalten, die wir für die weiteren Planungen benötigen. Das bedeutet sicher nicht eine Abwertung einer internistischen Befunderhebung, im Gegenteil. Wir brauchen die internistischen Spezialdisziplinen gerade heute bei der ständigen Zunahme der Risikopatienten dringender als je zuvor. Allerdings müssen wir den Spezialisten dann auch genauer informieren und die Fragestellung präzisieren. Ich habe über dieses Problem ein ausführliches Gespräch mit Lasch geführt, der meine Auffassung bestätigte und darauf hinwies, daß er bei an ihn überwiesenen Patienten weder über die Art und Dauer des Eingriffs noch über das geplante Anästhesieverfahren informiert ist und verständlicherweise auch keine Kenntnisse über die Art möglicher Komplikationen, die sich aus dem Eingriff, der Anästhesie oder aus beiden ergeben können, besitzt.

3. Von besonderem Vorteil ist es, bei allen Patienten mit Wahleingriffen die für den Anästhesisten erforderliche präoperative Befunderhebung frühzeitig durchzuführen. Nur dann lassen sich die wiederkehrenden für alle unangenehmen Auseinandersetzungen vermeiden, die die Operabilität — hier schließe ich die Narkosefähigkeit ein — betreffen. Mit entsprechendem Vorlauf können alle notwendigen Befunde erhoben und beurteilt werden. Es ist eine frühzeitige Information des Patienten und des Operateurs, z. B. über eine notwendige Vorbehandlung, damit auch eine realistische Festsetzung des Operationstermins möglich. Die Funktionseinheit kann selbstverständlich in gleicher Weise für bereits stationär aufgenommene Patienten den gleichen Zweck erfüllen. Voraussetzung ist auch hier, daß der Operateur früh genug und *vor* der Festsetzung des Operationstermins den Patienten in diese Einrichtung überweist.

Ich bin dankbar dafür, mich in diesem Zusammenhang auf die Publikation eines prominenten Chirurgen und derzeitigen Präsidenten der Deutschen Gesellschaft für Chirurgie, Prof. H. W. Schreiber, berufen zu können, der bereits vor einigen Jahren auf die wesentlichen Unterschiede der Indikationsstellung zur Operation und der Operabilität hingewiesen hat [9]. Es wäre wünschenswert, daß alle Operateure diese Ausführungen mit besonderer Aufmerksamkeit lesen und dann auch dementsprechend handeln. Es ist undenkbar, daß ein operativer Eingriff erfolgt, falls noch für die Diagnostik oder die auszuwählende Operationstechnik wichtige Befunde fehlen. Es muß in Zukunft auch unmöglich sein, daß auf den Anästhesisten Pressionen ausgeübt werden, falls für die Erfüllung seiner Aufgabenstellung genau die gleichen Voraussetzungen fehlen. Eine im eigenen Bereich erhobene Bestandsaufnahme zeigt, daß die Zeit, die für die Diagnostik des Grundleidens im Vergleich zu den Zeiten für die Diagnostik des Allgemeinzustands aufgewendet werden, eine Relation von 10:1 aufweisen, in Kosten ausgedrückt eine solche von 200:1. Die Schlußfolgerung ist einfach. Der Aufwand für die Indikationsstellung zur Operation steigt mit der Verbesserung der diagnostischen Methoden ständig an, der Aufwand für die Beurteilung der Operabilität im eben definierten Sinne, also die Beurteilung gegebenenfalls die Behandlung von Risikofaktoren blieb dagegen bis heute unzureichend. Diese Tatsache ist auf dem Hintergrund der ständig steigenden Zahl von Risikopatienten mit einer Multimorbidität, auch einer ständigen Ausweitung der operativen Eingriffe zu sehen. Anders ausgedrückt, die Voraussetzungen für die Bestimmung der Operabilität sind aus operativer Sicht optimal, während für den Bereich der Anästhesiologie die ebenfalls in diese Definition einfließenden Befunde von vornherein nicht an einem Optimum orientiert sind. Hier wird vielmehr über das aus rechtlichen Gründen notwendige Minimalprogramm diskutiert. Selbst dieses Minimum läßt sich auch an großen Kliniken nicht immer erreichen. Ergebnisse von durchgeführten, häufiger fehlende Ergebnisse von nicht durchgeführten, aber als notwendig erachteten Voruntersuchungen bewirken in der täglichen Praxis Schwierigkeiten in der Arbeitsgemeinschaft operative Medizin und Anästhesiologie.

Als ein heute besonders gewichtiges Argument ist in diesem Zusammenhang noch anzuführen, daß ein den Erfordernissen entsprechendes Aufklärungsgespräch mit dem Patienten erst dann geführt werden kann, wenn der Anästhesist über alle aus seiner Sicht notwendigen Befunde verfügt, sie ausgewertet und bewertet hat.

4. Die Funktionseinrichtung erlaubt schließlich
   — eine Verkürzung der Verweildauer,
   — eine Koordination der präoperativen Befunderhebung mit einer daraus resultierenden verbesserten Zusammenarbeit zwischen Anästhesie und operativen Fächern.

Diesen Themenbereich möchte ich mit einer kritischen Bemerkung abschließen. In allen Publikationen, die sich mit der Notwendigkeit und dem Umfang der präoperativen Untersuchung durch den Anästhesisten beschäftigen, wird immer wieder und an erster Stelle auf die Bedeutung der Anamnese und des klinischen Befunds hingewiesen. Mit Recht wird auch in der letzten Entschließung der DGAI zur anästhesiologischen Voruntersuchung auf die Darstellung eines sog. Standard- oder Minimalprogramms verzichtet, die eigene Entscheidungsfreiheit herausgestellt und auch die klinische Befunderhebung als wichtigste Grundlage für die Auswahl von Zusatzuntersuchungen genannt. Ich habe allerdings den Eindruck, daß in der heutigen Zeit immer das ganz besonders postuliert und als gegeben vorausgesetzt wird, was zwar wünschenswert wäre, aber nur noch symbolisch gehandhabt wird. Das Erheben einer Anamnese und eines klinischen Befunds ist eine weitaus größere Kunst als die Beurteilung von Meßgrößen. Die einen erfordern Wissen und Erfahrung, die anderen eine Tabelle. Wir dürfen also nicht nur fordern und voraussetzen, wir müssen dann auch die Voraussetzungen schaffen: Kenntnisse, Fähigkeiten und Zeit.

Eine weitere Aufgabe, die an dieser Stelle nur global ausgesprochen werden kann, ist die der Schmerztherapie, die ein typisches Beispiel dafür ist, daß wir nicht einen neuen Bereich okkupierten, sondern uns eine neu entstandene Aufgabe aufgezwungen wurde, die wir in der selbstverständlichen Begrenzung, nämlich mit den Methoden unseres Fachgebiets wahrzunehmen haben.

Für den intraoperativen Bereich bedarf die Aufgabenstellung keiner weiteren Erörterung und Begründung, dennoch scheinen mir einige den Ist-Zustand und die weitere Entwicklung, auch das Berufsbild betreffende Ergänzungen notwendig. Der mehrfach erwähnte hohe und steigende Anteil von Risikopatienten verlangt vom Anästhesisten eine ausreichende Ausstattung und Vorbereitung des Arbeitsplatzes, abgestimmt auf die Aufgabe, bei einem bestimmten Patienten für einen bestimmten Eingriff.

Gemeint sind damit das nichtinvasive und invasive Monitoring, aber auch die intraoperativ zu erhebenden klinischen Meßgrößen. Je höher das Risiko, je größer der Eingriff, um so umfassender muß die Planung dieser Voraussetzungen erfolgen. Der Anästhesist muß auf diesem, sich aus den dargestellten Gegebenheiten ständig erweiterten Gebiet entsprechend mehr Kenntnisse und Fähigkeiten erwerben, nur dann ist eine differenzierte Steuerung der Narkose, v. a. eine adäquate medikamentöse Zusatztherapie möglich. Hier ist bei entsprechenden Eingriffen nicht nur die hohe Fachkompetenz zu sichern. Die Kapazität eines Anästhesisten wird heute schon nicht selten überschritten, d. h. an einem Arbeitsplatz müssen 2 Ärzte tätig werden (s. das bereits angeführte Beispiel des Polytraumatisierten, gleiches gilt aber auch für andere langdauernde risikoreiche, z. B. mit großen Blutverlusten oder einem hohen kardialen Risiko, belastete Eingriffe).

Wie sich die Verhältnisse im intraoperativen Arbeitsbereich innerhalb von 10 Jahren geändert haben, verdeutlichen 2 in Homburg und Ulm durchgeführte Bestandsaufnahmen.

**Tabelle 5.** Entwicklung der durchschnittlichen Anästhesiezeiten

| Durchschnittliche Anästhesiezeit/Patient [min] | 1971 | 1980 | Anstieg [%] |
|---|---|---|---|
| Hutschenreuter, Homburg | 99,0 | 142,0 | 43,4 |
| Ahnefeld, Ulm | 87,1 | 134,0 | 53,0 |

**Tabelle 6.** Multimorbidität [in %; n = 433 (1982)]

| Alter (Jahre) | 21–30 | 31–40 | 41–50 | 51–60 | 61–70 | > 71 |
|---|---|---|---|---|---|---|
| Pulmonal (19) | 5,5 | 4,5 | 9,1 | 23,4 | 42,0 | 48,4 |
| Kardial (17) | 3,3 | – | 1,3 | 14,3 | 48,1 | 67,7 |
| Metabolisch (6) | – | – | 5,2 | 6,5 | 13,6 | 22,6 |

Die durchschnittlichen Anästhesiezeiten, berechnet auf einen Patienten, stiegen in dieser Dekade in Homburg um 43,4%, in Ulm um 53% (Tabelle 5). Durch die gleichzeitige Erhöhung der Patientenzahl ist ein Anstieg des Anästhesiegesamtaufwands pro Jahr in Homburg um 90,5%, in Ulm um 149,8% nachzuweisen. Gleichzeitig stieg in Ulm der Anteil der Risikopatienten von 21 auf 30,5%, er erhöhte sich somit um 45,2%. Das Ausmaß und der Anstieg der Multimorbidität mit zunehmendem Alter ergibt sich aus einer bei uns durchgeführten Studie. Diese Zahlen sprechen für sich, zum einen in bezug auf die personelle und apparative Ausstattung, die eben nicht in gleichem Umfang erhöht wurde, zum anderen beweisen sie meine Ausführungen und Forderungen für den Aufgabenbereich des Anästhesisten und belegen zudem die ständig steigende Anforderung an die fachliche Qualifikation (Tabelle 6).

An dieser Stelle sollen aber auch kurz die *Störfaktoren* genannt werden, die unsere Arbeit und die Kooperation mit dem operativen Bereich erschweren. Die Operationsprogramme sind überfüllt, die Operationszeiten werden weit über das vertretbare Ausmaß überzogen, trotzdem sind von vornherein unrealistische Programme nicht zu bewältigen, Operationen müssen verschoben werden. Das Drängen auf den schnellen Wechsel, das Einschieben von Notfällen und viele andere Ursachen erzeugen ein schlechtes Arbeitsklima, eine gespannte Atmosphäre und Verärgerungen auf beiden Seiten. Wir haben sicher volles Verständnis dafür, daß die in einer Klinik zur Operation anstehenden Patienten auch schnellstmöglich operiert werden müssen. Diese Aufgabe läßt sich aber wiederum nur durch eine vernünftige Kooperation, schließlich durch die Bereitstellung der Voraussetzungen erfüllen.

Hier scheint die Vorstellung der bereits erwähnten „Dienstleistung", die man jederzeit verlangen kann und die dann auch zu erbringen ist, immer noch vordergründig zu sein. Für uns ist von entscheidender Bedeutung, daß bei einer solchen ständigen Überlastung Fehler und Gefahren entstehen, daß wir aber insbesondere vor unlösbaren Problemen stehen, unter diesen Bedingungen eine effektive Weiter- und Fortbildung zu gestalten. Hier müssen in gegenseitigem Einvernehmen und Verständnis für alle tragbare Lösungen gefunden werden.

Im folgenden soll schließlich näher auf den postoperativen Bereich eingegangen werden. Langrehr führte bereits vor Jahren zu Recht aus, daß eine ausreichende Funktion eines Aufwachraums heute als Voraussetzung für die Anwendung differenzierter Anästhesiemethoden anzusehen ist. Die ausreichende Versorgung im postoperativen Bereich, also im Aufwachraum, wirft aber gleich schwere Probleme auf, wie sie bereits für den präoperativen dargestellt wurden. In vielen Kliniken fehlt ein Aufwachraum, oder aber die Kapazität ist unzureichend, eine kompetente personelle Besetzung nicht vorhanden, der Aufwachraum wird bestenfalls nur während der üblichen Dienstzeit, nicht aber rund um die Uhr betrieben. Gerade außerhalb der regulären Dienstzeit operativ zu versorgende Notfälle finden nicht die für sie unabdingbar notwendige postoperative Versorgung.

Im Aufwachraum muß nicht nur eine kompetente und ausreichende Überwachung sichergestellt sein, es müssen nach den heute vorliegenden Erkenntnissen darüber hinaus neben einer korrigierenden medikamentösen oder Infusionstherapie z. B. eine Atem- oder Inhalationstherapie zur Anwendung kommen, da nur so, wie entsprechende Befunde zeigen, postoperative pulmonale Komplikationen zu vermeiden oder einzuschränken sind. Die Verhütung dieser möglichen und schwerwiegenden Komplikationen sind eine Voraussetzung für die Abschätzung des Operationsrisikos, also die präoperative Definition der Operabilität.

Der Aufwachraum hat zudem eine wichtige Stellwerkfunktion. Nur hier kann in einigem Abstand von dem operativen Eingriff und in Abhängigkeit von der Ausgangssituation und der Schwere des Eingriffs gemeinsam mit dem zuständigen Operateur darüber entschieden werden, wo der Patient die für ihn beste, aber auch notwendige Nachbehandlung findet, ob er auf einer Normalstation untergebracht werden kann oder eine Weiterbehandlung im Bereich der Intensivüberwachung oder -therapie notwendig erscheint. Eine solche Entscheidung ist in vielen Fällen erst einige Stunden nach Beendigung des Eingriffs und v. a. nur unter Verwertung postoperativ erhobener Laborbefunde möglich (Abb. 6).

Ganz besonders zu begrüßen ist daher die vom Deutschen Krankenhausinstitut (DKI) auch unter Mitwirkung unseres Fachgebiets, herausgegebene Empfehlung über die Funktion einer Aufwacheinheit. Auch in diesem Bereich hat sich in den zurückliegenden Jahren für den Anästhesisten eine neue und erweiterte Aufgabe ergeben. Auch hier benötigt er spezielle Kenntnisse und Fähigkeiten, insbesondere in der Beurteilung des Patienten vor der Verlegung in eine weiterbehandelnde Einrichtung. Diese Abschlußbeurteilung kann und darf, allein aus rechtlichen Gründen, nur durch einen Anästhesisten, also einen Arzt erfolgen. Die Übergabe darf nicht, wie vielfach üblich, von Schwester zu Schwester vorgenommen werden. Der Anästhesist hat in dem Übergabeprotokoll wichtige Daten über den Ist-Zustand, insbesondere über noch vorhandene Störungen, schließlich aber auch über die notwendige postoperative Therapie, wiederum natürlich bezogen auf die vitalen Funktionen, zu übermitteln.

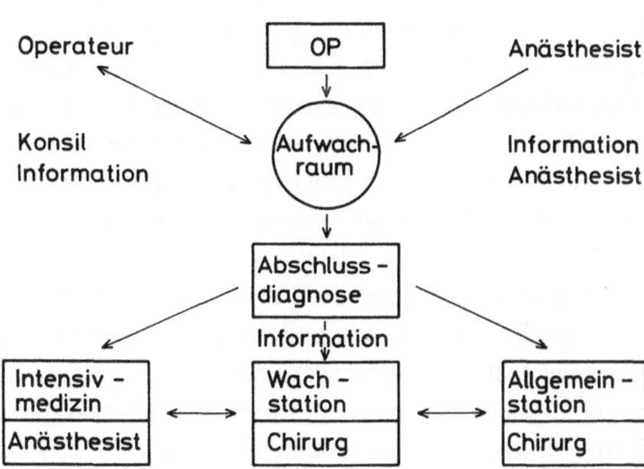


Abb. 6
Aufwachraum – „Stellwerkfunktion"

Die Problematik, der wir im intensivmedizinischen Bereich gegenüberstehen, hat Opderbecke bereits auf der Jahrestagung 1969 in so detaillierter und treffender Form beschrieben, daß wir die dort gegebenen Analysen und Forderungen auch heute noch unverändert übernehmen können. Ich möchte mich zu diesem Themenkreis auf einige wenige Anmerkungen beschränken. Die Einrichtungen der Intensivtherapie haben eine ständig steigende Bedeutung erlangt. Die Wiederherstellung Schwerverletzter, aber auch der Risikopatienten nach großen Eingriffen ist ohne diese Einrichtungen nicht möglich. Gerade die Anästhesiologie hat zur Effizienz der hier angewandten therapeutischen Verfahren wesentliche und entscheidende Beiträge geleistet. Die in den letzten 10 Jahren erzielten Erfolge sind aus den in der Literatur niedergelegten Daten zu entnehmen. Lag die Sterblichkeitsrate vor 10 Jahren in den Intensivtherapieeinheiten im Durchschnitt noch über 50%, so ist sie heute auf unter 20% abgesunken, obwohl wir mehr Polytraumen und Risikopatienten zu versorgen haben. Das hier bestehende, von Lawin postulierte „Pferchungssyndrom" erschwert unsere Arbeit, wird aber weder von den Krankenhausträgern noch den zuständigen Landesministerien zur Kenntnis genommen. Trotz der unzweifelhaften Erfolge müssen wir uns mit Schlagworten wie „die Unmenschlichkeit der Intensivmedizin" oder „Apparatemedizin", die Verkümmerung ärztlichen Handelns zur „Artistik" bescheinigen lassen. Diese Aussagen zeigen, daß der Aufgabenbereich in der Öffentlichkeit mißverständlich gedeutet wird. Hier geht es nicht um verzweifelte therapeutische Anstrengungen bei Endzuständen von Krankheitsabläufen, sondern um die Abwendung einer Lebensbedrohung nach akuten Ereignissen, wie Traumen oder Operationen. Es wird nicht erkannt, daß die für die Therapie bedeutsamen Meßgrößen sich unter Einsatz der Elektronik leichter, besser, schneller und verläßlicher erfassen lassen als durch die klinische Beobachtung. In allen übrigen Lebensbereichen wird die Entwicklung zur Elektronik und zur Technisierung insgesamt als selbstverständlich betrachtet, hier jedoch in Frage gestellt. Es wird nicht erkannt, daß z. B. der Einsatz eines Beatmungsgeräts wie jede andere medikamentöse Therapie gesehen werden muß. Illich klagt die Übermedikalisierung mit dem Beispiel der Übertechnisierung in der Intensivmedizin an. Diese Haltung scheint Ausdruck und Teilaspekt jener weltweiten Skepsis zu sein, die der technischen Entwicklung interessanterweise, aber doch nur in einigen herausgestellten Schwerpunkten entgegengebracht wird, die in der Intensivmedizin aber, unterstützt wiederum durch tendenziöse Berichte in den Massenmedien, ihren besonderen Niederschlag finden. Intensivmedizin hat nicht die Funktion, das müssen wir immer wieder klar herausstellen, unvermeidliches Sterben zu verlängern. Die Indikation zur Intensivmedizin ist sicher schwierig und bedarf einer kontinuierlichen sorgfältigen Prüfung und kritischen Auseinandersetzung, sicher aber nicht nur in unserem Fachgebiet, sondern in der gesamten Medizin. Auch dies ist eine Aufgabe, die die spezialisierte Medizin nur in interdisziplinärer Zusammenarbeit lösen kann. Stellt z. B. der Operateur eine Indikation zur operativen Intervention, so wird doch in vielen Fällen bereits die Indikation für die anschließende Intensivtherapie vorprogrammiert. Das Problem liegt nicht in der Intensivmedizin, ihren Möglichkeiten und Grenzen, es betrifft u. a. die Gesundheitspolitik, die das ewige Leben, zumindest das umsorgte Sterben verspricht, die den Arzt, das Krankenhaus für alles verantwortlich macht, aber nicht zu erkennen gibt, was sie eigentlich bezweckt. Das Problem liegt aber auch darin, daß Ärzte wieder lernen müssen, Grenzen zu respektieren. Für uns alle liegt hier eine wichtige und gemeinsame Aufgabe. Unser Fach braucht sich in diesem Bereich am wenigsten als Angeklagter zu fühlen; viele Patienten, die der Intensivtherapie ihr Leben verdanken, können das bestätigen. Sie sind mir kompetenter als sachfremde Kritiker, insbesondere solche, die Kritik üben, so lange sie keiner Intensivtherapie bedürfen.

An dieser Stelle kann ich leider nicht auf die schwerwiegenden und auch vielschichtigen Probleme eingehen, sondern nur anmerken, daß wir uns intensiv damit auseinanderzusetzen haben, wobei jeder in seinem Bereich beginnen sollte.

Wie bekannt ist, hat die Anästhesiologie für den Bereich der Intensivmedizin niemals einen Ausschließlichkeitsanspruch angemeldet, dennoch spielt diese Aufgabe für das Berufsbild des Anästhesisten eine entscheidende Rolle. Ich möchte hier auf die folgenden Referate verweisen und nur mit allem Nachdruck feststellen, daß wir bei einem Anspruch einer entscheidenden Mitwirkung in der Intensivtherapie in den folgenden Jahren weitere und größere Anstrengungen unternehmen müssen, um die dafür notwendige fachliche Qualifikation durch eine Intensivierung der Weiter- und Fortbildung zu erreichen.

In engem Zusammenhang mit der Intensivmedizin sind die Aufgabenbereiche des Anästhesisten in der Notfallmedizin zu nennen, die ebenfalls in das Berufsbild eingeflossen und in der Zukunft zu intensivieren sind. Auch hier hat die Anästhesiologie keinen Ausschließlichkeitsanspruch angemeldet, sie kann aber für sich in Anspruch nehmen, daß gerade durch zahlreiche Initiativen, die aus der Anästhesiologie und von Anästhesisten kamen, trotz vieler noch vorhandener Mängel in der Bundesrepublik ein beispielhaft hoher Stand in der Notfallmedizin erreicht wurde. Gerade der Einsatz von Notärzten am Ort des Geschehens, die hier sofort einsetzende Intensivtherapie, wenn auch unter ánderen Voraussetzungen und mit anderen Mitteln, verhindert die Verschlimmerung einer akut entstandenen Erkrankung oder Verletzung, sie führt zur Stabilisierung der vitalen Funktionen als Voraussetzung für eine wiederherstellende kausale Therapie. Unsere Fachgesellschaft hat im vergangenen Jahr eine Empfehlung für die Weiter- und Fortbildung des Anästhesisten in der Notfallmedizin als Vorausetzung für den Einsatz des Anästhesisten als Notarzt herausgegeben. Mir ist bekannt, daß diese Empfehlung nicht nur Zustimmung fand, weil es neben der Erfüllung der auch in diesem Beitrag beschriebenen mannigfachen und sich ständig erweiternden Aufgaben der dadurch bedingten Überforderung des Personals fast unmöglich erscheint, zusätzlich auch noch diese Auflagen zu erfüllen und Anästhesisten für den Notarztdienst abzustellen. Selbstverständlich sind auch mir diese Schwierigkeiten bekannt, dennoch bin ich der festen Überzeugung, daß wir in solchen Empfehlungen nicht nur vom Ist-Zustand ausgehen dürfen, sondern die Zielsetzung vor Augen haben müssen, auch wenn ein solches Ziel nur in Stufen und nach Jahren erreichbar ist. Wenn mir jedoch ein Chefarzt unseres Fachs über die Entscheidung eines Rechnungsprüfamts berichtet, das den Personalbedarf für den Notarztdienst auf folgender Basis berechnete: 1000 Einsätze pro Jahr ergeben eine Belastung von 20 h/Woche und erfordern für den Notarztdienst an dieser Klinik 0,5 Stellen, dann allerdings müssen wir der Bevölkerung klar machen, daß unter diesen Bedingungen die mögliche und von uns angestrebte Verbesserung der Erstversorgung für jeden Notfallpatienten nicht erreichbar ist. Angeklagt werden aber bei Mißverständnissen in diesem Bereich nicht die für die Stellenzuweisungen zuständigen Institutionen oder auch Rechnungsprüfungsämter, sondern Ärzte, eben weil in der Vergangenheit Politiker das Anspruchsdenken in unvorstellbare Höhen brachten und die Einführung von Notarztdiensten verfügten, ohne zu beachten, daß jede Leistung auch Voraussetzungen erfordert.

Allein diese skizzenhafte Aufzeichnung der Aufgaben und Tätigkeitsbereiche des Anästhesisten zeigt, daß die gültigen Anhaltszahlen, die unsere personellen Voraussetzungen bestimmen, schon in der vordergründigen Orientierung ausschließlich auf den intraoperativen Arbeitsplatz falsch und unzureichend sein müssen. Es wurde dargestellt, welche Veränderungen sich in unserem Fachgebiet seit 1969 ergeben haben. Ein Bezug der Anhaltszahlen besteht also bestenfalls zur Vergangenheit, keinesfalls zur Gegenwart. Die Anästhesiologie hat es in ihrer interdisziplinären Tätigkeit besonders schwer. Es bedarf daher gemeinsamer und intensiver Anstrengungen, nicht nur die personellen, sondern auch die apparativen und räumlichen Voraussetzungen, die wir zur Erfüllung unserer Arbeit benötigen, zu realisieren (Tabelle 7).

Es kann in diesem Rahmen nicht auf die Bereiche der Lehre und Forschung eingegangen werden, nur soviel sei festgestellt: Jede Initiative der universitären Einrichtungen, das Lehrangebot zu erweitern, insbesondere zu verbessern, muß wahrgenommen werden, um unser

**Tabelle 7.** Anhaltszahlen und Aufgaben (Vergleich 1969/1984)

---

*1969  Präoperative Visite:*
Klinischer Befund
Wenige Labordaten und Funktionsanalysen

*Narkose:*
Begrenztes Methodenreservoir
Begrenztes nichtinvasives Monitoring ·
Standardisierte Infusions- und Transfusionstherapie
Begrenzte medikamentöse Zusatztherapie

*Postoperative Überwachung:*
Zeitlich begrenzt, mit vorwiegend klinischen Überwachungsgrößen
Beginn einer differenzierten Nachbehandlung bei ausgewählten Patienten mit begrenzten apparativen und medikamentösen Möglichkeiten

*1984  Präoperativ:*
Aufwendige präoperative Diagnostik
Vorbehandlung (kardiozirkulatorische, respiratorische, metabolische Risiken)
Aufklärungsgespräche
Auswahl differenzierter Anästhesie- und Überwachungsverfahren

*Intraoperativ:*
Langdauernde Eingriffe bei mehr Risikopatienten und mehr Polytraumen
Anwendung differenzierter Anästhesieverfahren unter Einsatz einer aufwendigen Technik
Erweitertes invasives und nichtinvasives Monitoring
Klinisch-chemische Analysen
Adaptierte und korrigierende Infusions- und Transfusionstherapie mit Komponenten
Spezifische, überwachte und gesteuerte medikamentöse Zusatztherapie

*1984  Postoperativ:*
Aufwacheinheit als unverzichtbarer Bestandteil der postoperativen Nachsorge
Überwachung und Stabilisierung der vitalen Funktionen,
z. B. Nachbeatmung, korrigierende Infusions- und Transfusionstherapie, medikamentöse Zusatztherapie (Insulin, Katecholamine), Erhebung von klinischen und labortechnischen Befunden einmündend in *Intensivtherapie*

*1984  Zusatzaufgaben:*
Konsiliardienste
Reanimationsdienst
Notarztdienst
Schmerztherapie
Weiter- und Fortbildung:
Schwestern, Pfleger, Ärzte
Gerätesicherheit:
Einweisung, Aufarbeitung
Mitarbeit in Gremien

*Tarifliche und rechtliche Auflagen:*
Begrenzte Einsatzmöglichkeiten für Anfänger
Verkürzte Arbeitszeit, verlängerter Urlaub und Mutterschutz
Veränderte Arbeitszeitbestimmungen im BAT
Vermehrte rechtliche, damit administrative Auflagen

---

Fach, seine Aufgaben, Methoden und Möglichkeiten darzustellen. Nur so können wir verhindern, daß auch unsere Medizinstudenten ein unzureichendes oder gar falsches Bild von unserem Fach erhalten. Aber auch außerhalb der Universitätskliniken sollen wir uns aufgerufen fühlen, an Fortbildungsveranstaltungen mitzuwirken, da wir hier insbesondere Gelegenheit haben, uns den niedergelassenen Ärzten gegenüber darzustellen. Die Forschung schließlich, insbesondere die Qualität der Ergebnisse, möchte ich in Kurzform als unser Exponat bezeichnen, das wir in der gemeinsamen Ausstellung der medizinischen Fachdisziplinen zur Kritik darbieten.

Das Berufsbild des Anästhesisten wird gerade in der Anästhesiologie maßgeblich durch die Kooperation mit zahlreichen anderen Fachgebieten geprägt. Im letzten Jahr konnte erneut eine Vereinbarung der Berufsverbände der Chirurgen und Anästhesisten publiziert werden. Ich habe dabei besonders begrüßt, daß die in meinem Beitrag herausgestellten Aufgaben Berücksichtigung fanden. Ich nenne nur die Stichworte: Zeit für die Voruntersuchung, Organisation des OP-Programms und schließlich die Funktion der Aufwacheinheiten.

Auch diese Empfehlung hat nicht nur Zustimmung gefunden, viele wünschten präzisere Aussagen und Festlegungen. Ich möchte dieser Auffassung mit allem Nachdruck widersprechen. Jedes Verhandlungsergebnis kann nur als Kompromiß angesehen werden, entscheidend bei der Beurteilung ist lediglich, ob wir mit einem solchen Kompromiß leben und arbeiten können. Eine Empfehlung kann nur ein Raster vorgeben, es muß grobmaschig und nicht feingestrickt sein. Es muß und soll dem einzelnen Anästhesisten obliegen, was er daraus macht. Tatsache ist, daß sich *die* Grundgesetze am besten bewährten und am längsten Gültigkeit behielten, die in kürzestmöglicher Form das Wesentlichste enthielten. Auch das Berufen auf die Bibel reicht nicht aus, um Andersgläubige zu überzeugen. Es ist dennoch gut, daß es sie gibt, für Missionare finden sich hier genügend Gleichnisse und Aussprüche, auf die Auslegung, die Anwendung in der Überzeugung von der eigenen Sache kommt es an. Auch hier die kritische Anmerkung, daß für alle notwendigen Empfehlungen, Regelungen, Entschließungen etc. eine Fachgesellschaft und ein Berufsverband vorhanden sind. Engagieren Sie sich selbst, aber stellen Sie sich auch in Zukunft noch mehr als bisher für die Arbeit unserer Institutionen zur Verfügung. In der Natur gilt der Grundsatz, daß Biotope, die ein Tier für seinen Lebensraum benötigt, durch Imponiergehabe, Duftmarken sowie optische und akustische Signale, also z. B. Farben und Laute, abgegrenzt werden.

Auch hier zeigt sich jedoch, daß zur Erhaltung eines solchen Biotops, zur Sicherung des eigenen Lebensraums und damit des Überlebens mehr notwendig ist. Diese Feststellung führt in direkter Verbindung zu dem letzten Abschnitt meines Beitrags, zu den Fragen der Weiterbildung, die ebenfalls nur kurz, sicher zu kurz gestreift werden können. Rügheimer [7] hat im vergangenen Jahr aus guten Gründen die Realisierung einer „Propädeutik" für Anästhesisten gefordert. In dieser Arbeit ist die gesamte Problematik beschrieben, der wir uns auf dem Gebiet der Weiter- und Fortbildung gegenübergestellt sehen, aber sie enthält auch konkrete Lösungsvorschläge und schließlich die Feststellung über die Schwierigkeiten der Realisierung in der vorgegebenen personellen Situation. Bei der Aufgabenstellung, die wir zu erfüllen haben, kann es zumindest für viele Bereiche nicht mehr nur ein "learning by doing", es muß vorgeschaltet ein "learning for doing" geben.

Immer wieder wird darüber diskutiert, ob unsere Weiterbildungsordnung in der jetzt vorliegenden Form akzeptabel ist, was aus fachlichen, aber auch aus abrechnungstechnischen Gründen enthalten sein sollte, und schließlich sind wir in der Überzeugung einig, daß das heute zu erfüllende Weiterbildungsprogramm nicht mehr innerhalb von 4 Jahren zu realisieren ist. Entgegen steht dieser Tatsache, daß es uns mit hoher Wahrscheinlichkeit nicht gelingt,

zumindest in absehbarer Zeit die angestrebte Erweiterung auf 5 Jahre zu erreichen. Sicher ist
einmal, daß in die Weiterbildungsordnung nicht alles aufgenommen werden kann, womit wir
uns in der Praxis zu beschäftigen haben. Es gibt, wie Weißauer richtig ausführte, einen Grund-
katalog ärztlicher Leistungen, der trotz oder gerade wegen der Spezialisierung für alle Ärzte
Gültigkeit haben muß. In einer weiteren Stufe wären die Leistungen unterzubringen, die für
das betreffende Fachgebiet als unentbehrliche Voraussetzung für die Aufgaben der Diagnostik und Therapie anzusehen sind, die wiederum aber nicht nur für ein Fachgebiet Gültigkeit
haben können. Das mag z. B. für die pränarkotische Untersuchung, aber auch für die Notfallmedizin zutreffen, d. h. die Aufnahme aller möglichen Einzelleistungen ist nicht nur unsinnig,
sie wird zu unnötigen Auseinandersetzungen mit allen übrigen Fachgebieten führen. Die allgemeine Beschreibung der Tätigkeitsbereiche muß daher ausreichen. Auch bei der Weiterbildungsordnung geht es darum, die Vorgaben in bestmöglicher Form auszufüllen. Unter Gewich-
tung der zusätzlich entstandenen Aufgaben, der Verlängerung der Operationszeiten, der
gleichzeitigen Verkürzung der Arbeits- und Verlängerung der Urlaubszeiten und zahlreicher
anderer Faktoren dürfte es genügend Gründe dafür geben, nicht vordergründig das für die
Weiterbildung in unserem Fachgebiet vorgegebene Zeitlimit zu sehen. Ich bin davon überzeugt, daß der in Weiterbildung befindliche Anästhesist nicht die Zeitgrenze, sondern die in
der Weiterbildung vermittelten Kenntnisse und Fähigkeiten an erster Stelle beurteilt. So ist
sicher, um nur ein Beispiel zu nennen, die Vorgabe einer 3monatigen Tätigkeit auf einer In-
tensivtherapieeinheit als völlig unzureichend anzusehen. Wir werden uns aber nicht nur darum bemühen müssen, die Effizienz der Weiterbildung durch Kolloquien oder ähnliche Veranstaltungen zu verbessern, wir werden auch das persönliche Engagement des einzelnen in
Zukunft mehr zu fordern haben. So bewähren sich bei uns, um nur ein Beispiel anzuführen,
nach Abschluß eines jeden Weiterbildungsjahrs durchgeführte Vorbereitungsgespräche für die
Facharztprüfung. Diese Gespräche wurden nicht etwa, wie ich zunächst befürchtete, als Überprüfung gewertet, sie fanden im Gegenteil uneingeschränkte Zustimmung.

Ohne hier auf weitere Einzelheiten eingehen zu können steht für mich fest, daß die Gestaltung der Weiter- und Fortbildung in den kommenden Jahren nicht nur für das Fachgebiet selbst, sondern für das Berufsbild des Anästhesisten von entscheidender Bedeutung sein
wird. Wir müssen uns auch in der Kooperation kleinerer und größerer Abteilungen Möglichkeiten erschließen, die zu einer wesentlichen Verbesserung auf diesem Gebiet führen. Nicht
der Anspruch, sondern ausschließlich die Leistung wird darüber entscheiden, ob wir in den
angeführten Tätigkeitsbereichen Anerkennung finden, oder ob sie uns streitig gemacht werden (Abb. 7).

In meinem Beitrag habe ich versucht, die hier nochmals zusammengefaßt dargestellten
Aufgabenbereiche des Anästhesisten zu definieren und zu begründen. Es ging mir darum, insbesondere die Konturen des Berufsbilds des Anästhesisten, wie sie sich für die Gegenwart,
insbesondere die Zukunft ergeben, zu zeichnen. Die folgenden Beiträge werden dieses Bild in
den Teilbereichen vervollständigen. Trotz der Vielgestaltigkeit der dargestellten Aufgaben
müssen wir alle eine entscheidende Verpflichtung sehen: die Einheit des Fachgebiets zu erhalten. Dort, wo sich Ansätze für eine Aufsplitterung ergeben, bitte ich dringend sorgfältige
Überlegungen anzustellen und die Auswirkungen vorauszubedenken. Jede Aufsplitterung
bringt evtl. einigen wenigen materielle Vorteile, der fachlichen Kompetenz und dem gesamten Fach aber sicher nur Nachteile.

Weißauer faßte die Situation, wie sie sich 1969 ergab, auf der damaligen Tagung zusammen:

| **Präoperativ** | **Intra- und postoperativ** | **Allgemeine Aufgaben** |
|---|---|---|
| **Diagnostik / Risikoermittlung** / **Vorbehandlung** / **Prämedikation** | **Narkose / Überwachung / Therapie** | **Weiter- und Fortbildung** / **Lehre** / **Forschung** |

**Narkose / Überwachung / Therapie**
▼
**Aufwacheinheit**
▼
**Intensivtherapie**

**Zusätzliche Aufgaben:**

| **Konsiliardienst** |
|---|
| **Reanimationsdienst** |
| **Schmerztherapie** |
| **Notarztdienst** |

Abb. 7. Anästhesie – Aufgaben 1984

Aus meinem Blickwinkel, der ich bei der Anfertigung des Berufsbilds des Anästhesisten gelegentlich die Staffelei halten durfte, präsentiert sich das Bild der Anästhesie als das eines wohlproportionierten Teenagers, das hier und dort noch einiger Retuschen bedarf. Dieses Bild ist integriert in ein größeres Familienportrait auf dem nicht alle Familienmitglieder alle Familienmitglieder wohlgefällig betrachten.

Ergänzen läßt sich, die Zeit des Teenagers haben wir erfolgreich überschritten. Wir sind selbständig und mündig geworden. Das Bild ist nicht nur durch einige Retuschen verändert worden, es hat einen anderen Vorder- und auch Hintergrund erhalten. Dennoch ist es nicht fertig, es bedarf gemeinsamer und intensiver Anstrengungen, um es weiter so zu gestalten, wie wir es uns aus der Sicht unseres Fachs vorstellen. Dazu möchte ich abschließend alle ermuntern und aufrufen, jedoch nicht schließen ohne all den Präsidenten und Präsidiumsmitgliedern, aber auch all denjenigen zu danken, die in den zurückliegenden 30 Jahren daran mitgewirkt haben, dem Berufsbild das heutige Aussehen zu geben, auch dem Mann, der vorgibt nur die Staffelei gehalten zu haben; schließlich allen, die als Chefs, Fachärzte oder noch in der Weiterbildung Befindliche in der Zukunft maßgeblich beteiligt sind, dieses Bild weiter zu gestalten. Ich hoffe, daß ich mit meinem Beitrag einige Anregungen für die Gestaltung geben kann, ohne in irgendeiner Weise davon überzeugt sein zu wollen, daß nicht auch meine Konturen der Ergänzung und Veränderung bedürfen.

## Literatur


1. Horatz K, Schöntag G (1979) Operabilität und Narkosefähigkeit. Prakt Anästh 14:283
2. Keep PJ, Jenkins JR (1978) From the other end of the needle. The patient's experience of routine. Anaesthesia 33:830
3. Levin KJ, Friedman CP, Scott PV (1979) Anaesthesiology and the graduating medical student: A national survey. Anaesth Analg 58:201
4. Reeve PE (1980) Personality characteristics of a sample of anaesthetists. Anaesthesia 35:559
5. Report of working party on manpower and staffing. Association of Anaesthetists of Great Britain and Ireland, August 1978

 6. Rügheimer E (1978) Zukunftsperspektiven der Anästhesiologie. Vom Narkotiseur zum Homöostatiker. Anästh Intensivmed 19:450
 7. Rügheimer R (1982) Klinische Propädeutik für Anästhesisten. Anästh Intensivmed 23:242
 8. Schreiber HW, Koch G (1979) Zur Operationsindikation und Operabilität aus der Sicht des Chirurgen. Prakt Anästh 14:288
 9. Tempel G, Hegemann M (1979) Die Einordnung der Intensivbehandlung in die Anästhesiologie. Prakt Anästh 14:197
10. Henschel WF (1970) Das Berufsbild des Anästhesisten — Seine Stellung und Funktion in der Medizin von heute. Bericht über die Jahrestagung des BDA vom 6. bis 9. November 1969 in Berlin

# II  Klinische Anästhesie

# Präoperative Phase

W. Dick

Lunn u. Mushin [30] kommentierten 1982 in einem Editorial die in Großbritannien durchgeführten multizentrischen Mortalitätsstudien u.a. folgendermaßen:

> Die begeisternde Botschaft dieser Studien ist die bemerkenswerte Sicherheit der Anästhesie. Obwohl ohnehin nur einer von 166 Patienten, d.h. 0,6%, innerhalb von sechs Tagen nach einem operativen Eingriff starben, war daran die Anästhesie nur mit einem von 10000 Fällen allein beteiligt. Fehler passierten allen Anästhesisten, dem Erfahrensten wie dem Unerfahrensten. Ein hoher Prozentsatz von Patienten litt jedoch an interkurrenten Erkrankungen, die nichts mit dem operativen Eingriff zu tun hatten. Diese erhöhen ganz zweifellos das Risiko, nur werden die daraus resultierenden Konsequenzen von vielen Anästhesisten oft genug ignoriert.

Hier wird eine der wenigen Studien zitiert, die eine drastische Senkung der anästhesiebedingten, nichttödlichen oder tödlichen Zwischenfälle im Verlaufe der Entwicklung unseres Fachgebiets anzeigen.

Noch eine Zusammenstellung von Peter et al. [38] aus dem Jahre 1980, der Auswertungen der verschiedensten internationalen Arbeitsgruppen zwischen 1954 und 1978 zugrunde lagen, ließ andere Zahlen vermuten.

So wurde die *Gesamtzahl anästhesiemitbedingter Todesfälle* 1954 von Beecher u. Todd [5] mit nahezu 5 pro 10000 Anästhesien angegeben, von denen knapp vier direkt anästhesiebedingt waren, 2 Jahre später publizierten Dornette u. Orth [9] ähnliche Zahlen. Dripps et al. [10] gaben für das Jahr 1961 gar eine Rate von 17 Todesfällen pro 10000 Anästhesien an, von denen allein 12 direkt anästhesiebedingt waren. Ähnliche Studien mit gleichbleibenden Mortalitätsziffern wurden in den folgenden Jahren publiziert (Abb. 1); erst die jüngsten britischen Publikationen vermitteln Raten in der Größenordnung von 1:10000 über alle Risikogruppen gemittelt, wobei allerdings auf die erheblichen Dunkelziffern solcher Studien hingewiesen werden muß.

Man könnte aus diesen Zahlen die Schlußfolgerungen ziehen, daß die Narkose in den letzten 20 Jahren doch nicht so eklatant sicherer geworden ist wie dies zu vermuten wäre. Dieses Fazit wäre jedoch ein Trugschluß. Zum einen stammen die Zahlen aus unterschiedlich entwickelten Anästhesiebereichen. Zum anderen sind durch die Entwicklung der operativen Disziplinen Art und Umfang der operativen Interventionen immer extremer geworden, zudem sind fast alle Eingriffe inzwischen auf nahezu alle Altersklassen übertragen worden (Abb. 2). Harrison [23, 24] wies schon vor Jahren darauf hin, daß Leistenbrüche, Magenoperationen, unfallchirurgische Eingriffe in den 50er Jahren den größten Anteil der Operationen ausmachten, seit Anfang der 60er Jahre aber insbesondere die große Herzchirurgie dazugekommen sei mit Herztransplantationen, Herz-Lungen-Transplantationen etc., heute das Gros der anästhesiebedingten Zwischenfällen in den Bereichen Neurochirurgie und Herzchirurgie, kaum noch in den seinerzeit üblichen operativen Disziplinen läge.

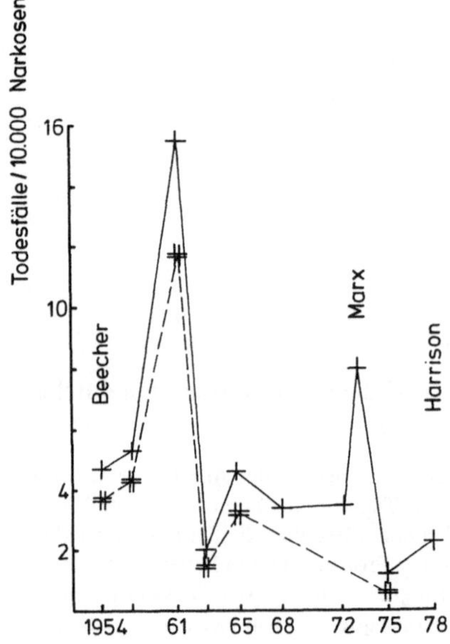


**Abb. 1.** Übersicht über narkosebedingte Todesfälle der letzten 30 Jahre entsprechend verschiedenen Angaben aus der Literatur [5, 9, 10, 23, 35, 38]

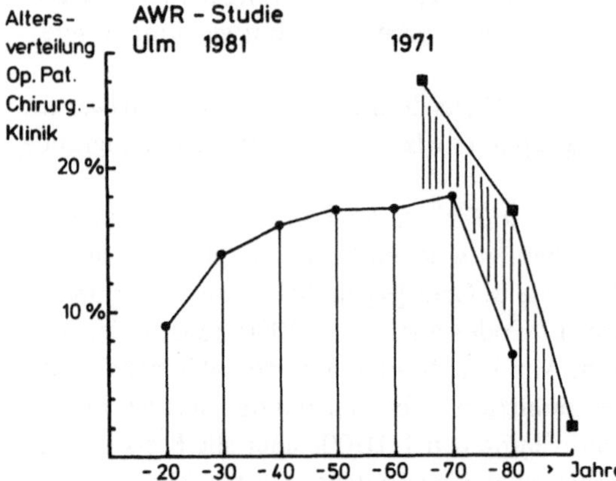


**Abb. 2.** Altersverteilung operativer Patienten der chirurgischen Universitätsklinik Ulm und prozentualer Anteil geriatrischer Patienten der urologischen Universitätsklinik Ulm aus dem Jahre 1971

Diese Entwicklungen haben letzten Endes bewirkt, daß sich die Zahl fataler Komplikationen im Zusammenhang mit der Anästhesie auf den ersten Blick nur unwesentlich ändern konnten. Vergleicht man aber die anästhesiebedingte Mortalität größerer Zeiträume an ein und derselben Klinik, wie dies Bolander [6] anhand von je 200000 Anästhesien zwischen 1963 und 1972 bzw. 1952 und 1962 tat, so ergibt sich ein etwas anderes Bild. Bei identischer Gesamtzahl verdoppelte sich zwar die Zahl großer kardiovaskulärer und neurochirurgischer Operationen von der ersten zur folgenden Dekade, gleichzeitig nahm die Zahl der Patienten mit schweren Begleiterkrankungen erheblich zu. Die Rate der anästhesiebedingten Todesfälle konnte hingegen von 34 auf 15 gesenkt werden. Damit werden die zuvor zitierten Zahlen in ein — den Realitäten entsprechendes — Licht gerückt.

**Tabelle 1.** Risikogruppe und Perioperative Mortalität. (Nach Marx)

| | |
|---|---|
| Risikogruppe 1 | Mortalität 1 : 50 000 |
| Risikogruppe 2 | Mortalität 1 : 10 000 |
| Risikogruppe 3 | Mortalität 1 :  1 000 |
| Risikogruppe 4 | Mortalität 1 :   150 |
| Risikogruppe 5 | Mortalität 1 :    75 |

**Tabelle 2.** Risikogruppe und Narkosemorbidität bzw. -mortalität (Nach [37])

| Risikogruppe ASA | Zwischenfälle/10 000 Narkosen | Todesfälle/10 000 Narkosen |
|---|---|---|
| 1 | 5,0 | 0,2 |
| 2 | 30,0 | 5,5 |
| 3 | 73,5 | 28,0 |
| 4<br>5 | 170,0 | 100,0 |

*Welcher Stellenwert kommt dem präoperativen Status des Patienten*
*für die anästhesiebedingte Morbidität und Mortalität zu?*

Zwischen präoperativem Risiko eines Patienten und seiner perioperativen Mortalität besteht verschiedenen Untersuchungen zufolge eine eindeutige Relation. Darauf haben zahlreiche Autoren aufmerksam gemacht [17, 26, 31–35, 38, 41]. Aus den Angaben vom Marx et al. [35] hat Siepmann [42] errechnet, daß Patienten, die bis auf ihr operatives Grundleiden gesund sind (Risikogruppe 1) mit einer perioperativen Mortalität von mindestens 1 : 50 000 rechnen müssen, Patienten die auch nur geringgradig ih ihren lebenswichtigen Funktionen beeinträchtigt sind (Risikogruppe 2) hingegen schon mit einer Mortalität von rund 1 : 10 000. Patienten mit mäßiggradigen präoperativen Risikofaktoren (Risikogruppe 3) weisen im Durchschnitt eine Mortalität von 1 : 1 000 auf, solche mit schwersten Störungen (Risikogruppe 4) oder moribunde Patienten (Risikogruppe 5) schließlich noch höhere Mortalitätsziffern. Diese Angaben beinhalten nicht nur die reine anästhesiebedingte Mortalität, sondern die gesamte perioperative Mortalität in Relation zum präoperativen Gesamtzustand des Patienten (Tabelle 1).

Vergleichbare Angaben hat Otteni [37] in einer jüngst publizierten französischen Studie gemacht. So war die Zwischenfallsrate bei Patienten der Risikogruppe 1 0,5%, die Todesrate 0,02%, in Gruppe 2 3% bzw. 0,55%, in Gruppe 3 7,35% bzw. 2,8% und schließlich in den Gruppen 4 und 5 17% bzw. 10% (Tabelle 2).

Del Guercio u. Cohn [7] haben in prospektiven kontrollierten Untersuchungen ermittelt, daß die Risikogruppe 2 eine Mortalität unter 10%, die Risikogruppe 3 eine Mortalität über 10%, die Risikogruppe 4 eine Mortalität über 20% aufweist.

Der Anästhesist hat nun ganz allgemein die Aufgabe, den Patienten vor Wahleingriffen oder vor dringlichen bzw. Noteingriffen operations- und anästhesiefähig zu machen, die lebenswichtigen Funktionen zu stabilisieren, Vorerkrankungen, die mit der Anästhesie interferieren können, wie z.B. kardiale und pulmonale Erkrankungen, metabolische Störungen etc., soweit wie möglich zu korrigieren und damit die Ausgangssituation des Patienten zu verbessern. Erstaunlicherweise bieten sich in diesem Aufgabenbereich geradezu frappierende Angriffspunkte für Kontroversen zwischen Anästhesisten einerseits und operativen Fächern andererseits.

In jedem operativen Bereich ist folgende Situation bekannt: Ein Patient ist nach ausführlicher fachspezifischer Diagnostik für einen bestimmten Zeitpunkt zur operativen Intervention eingeplant worden, am Vorabend oder — schlimmer noch — am Morgen des operativen Eingriffs werden plötzlich einige wesentliche oder wesentlich anmutende Befunde vermißt.

Ebenso bekannt ist die daraus resultierende unerfreuliche Situation, aus der heraus der Patient dann vom Operationsprogramm abgesetzt werden muß.

Ein solches Zwischenspiel charakterisiert 2 Aspekte:

1. den der anästhesiologischen Risikoerhebung bzw. der erforderlichen Risikominderung inklusive der Frage nach der Relevanz und dem Umfang anästhesiologischer Voruntersuchungen,
2. einen organisatorischen Aspekt.


## Präoperative anästhesiologische Risikoerhebung

Diese ist aus den dargestellten fachlichen wie aus forensischen Gründen unabdingbar notwendig. Welche Kriterien aber können dazu dienen, den üblichen Patienten begründbar in eine der verschiedenen Risikogruppen einzureihen?


### ASA- und andere Klassifizierungen

Neben der ASA-Klassifizierung und deren verschiedenen Modifikationen haben insbesondere Lutz u. Peter [34] Alternativkategorien vorgelegt, auf die ich aber hier nicht eingehen will. Vielmehr soll der Versuch unternommen werden, Befunde und Risiko anhand objektiver Kriterien in einen Zusammenhang zu bringen, um daraus Schlußfolgerungen zu erarbeiten oder aber Lücken für weitere Untersuchungen aufzuzeigen.


### Stellenwert des operativen Eingriffs

Bevor der Aussagewert der anamnestischen Erhebungen, der körperlichen Untersuchungen, der physikalischen und laborchemischen Zusatzbefunde näher diskutiert werden kann, muß kurz der Stellenwert des operativen Eingriffs selbst erwähnt werden. Fowkes et al. [17] haben ermittelt, daß bei kleineren Eingriffen die Mortalität um ein Drittel bis die Hälte niedriger ist als bei größeren Eingriffen (100000 untersuchte Operationen).

Lutz u. Peter [34] haben schon 1973 mitgeteilt, daß die Gesamtmortalität der dringlichen Eingriffe 2- bis 4mal so hoch ist wie die der Wahleingriffe; eine Zahl, die die Forderung unterstreicht, nach Möglichkeit aus dringlichen Eingriffen durch adäquate Voruntersuchung und Vorbereitung Wahleingriffe zu machen.

**Tabelle 3.** Risikofaktoren und Narkosemortalität anhand verschiedener Literaturangaben

| Risikofaktor | Erhöhung der perioperativen Mortalität um [%] | Literatur |
|---|---|---|
| Großer Eingriff | + 30– 50 | [17] |
| Dringlicher Eingriff | + 100– 200 | [31] |
| Stationärer Eingriff | + 2000 | [46] |
| Alter > 70 Jahre | + 100 | [37] |
| Untergewicht (< 30%) | + 100 | [37] |
| Übergewicht (> 50%) | + 100 | [37] |
| | + 300 | [17] |
| Alkohol | + 300–1000 | [37] |

Tomlin [46] hat schließlich herausgefunden, daß sich das Narkoserisiko bei gleichem Eingriff allein dadurch verzwanzigfacht, daß jemand stationär aufgenommen und stationär anästhesiert werden muß. Die stationäre Aufnahme lasse nämlich bestimmte zusätzliche Vorschädigungen erkennen, die eine ambulante Operation ausschlössen (Tabelle 3).

Legen wir der weiteren Diskussion das Schema Anamnese, körperliche Untersuchung, physikalische und laborchemische Zusatzuntersuchungen zugrunde und beginnen mit der Anamnese sowie den persönlichen Daten des Patienten.

*Alter*

Allein das Alter stellt offensichtlich einen beträchtlichen Risikofaktor das. Otteni [37] präsentierte anläßlich der Akademiesitzung im September 1982 Zahlen aus einer französischen Studie. Derzufolge war die Mortalitätsrate pro 10000 Anästhesien bei Patienten unter 40 Jahren rund 1,4, bei Patienten über 75 Jahren 3, also nahezu doppelt so hoch. Del Guercio u. Cohn [7] geben das Risiko Alter für die anästhesiebedingte Mortalität mit dem 3- bis 5fachen an.

Ahnefeld u. Heinrich [1] ermittelten als dafür verantwortliche Faktoren die nahezu 10fache Häufigkeit pulmonaler Vorschädigungen, die 40fache Häufigkeit kardialer Vorschädigungen und immerhin noch die doppelte Häufigkeit metabolischer Vorschädigungen im Vergleich zu 40- bis 50jährigen Patienten (Tabelle 4).

**Tabelle 4.** Multimorbidität in höheren Altersgruppen chirurgischer Patienten (in %). (Nach [2])

| Alter (Jahre) | 21–30 | 31–40 | 41–50 | 51–60 | 61–70 | < 71 |
|---|---|---|---|---|---|---|
| Pulmonal (19) | 5,5 | 4,5 | 9,1 | 23,4 | 42,0 | 48,4 |
| Kardial (17) | 3,3 | – | 1,3 | 14,3 | 48,1 | 67,7 |
| Metabolisch (6) | – | – | 5,2 | 6,5 | 13,6 | 22,6 |

*Körpergewicht*

Zwischen Körpergewicht und anästhesiebedingter Mortalität scheint ebenfalls ein Zusammenhang zu bestehen. Aus Ottenis Studie [37] stammen Zahlen, wonach die Mortalitätsrate bei Patienten mit einem Körpergewicht von 30% unter dem optimalen Körpergewicht 3:10000 beträgt, bei 50% oberhalb des optimalen Körpergewichts ebenfalls 3:10000, also nahezu soviel wie bei Patienten über 75 Jahren.

Als Ursachen dafür nennen Hedenstierna u. Santesson [25] u.a. die intrapulmonale Gasverteilung, die stets latente Hypoxämie bei adipösen Patienten, die sich unter der Anästhesie noch erheblich verstärken könne und die durch Inhomogenität der Gasverteilung zustandekomme. Umgekehrt haben Vaughan et al. [47] beobachtet, daß mit einer Gewichtsreduktion bei extrem adipösen Patienten eine Verbesserung des exspiratorischen Reservevolumens einhergeht, die sich auch in einer deutlichen Verbesserung des arteriellen $PaO_2$ manifestiere.

Fowkes et al. [17] haben anhand einer größeren Studie belegt, daß Adipositas und Alter Risikofaktoren darstellen, die sich in ihrer Bedeutung für die Anästhesie addieren.

*Alkohol*

Unter Alkoholeinfluß ist das Narkoserisiko beim Notfallpatienten 3- bis 4mal höher als bei nicht alkoholisierten Notfallpatienten [37].

Diese wenigen, aber offensichtlichen Risikofaktoren sind einfach zu eruieren und bedingen keine aufwendigen Untersuchungen.

## Erhöhung des Narkoserisikos durch Vorschädigung

Unterstellt man weiter, daß es mit Anamnese und ausführlicher körperlicher Untersuchung gelingt, bestimmte Vorschädigungen zu erkennen, die primär nichts mit dem Grundleiden zu tun haben, so ergibt sich die Frage, in welchem Umfang eine solche Vorschädigung das Narkoserisiko erhöht. Fowkes et al. [17] haben herausgefunden, daß die Mortalitätsrate von Patienten mit Wahleingriffen jeglicher Kategorie 0,4% beträgt, wenn kein präoperativer Risikofaktor vorhanden ist, die Mortalität bei koronarer Herzkrankheit aber schon um das 10fache ansteigt, bei Infektionen der Atemwege um das 8fache, bei manifester Herzinsuffizienz um das 25fache, bei Nierenfunktionsstörungen um das 15fache und beim Diabetes wiederum um das 10fache. Der Zuschlage — hohes Alter — erhöht das Mortalitätsrisiko dieser Einzelfunktionsstörungen um 15% bei Atemwegsinfektionen, Herzerkrankungen oder Nierenerkrankungen (Tabelle 5).

**Tabelle 5.** Anstieg des Narkoserisikos mit präoperativer Vorerkrankung. (Nach [17])

| Art der Vorschädigung | Narkoserisiko | + Alter |
|---|---|---|
| Atemwegserkrankungen | 8fach | |
| Koronare Herzkrankheit | 10fach | |
| Herzinsuffizienz | 25fach | + 15% |
| Diabetes | 10fach | |

**Tabelle 6.** Präoperative Risikoeinschätzung nach objektiven Kriterien. Häufigkeit kardiovaskulärer Komplikationen in Abhängigkeit vom präoperativ ermittelten Risiko bei 140 250 Anästhesien (in %). (Nach [31])

| Komplikationsart | Risiko-gruppe I | Risiko-gruppe II | Risiko-gruppe III | Risiko-gruppe IV | Risiko-gruppe V |
|---|---|---|---|---|---|
| Hypotension | 0,33% | 0,95% | 2,94% | 4,51% | 1,51% |
| Hypertension | 0,21% | 0,77% | 2,23% | 4,13% | 1,34% |
| Arrhythmie | 0,77% | 0,96% | 2,71% | 4,03% | 3,77% |
| Asystolie | 0,02% | 0,02% | 0,06% | 0,16% | 0,80% |
| Insgesamt | 36,42% | 33,93% | 21,86% | 6,45% | 1,35% |

Lutz [31, 32] haben die Häufigkeit intraoperativer Komplikationen in Relation zu der präoperativen Risikogruppierung gesetzt und dabei für die Komplikationsarten Hypotension/Hypertension, Arrhythmie, Asystolie einen drastischen Anstieg mit der Risikogruppierung ermitteln können. Sie halten die manifeste Herzinsuffizienz, einen zurückliegenden Myokardinfarkt, supraventrikuläre Extrasystolen von mehr als 5 pro Minute. Aortenstenose, Hypertonie, bronchopulmonale Erkrankungen wie Asthma bronchiale, Diabetes mit schlechter Einstellung sowie Funktionsstörungen von Leber und Nieren für besonders hohe Risikofaktoren (Tabelle 6).

Mit den Angaben aus Tabelle 6 ist hinreichend dokumentiert, daß der Erhebung eines adäquaten präoperativen Status eine ausschlaggebende Bedeutung zukommt. Ob sich die daraus abzuleitende Vorbehandlung zur Risikominderung auf die anästhesiebedingte Mortalität auswirkt, sei zunächst zurückgestellt.

## Wie kann man Auskunft über Art und Umfang dieser Risikofaktoren in der täglichen Praxis gewinnen?

Man kann erwarten, daß die insbesondere *anästhesiebezogene anamnestische Befragung* des Patienten (etwa mit dem Anamnesebogen) in aller Regel die Vorerkrankungen aufzeigt, die der Patient bereits hinter sich gebracht hat. Wesentliche Aspekte, die er ausläßt, werden vermutlich auch nicht durch eine noch so geartete Zusatzuntersuchung erfaßt werden können.

Gibt die Anamnese Hinweise auf durchgemachte Erkrankungen, so werden gezielte Zusatzuntersuchungen erforderlich.

Geläufig ist die Risikoerhöhung durch einen zurückliegenden Myokardinfarkt. Nach Untersuchungen von Tarhan et al. [44] und Plumlee u. Boettner [39] haben Patienten, die bereits einen Infarkt durchgemacht haben, ein 50fach höheres Risiko, einen solchen in der unmittelbar perioperativen Phase erneut zu erleiden gegenüber Patienten ohne eine derartige Vorschädigung. Die Chance, einen Reinfarkt zu bekommen, beträgt 37% in den ersten 3 Monaten nach dem ersten Infarkt, 16% zwischen 3 und 6 Monaten nach dem ersten Infarkt, dann konstant 5% (Tabelle 7).

**Tabelle 7.** Kardiovaskuläres Risiko und Anästhesie (in %)

|  | Reinfarkt |  | Mortalität |
| --- | --- | --- | --- |
| Myokardinfarkt | Nach [44]: | 37 (bis 3 Monate)<br>16 (3–6 Monate)<br>5 (über 6 Monate) |  |
|  | Nach [36]: | 6,6 | 70 |
|  | Nach [11]: | 5 | 50 |

Untersuchungen von Eerola et al. [11] an nahezu 100 Patienten mit zurückliegendem Myokardinfarkt haben, unabhängig von der Zeit zwischen Infarkt und operativem Eingriff, eine konstante Reinfarktrate von 5% mit einer Mortalität von 50% ermittelt, Das Reinfarktrisiko war nicht von der Zeitspanne, wohl aber vom Alter des Patienten, von einer vorausgehenden Anämie, einer Hypertension mit Blutdruckwerten über 160:110, intraoperativen Blutdruckabfällen von mehr als 30% vom Ausgangswert, vom Umfang des abdominalen Eingriffs etc. abhängig, also Kriterien, die im Rahmen einer Anamnese und körperlichen Untersuchung ohne Schwierigkeiten registriert werden können.

Diese revidierten Untersuchungsergebnisse zeigen, wie sich Beurteilungskriterien in ihrer Relevanz für Anästhesie und Operation mit der Entwicklung des Fachgebiets, der Entwicklung neuer Untersuchungs- und Behandlungsmethoden ändern können.

Unabhängig davon wäre die Konsequenz aus der Kenntnis des zurückliegenden Infarkts die Verschiebung des operativen Eingriffs oder die Anästhesie unter Kriterien, wie sie bei herzchirurgischen Operationen angelegt werden, inklusive einer eingehenden Aufklärung des Patienten und des Operateurs.

## Eingehende körperliche Untersuchung

Im unumstrittenen Spektrum der pränarkotischen Untersuchungen rangiert hinter der Anamnese die eingehende körperliche Untersuchung des Patienten wiederum unter Einschluß derjenigen Kriterien, die für die Anästhesie von besonderer Bedeutung sind. Der Umfang einer derartigen Untersuchung ist geläufig, allenfalls sollte zusätzlich erwähnt werden, daß dazu auch die Auskultation der Halsschlagader gehört, die Erhebung des Zahnstatus und die Untersuchung der Beweglichkeit der Halswirbelsäule bei Intubationsnarkosen, die Untersuchung der Lendenwirbelsäule bei rückenmarknahen Regionalanästhesien etc.

Nicht selten werden gerade durch den Anästhesisten aber bei der Voruntersuchung erst leichte Zeichen einer beginnenden Herzinsuffizienz erhoben, die bisher niemand festgestellt hat, die möglicherweise auch dem Patienten verborgen und unbekannt geblieben sind. Solche Hinweise ergeben sich zwanglos aus der Anamnese, der genauen Beobachtung des Patienten, einer ausführlichen körperlichen Untersuchung und einer Befragung über bestimmte Verhaltensweisen wie Nachtschlaf, Aufwachhäufigkeit, Treppensteigen etc.

Die unblutige Blutdruckmessung wird eine präoperativ bestehende Hypertension aufdecken. Nach Peter et al. [38] sowie Lutz u. Klose [33] und Lutz u. Peter [34] sind Veränderungen wie die arterielle Hypertension mit 17–40% eine der häufigsten Begleiterkrankungen bei operierten Patienten. Derartige Patienten sind intraoperativ besonders gefährdet durch Hypo- oder Hypertension.

Bedford u. Feinstein [4] haben bestimmte Aufnahmebefunde in Relation zu intraoperativen Reaktionen gebracht und dabei festgestellt, daß Patienten, die bei der Krankenhausaufnahme Blutdruckwerte über 140:90 aufwiesen, bei der endotrachealen Intubation regelmäßig hypertensiv reagierten.

Offensichtliche Herzrhythmusstörungen, Lungenstauung, Vergrößerung der Leber, venöse Stauungen, Ödeme etc. sind Befunde, die jede eingehende klinische Untersuchung aufdeckt und die selbstverständlich zu weitergehenden Abklärungen Anlaß geben müssen.

## Physikalische und laborchemische Screeninguntersuchungen

Wie aber steht es über Anamnese und körperliche Untersuchung hinaus um den Aussagewert der sog. physikalischen und laborchemischen Screeninguntersuchungen, also Programmen, wie sie von verschiedenen Seiten zur präoperativen Routineuntersuchung empfohlen werden? Sie beruhen letztlich auf Empfehlungen von Lutz [31, 32] sowie den Empfehlungen des Berufsverbands Deutscher Internisten und beinhalten mit geringen Schwankungen neben der anästhesiebezogenen Anamnese und der klinischen Untersuchung des Patienten für jeden Patienten die Bestimmung:

— des Hämatokrits oder der Hämoglobinkonzentration
— der Serumelektrolyte
— der Blutzuckerkonzentration
— der SGPT und der Gamma-GT
— des Kreatinins
— des Quick-Werts

sowie einer 12 Kanal-EKG-Ableitung unabhängig vom Alter des Patienten und einer Röntgenthoraxaufnahme (Abb. 3).

Man wird — legt man als Beispiel einen 20jährigen Patienten zugrunde, der nach Anamnese und klinischer Untersuchung bis auf das chirurgische Grundleiden (eine Leistenhernie) gesund ist — zweifellos die Frage nach der Verhältnismäßigkeit der eingesetzten Mittel zur Voruntersuchung stellen, nicht zuletzt auch im Hinblick auf die heute viel diskutierte Wirtschaftlichkeit der Medizin.

Stichhaltig sind derartige schematisierende Programme letzten Endes nur dann, wenn sie harte Fakten zur Risikoerhebung liefern, d.h. in einem Ausmaß pathologische Befunde ergeben, die ihre routinemäßige Anwendung rechtfertigen und zugleich zu Behandlungsmaßnahmen zur Risikominderung führen.

### Das Elektrokradiogramm

Das Ruhe-EKG fällt z. B. bei nur 50% der koronargeschädigten Patienten pathologisch aus, das Belastungs-EKG in 70% [27]. Bis zu 15% der Patienten mit koronarer Einengung um 50% des Lumens haben ein normales EKG [36].

Daraus wird die Relativität der Aussagekraft von Ruhe-EKGs deutlich (Tabelle 8).

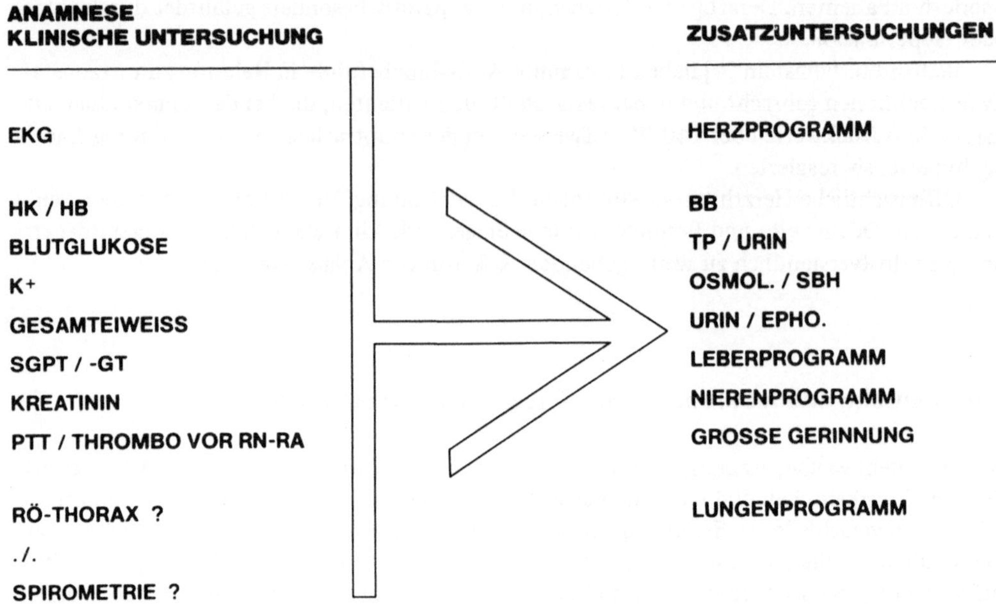



**Abb. 3.** Kompromißprogramm zur präoperativen Diagnostik aus verschiedenen Empfehlungen zusammengestellt

**Tabelle 8.** Aussagewert präoperativer Routineuntersuchungen (in %). Screening und Morbidität 1

| Art der Untersuchung | Pathologisch bei klinischem Hinweis | Pathologisch ohne klinischen Hinweis | Falsch-pathologisch |
|---|---|---|---|
| Ruhe-EKG | 50 (KHK) (nach [27]) | ca. 5 | − 50 |
| Belastungs-EKG | 70 (nach [27]) | ? | −15−30 (KHK) (nach [36]) |
| Spirometrie | 5 (nach [22]) | − | − |
| Röntgenthorax (Kinder) | − | 1,7 (nach [14]) 1,2 (nach [49]) | − |

*Lungenfunktionsuntersuchungen*

Bei ca. 5% eines untersuchten Kollektivs operierter Patienten mit klinischen Symptomen einer pulmonalen Vorschädigung wurde ein erhöhtes Operationsrisiko konstatiert. 30% von diesen zeigten in den spirometrischen Untersuchungen Befunde, die eine Vorbehandlung notwendig machten [22].

*Röntgenthoraxaufnahme*

Die Röntgenthoraxaufnahme, die nach Ansicht einiger Autoren [3, 22] über die interessierenden obstruktiven Veränderungen nichts aussagt, haben Farnsworth et al. [14] sowie Wood u. Hoekelman [49] unabhängig voneinander − allerdings bei Kindern − untersucht. 31 der untersuchten Kinder zeigten zwar einen pathologischen Röntgenthoraxbefund, aber nur 6 hatten keinen zugehörigen klinischen Untersuchungsbefund, der nicht ohnehin eine Thoraxaufnahme veranlaßt haben würde. Von diesen 6 blieb schließlich einer übrig, bei dem dann auch eine Therapie hätte eingeschlagen werden müssen.

In den Untersuchungen von Wood u. Hoekelman [49] zeigten rund 5% der Kinder einen unerwarteten Röntgenbefund, mit klinischer Signifikanz jedoch nur 1,2%. Bei 0,4% dieser Kinder, also bei 3 von 750 Kindern, mußte der operative Eingriff verschoben werden.

*Laborwerte*

Kaplan et al. [28] haben anläßlich des amerikanischen Anästhesiekongresses 1982 Untersuchungen über den Sinn von Laborwerten im präoperativen Screening vorgelegt. Dabei gingen sie sowohl nach dem Kriterium − anamnestischer Hinweis/gezielte Verordnung − als auch in einer Vergleichsuntersuchung nach einem blinden Suchscreening vor. Bei 41% der ersten Gruppe waren die Untersuchungen ohne jeglichen Hinweis auf eine pathologische Vorschädigung angeordnet worden, nur einmal traten abnormale Werte auf, die ansonsten unentdeckt geblieben wären. Unter den Gerinnungsuntersuchungen war weder ein pathologischer Befund noch waren abnormale Hämoglobinkonzentrationen festzustellen. Serumelektrolyte und Kreatinin ergaben bei 2% pathologische Werte, die sonst unentdeckt geblieben wären, die Blutglukosebestimmung bei 4% der Fälle (Tabelle 9).

Strunin [43] bewertet den Informationsgehalt der sog. Leberlaborwerte für beginnende Leberfunktionsstörungen gering. Er unterstreicht die Bedeutung der Leber als Organ des Metabolismus, der Elimination und Entgiftung von Medikamenten, bezweifelt aber die Rechtfertigung von Screenings, da die zur Routineuntersuchung zur Verfügung stehenden Parameter erst schwere Schäden anzeigen würden.

**Tabelle 9.** Aussagewert präoperativer Routineuntersuchungen (in %). Screening und Morbidität 2

| Art der Untersuchung | Pathologisch bei klinischem Hinweis | Pathologisch ohne klinischen Hinweis | Falsch-pathologisch |
|---|---|---|---|
| Laborstatus generell | − | 0,2−0,4 (nach [28]) | |
| PTT | − | 0,0 (nach [28])<br>0,17 (nach [12])<br>unter 1,0 (Ulm) | 2,5 (nach [12]) |
| Glukose | − | 0,4 (nach [28])<br>5,0 (Ulm) | |
| Gamma-GT | | 6,0 (Ulm) | |
| Andere | | unter 1,0 (Ulm) | |

Eisenberg et al. [12] haben 750 Patienten hinsichtlich der Gerinnungsparameter untersucht. 80% von diesen boten keinen anamnestischen Hinweis auf Gerinnungsstörungen, davon zeigten 2,7% pathologische PTT-Werte. Für *einen* Patienten wäre dies u.U. wichtig geworden. Nur 18% von den Patienten, die eine Gerinnungsanamnese hatten, zeigten auch pathologische PT- oder PTT-Befunde. Die hohe Zahl falsch positiver Anzeigen schränkt nach seiner Auffassung den Wert der Gerinnungsuntersuchungen erheblich ein.

Invasive Parameter haben Del Guercio u. Cohn [7] im Hinblick auf die Risikoeingruppierung untersucht. Sie konnten nachweisen, daß die gemischt venöse Sauerstoffsättigung mit steigender Risikogruppe, also erhöhtem Risiko, immer niedriger wurde, daß der mittlere pulmonalkapillare Verschlußdruck anstieg wie auch der pulmonale Gesamtwiderstand (Abb. 4–6).

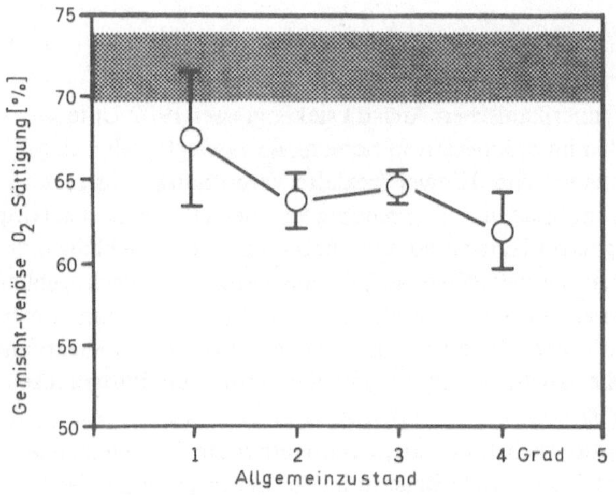


**Abb. 4.** Verhalten der gemischt venösen Sauerstoffsättigung in Relation zur Risikogruppierung. (Nach [7])

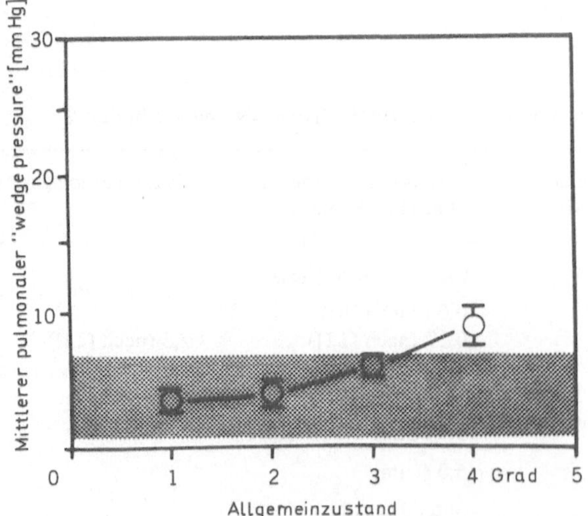


**Abb. 5.** Mittlerer pulmonalkapillarer Verschlußdruck in Relation zur Risikogruppierung

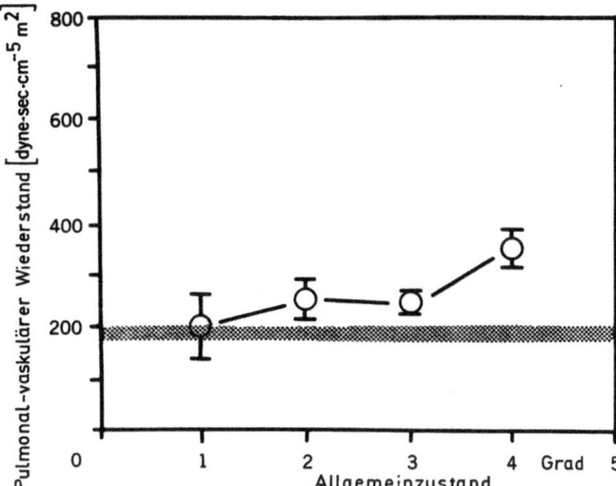



**Abb. 6.** Pulmonalvaskulärer Widerstand in Relation zur Risikogruppierung

Wir selbst haben über 1000 Patienten nach einem zuvor festgelegten Programm präoperativ untersucht und dabei festgestellt, daß Anamnese und klinische Untersuchung bei 60%, EKG- und Röntgenthorax gar bei 74–92%, die insgesamt bestimmten Laborwerte bei etwa 70% unserer Patienten keinen pathologischen Befund ergaben (Tabelle 10).

Kardiovaskuläre Risikofaktoren konnten bei den meisten Patienten durch Anamnese und klinische Untersuchung eruiert werden, verständlicherweise unbekannt waren pathologische Natrium- Kaliumwerte sowie pathologische Gerinnungswerte.

Ein pulmonales Risiko konnte in der überwiegenden Mehrzahl der Fälle durch die klinische Untersuchung festgestellt werden. In einzelnen Fällen ergab die Röntgenthoraxaufnahme eine nicht bekannte Tuberkulose o.ä.

**Tabelle 10.** Gynäkologische Patientinnen (n = 601). Häufigkeit pathologischer Befunde bei präoperativen Screeninguntersuchungen (in %; eigene Befunde)

| | Ohne pathologischen Befund | Kardiovaskuläres Risiko | Pulmonales Risiko | „Stoffwechsel"-Risiko | Komplikationen mit Risiko | ohne Risiko |
|---|---|---|---|---|---|---|
| Anamnese | 56 | 35 | 12 | 12 | | |
| Klinische Untersuchung | 61 | 30 | 19 | – | | |
| EKG | 74 | 26 | | | | |
| Röntgenthorax | 92 | ⊢—— 8 ——⊣ | | | 14 | 2 |
| Labor | 69 | ⊢———— 31 ————⊣ | | | | |
| – HK | | 3 | | | | |
| – Na-K | | 2 | | | | |
| – GPT-Gamma-GT | | | | 10 | | |
| – Blutglukose | | | | 17 | | |
| – Gesamtprotein | | | | 5 | | |
| – „Gerinnung" | | 1 | | | | |

**Tabelle 11.** Urologische Patienten (n = 381). Häufigkeit pathologischer Befunde bei präoperativen Screeninguntersuchungen (in %; eigene Befunde)

| | Ohne pathologischen Befund | Kardiovaskuläres Risiko | Pulmonales Risiko | „Stoffwechsel"-Risiko | Komplikationen mit Risiko | ohne Risiko |
|---|---|---|---|---|---|---|
| Anamnese | 53 | 38 | 12 | 14 | | |
| Klinische Untersuchung | 57 | 33 | 21 | 5 | | |
| EKG | 74 | 26 | | | | |
| Röntgenthorax | 93 | 7 | | | 13 | 3 |
| Labor | 62 | ⊢——— 38 ———⊣ | | | | |
| — HK | | 5 | | | | |
| — Na-K | | 3 | | | | |
| — GPT-Gamma-GT | | | | 10 | | |
| — Blutglukose | | | | 21 | | |
| — Gesamtprotein | | | | 6 | | |
| — „Gerinnung" | | 4 | | | | |

Sogenannte Stoffwechselrisiken, unter denen insbesondere der Diabetes mellitus, Nieren- und Lebererkrankungen subsummiert sind, wurden bei 12% der Fälle anamnestisch erhoben. Pathologische Blutglukosewerte fanden sich jedoch bei 17% aller Untersuchungen.

Analysiert man klinikspezifisch, so verschieben sich die Relationen. Pathologische Stoffwechseluntersuchungen fanden sich bei urologischen Patienten etwas häufiger als im Gesamtkollektiv, ebenso bei ophthalmologischen Patienten, wohl bedingt durch die überwiegende Anzahl älterer Probanden. Kardiovaskuläre und pulmonale Stoffwechselrisiken waren bei HNO-Patienten hingegen deutlich in der Minderzahl (Tabelle 11).

Chirurgische Parienten zeigten ein etwas anderes Bild. Hier wurden bei 20% der Fälle pathologische EKGs aufgezeichnet, bei 19% zeigte das Röntgenthoraxbild einen auffälligen Befund. Unter den Laborparametern waren die Gamma-GT und die Blutglukosekonzentration am häufigsten pathologisch. Hämatokritveränderungen sowie Natrium-/Kaliumveränderungen wurden bei 4% der Fälle registriert, alle anderen pathologischen Befunde lagen unter der 2-%-Grenze.

In der Gruppe, die eine unauffällige Anamnese und einen unauffälligen klinischen Untersuchungsbefund bot, fanden wir pauschal pathologische EKG-, Röntgenthorax- und Laborveränderungen bei rund 10% der Fälle. Spitzenreiter war die Serum-Gamma-GT mit einem Anteil von allein 50% unter diesen. Bei unauffälliger Anamnese waren EKG und Hämatokrit noch mit zusammen 7% pathologischen Werten vertreten, Röntgenthorax, Kalium, Blutzucker und SGPT bei unter 5% der Fälle. Gesamteiweiß und Kreatinin waren bei 3% der Patienten pathologisch verändert, während die Gerinnungsuntersuchungen unter 1% Abweichung vom Normwert zeigten.

Interessanterweise traten bei den Patienten, die allgemeine Risikofaktoren kardiovaskulärer, pulmonaler oder metabolischer Art aufwiesen, bei 11–20% intraoperative Komplikationen auf, bei Patienten ohne derartige Risikofaktoren jedoch nur zwischen 1 und 4%.

Faßt man diese Befunde zusammen, so differieren sie z.T. deutlich von denen der vorgenannten Autoren. Die relativ hohe Inzidenz von pathologischen Veränderungen des EKGs, des Hämatokrits, der Gamma-GT und der Blutzuckerwerte bei unauffälliger Anamnese und unauffälliger klinischer Untersuchung rechtfertigen zweifellos deren routinemäßige Anwendung. Alle anderen Parameter lagen in einem Bereich, der ihre obligatorische Erhebung zweifelhaft macht. Die Gerinnungsuntersuchungen halten wir allenfalls bei rückenmarknahen Regionalanästhesien für indiziert.


## Senkung des Narkoserisikos

Wenn präoperativ bestehende, mit dem Grundleiden nicht in Zusammenhang stehende Begleiterkrankungen einen solchen Stellenwert für die anästhesiebedingte Morbidität und Mortalität haben, so müßte deren Behandlung und Korrektur zu einer erheblichen Senkung des Narkoserisikos führen, die sich auch in Zahlen nachweisen ließe.

Auch hierzu liegen nur spärliche Untersuchungen mit geringem Aussagewert vor. Nehmen wir den unbehandelten Hypertoniker als Beispiel, so geht aus Untersuchungen von Prys-Robert et al. [40, 15, 16] hervor, daß er während der Anästhesie einen wesentlich höheren Grad von kardiovaskulärer Instabilität aufweist als der Behandelte. Gifford [18] weist aber darauf hin, daß mangels kontrollierter Studien, die die Effektivität der antihypertensiven Medikation beweisen würden, man lediglich annehmen könne, daß die Herzarbeit durch Blutdrucksenkung verringert wird und dadurch ein positiver Effekt zustandekommt. Die Patienten könnten nämlich neben der Hypo- oder Hypertension auch durch die Folgen der antihypertensiven Therapie gefährdet werden.

Jahrelang wurde postuliert, eine antihypertensive Therapie präoperativ im Hinblick auf die Anästhesie abzusetzen. Heute wissen wir, daß diese Forderung nicht berechtigt war. Wegen der Gefahr intraoperativer hypertoner Krisen — insbesondere bei der Narkoseeinleitung — sollte die Medikation vielmehr fortgeführt werden [2, 29].

Gerade über den Wert einer antihypertensiven präoperativen Therapie haben Goldman u. Caldera [19] und Goldman et al. [20] kürzlich Untersuchungen vorgelegt. Sie verglichen normotensive Patienten ohne Medikation, Patienten mit Diuretikamedikation und mit Antihypertonikamedikation, hypertone Patienten mit und ohne antihypertensive Medikation miteinander. Dabei zeigte sich, daß eine behandlungsbedürftige intraoperative Hypotension in allen 5 Gruppen mit ca. 20—30% gleich hoch war, daß die postoperative Hypertension allerdings ausgeprägter in der hypertensiven Patientengruppe war. Die Häufigkeit von Komplikationen war jedoch in allen Gruppen gleich groß. Goldman u. Caldera [19] ziehen daraus den Schluß, daß eine mäßiggradige Hypertension keine Kontraindikation gegen einen Wahleingriff darstellen würde.

Herzinsuffiziente Patienten müssen vor einer Operation rekompensiert werden. Genauso selbstverständlich ist der Stellenwert von Herzrhythmusstörungen präoperativ abzuklären und gegebenenfalls zu behandeln.

Dabei wird jedoch häufig übersehen, daß insbesondere bei zu rascher Digitalisierung oder antiarrhythmischer Behandlung die Therapie ihrerseits Komplikationen entfaltet, die in ihrem Stellenwert das Anästhesierisiko dem unbehandelten Grundleiden vergleichbar werden lassen.

## Schlußfolgerungen

Versucht man nach diesen sehr lückenhaften Aussagen klinisch relevante Schlußfolgerungen
zu ziehen, so sollte sich die Strategie zur Minderung des Narkoserisikos durch präoperative
Untersuchungen, gegebenenfalls Vorbehandlung, zunächst konzentrieren auf eine anästhesiebezogene Anamnese und eine eingehende klinische Untersuchung durch einen erfahrenen
Anästhesisten, wie sie kürzlich in einer Empfehlung der DGAI als Grundprogramm zusammengefaßt wurde [13]. Über den Wert der EKG-Untersuchung ohne und mit Belastung, auch
bei fehlendem Verdacht auf eine koronare Vorerkrankung oder Rhythmusstörungen, den Wert
der Röntgenthoraxaufnahme auch ohne Hinweis auf pulmonale Vorschädigung, gegebenenfalls den Wert einer präoperativen Lungenfunktionsuntersuchung sowie schließlich die Aussagekraft der verschiedenen laborchemischen und sonstigen physikalischen Zusatzuntersuchungen sind objektivierbare Angaben noch lückenhaft. Ihr Stellenwert sollte dringend durch
prospektive kontrollierte Studien geklärt werden. Nach unseren eigenen Untersuchungen
wären in erster Linie Hämatokrit, Kaliumkonzentration, Blutglukose, Gamma-GT und nur
bei rückenmarknahen Leitungsanästhesien PTT und Thrombozyten diskutabel.

Unabhängig davon muß aber von der Prämisse ausgegangen werden, daß, je höher das
Risiko aufgrund der anästhesiebezogenen Anamnese und der gründlichen körperlichen Untersuchung abgeschätzt wird, desto ausgedehnter das Programm physikalischer und labor-
chemischer Zusatzuntersuchungen sein muß.

Im übrigen kann in Kliniken, die über entsprechende Kapazitäten verfügen, ein standardi-
siertes Laborprogramm den Ablauf der präoperativen anästhesiologischen Befunderhebung
deutlich erleichtern und gegebenenfalls bei verkürzter Verweildauer wirtschaftlich sein — wie
das in den bereits angesprochenen Empfehlungen der DGAI begründet wird.

Man wird möglicherweise einwenden, daß schon ein derartiges Programm zu aufwendig
und insbesondere zeitlich nicht realisierbar sei. Dazu sollte jedoch bedacht werden, daß natürlich ein derartiges Programm immer nur bei Wahleingriffen mit ausreichender präoperativer
Untersuchungslatenz vertretbar ist. Bei allen dringlichen Noteingriffen gelten völlig andere
Grundsätze.

Trotzdem ist aber organisatorisch ein derartiges Programm ohne Schwierigkeiten zu realisieren, wenn dem Anästhesisten Gelegenheit gegeben wird, den Patienten mit Stellung der
Operationsindikation, spätestens aber mit Aufnahme in die Klinik, zu sehen und vorzuunter-
suchen. In vielen Fällen wird der Patient nach Stellung der Operationsindikation zunächst
nach Hause entlassen; hier könnte die Vorstellung beim Anästhesisten — etwa in einer Anästhesiesprechstunde — vor der Rückkehr nach Hause eine ausreichende Voruntersuchung, gegebenenfalls Vorbereitungsphase gewährleisten.

Diesem an sich zwingenden Sachverhalt wird in der jüngsten Vereinbarung zwischen dem
BDA und dem Berufsverband Deutscher Chirurgen [48] u.a. durch folgende Formulierung
Rechnung getragen:

Art und Umfang der präoperativen Untersuchungen sind abhängig vom Alter und Allgemeinzustand des
Patienten sowie von der Belastung durch den operativen Eingriff. Das Ziel einer Abstimmung zwischen
Chirurg und Anästhesist soll es sein, das Absetzen von Operationen weitgehend zu vermeiden. Dabei ist zu
bedenken, daß der Anästhesist für die Voruntersuchung und eine etwaige Vorbehandlung . . . für das Aufklärungsgespräch mit dem Patienten und für die Prämedikation Zeit benötigt. Der Chirurg sollte deshalb
den Anästhesisten zum frühestmöglichen Zeitpunkt über den beabsichtigten Eingriff unterrichten . . .

Man wird aber auch die Schlußfolgerung ziehen müssen, daß das Spektrum von Zusatzuntersuchungen umgekehrt proportional zur Erfahrung des voruntersuchenden Anästhesisten ansteigen muß.


*Literatur*


1. Ahnefeld FW, Heinrich H (1982) Die Analyse und Beurteilung von Risikofaktoren sowie Möglichkeiten einer Vorbehandlung bei angiologischen Patienten aus der Sicht der Anästhesie. Angiologen-Kongreß, Neu-Ulm
2. Ahnefeld FW, Bergmann H, Burri C, Dick W, Halmágyi M, Rügheimer E. (Hrsg) (1976) Der Risikopatient in der Anästhesie. 1. Herz-Kreislauf-System. Springer, Berlin Heidelberg New York (Schriftenreihe Klinische Anästhesiologie und Intensivtherapie, Bd 11, S 132)
3. Ahnefeld FW, Bergmann H, Burri C, Dick W, Halmágyi M, Rügheimer E (Hrsg) (1976) Der Risikopatient in der Anästhesie. 2. Respiratorische Störungen. Springer, Berlin Heidelberg New York (Schriftenreihe Klinische Anästhesiologie und Intensivtherapie, Bd 12, S 56)
4. Bedford RF, Feinstein B (1980) Hospital admission blood pressure: A predictor for hypertension following endotracheal intubation. Anesth Analg 59:367
5. Beecher HK, Todd,DP (1954) A study of the deaths associated with anesthesia and surgery. Ann Surg 140:2
6. Bolander FMS (1975) Deaths associated with anaesthesia. Br J Anaesth 47:36
7. Del Guercio LRM, Cohn JD (1980) Monitoring operative risk in the elderly. JAMA 243:1350
8. Desmonts JM (1982) Anaesthetic techniques and mortality (1983) European Academy of Anaesthesiology. Paris, 4.–6.9.1982, Springer, Berlin Heidelberg New York
9. Dornette WHL, Orth OS (1956) Death in the operating room. Anesth Analg (Cleve) 35:545
10. Dripps RD, Lamont A, Eckenhoff JE (1961) The role of anesthesia in surgical mortality. JAMA 178:261
11. Eerola M, Eerola R et al. (1980) Risk factors in surgical patients with verified preoperative myocardial infarction. Acta anaesthesiol Scand 24:219
12. Eisenberg JM, Clarke JR, Sussman SA (1982) Prothrombin and partial thromboplastin times as preoperative screening tests. Arch Surg 117:48
13. Entschließung zur anästhesiologischen Voruntersuchung der Deutschen Gesellschaft für Anästhesiologie und Intensivmedizin (1982). Anästh Intensivmed 11:446
14. Farnsworth PD, Steiner E, Klein RM, San Filippo JA (1980) The value of routine preoperative chest roentgenograms in infants and children. JAMA 244:582
15. Föex P (1978) Preoperative assessment of patients with cardiac disease. Br J Anaesth 50:15
16. Föex P, Prys-Roberts C (1974) Anaesthesia and the hypertensive patient. Br J Anaesth 46:575
17. Fowkes FGR, Lunn JN, Farrow SC, Robertson IB, Samuel P (1982) Epidemiology in anaesthesia. III. Mortality risk in patients with coexisting physical disease. Br J Anaesth 54:819
18. Gifford RW (1982) Isolated systolic hypertension in the elderly. JAMA 247:781
19. Goldman L, Caldera DL (1979) Risks of general anesthesia and elective operation in the hypertensive patient. Anesthesiology 50:285
20. Goldman L, Caldera DL, Nussbaum SR, Southwick FS, Krogstad D, Murray B, Burke DS, O'Malley TA, Goroll AH, Caplan CH, Nolan J, Carabello B, Slater EE (1977) Multifactorial index of cardiac risk in noncardiac surgical procedures. N Engl J Med 297:845
21. Haljamäe H, Stefánsson T, Wickström I (1982) Preanesthetic evaluation of the female geriatric patient with hip fracture. Acta Anaesthesiol Scand 26:393
22. Harnoncourt K (1976) Pathophysiologie von chronischen bronchopulmonalen Erkrankungen. In: Ahnefeld FW, Bergmann H, Burri C, Dick W, Halmággi M, Rügheimer E (Hrsg) Der Risikopatient in der Anästhesie. 2. Respiratorische Störungen. Springer, Berlin Heidelberg New York (Schriftenreihe Klinische Anästhesiologie und Intensivtherapie, Bd 12, S 14)
23. Harrison GG (1968) Anaesthetic contributory death – its incidence and causes. S Afr Med J 43:514 (part I), 544 (part II)
24. Harrison GG (1974) Anaesthetic – associated mortality. S Afr Med J 48:550

25. Hedenstierna G, Santesson J (1977) Studies on intra-pulmonary gas distribution in the extremly obese. Acta Anaesthesiol Scand 21:257
26. Horatz K, Schöntag G (1979) Operabilität und Narkosefähigkeit. Prakt Anästh 14:283
27. Just H (1976) Diskussionsbeitrag „Der Risikopatient in der Anästhesie. 1. Herz-Kreislauf-System". In: Ahnefeld FW, Bergmann H, Burri C, Dick W, Halmágyi M, Rügheimer E (Hrsg) Der Risikopatient in der Anästhesie. Springer, Berlin Heidelberg New York (Schriftenreihe Klinische Anästhesiologie und Intensivtherapie, Bd 11, S 134)
28. Kaplan EB, Boeckmann AS, Roizen MF, Sheiner LB (1982) Elimination of unnecessary preoperative laboratory tests. Anesthesiology Suppl 57:A445
29. Kaukinen S, Kaukinen L (1979) Preoperative and postoperative use of clonidine with neurolept anaesthesia. Acta Anaesthesiol Scand 23:113
30. Lunn JN, Mushin WW (1982) Mortality associated with anaesthesia. Anaesthesia 37:856
31. Lutz H (1980) Präoperative Risikoeinschätzung nach objektiven Kriterien. Anästh Intensivther Notfallmed 15:287
32. Lutz H (1982) Risikofaktoren in der Anästhesie. Inform Arzt 10:24
33. Lutz H, Klose R (1979) Operationsvorbereitung aus anästhesiologischer Sicht. Med Welt 30:639
34. Lutz H, Peter K (1973) Das Risiko der Anästhesie unter operativen Bedingungen. Langenbecks Arch Chir 334:671
35. Marx GF, Mateo CV, Orkin LR (1973) Computer analysis of postanesthetic deaths. Anesthesiology 39:54
36. Moffitt EA (1978) Preoperative evaluation of the patient with myocardial disease, clinical review. Can Anaesth Soc J 25:457
37. Otteni JC (1982) Categories of patients at risk. European Academy of Anaesthesiology (1983) Springer, Berlin Heidelberg New York
38. Peter K, Unertl K, Henrich G, Mai N, Brunner F (1980) Das Anästhesierisiko. Anästh Intensivmed 9:240
39. Plumlee JE, Boettner RB (1972) Myocardial infarction during and following anesthesia and operation. South Med J 65:886
40. Prys-Roberts C, Meloche R, Föex P (1971) Studies of anaesthesia in relation to hypertension. Cardiovascular responses of treated and untreated patients. Br J Anaesth 43:122
41. Schreiber HW, Koch G (1979) Zur Operationsindikation und Operabilität aus der Sicht des Chirurgen. Prakt Anästh 14:288
42. Siepmann HP (1980) Das Risiko der Anästhesie. Anästh Intensivmed 4:101
43. Strunin L (1978) Preoperative assessment of the patient with liver dysfunction. Br J Anaesth 50:25
44. Tarhan S, Moffitt EA, Taylor WF, Giuliani ER (1972) Myocardial infarction after general anesthesia. JAMA 220:1451
45. Törnebrandt K, Fletcher R (1982) Pre-operative chest X-rays in elderly patients. Anaesthesia 37:901
46. Tomlin PJ (1974) Death in outpatient dental anaesthetic practice. Anaesthesia 29:551
47. Vaughan RW, Cork RC, Hollander PD (1981) The effect of massive weight loss on arterial oxygenation and pulmonary function tests. Anesthesiology 54:325
48. Vereinbarung zwischen dem BDA und dem BDC über die Zusammenarbeit bei der operativen Patientenversorgung (1982). Anästh Intensivmed 23:406
49. Wood RA, Hoekelman RA (1981) Value of the chest x-ray as a screening test for elective surgery in children. Pediatrics 67:447

# Postoperative Phase

H. W. Opderbecke

Die anästhesiologische Betreuung des Patienten in der postoperativen Phase ist von ebenso
großer Bedeutung wie eine sorgfältige präoperative Patientenvorbereitung. Anästhesiologische Letalitätsstatistiken zeigen mit großer Eindringlichkeit, wie gefährdet der Patient gerade
auch in der unmittelbaren postoperativen Aufwachphase ist [7]. Die Prozentzahlen werden
noch deutlicher, wenn man intraoperative Zwischenfälle aufgrund technischer Fehler aus der
Statistik ausklammert. Mit anderen Worten: Intraoperativ ist der Patient aus anästhesiologischer Sicht nicht nur durch medizinisch-biologische Risikofaktoren gefährdet, sondern auch
durch die Möglichkeit technischer Fehler oder Pannen. Postoperativ treten diese technischen
Risikofaktoren in den Hintergrund. Dafür wirken sich hier eher Risikofaktoren aufgrund
eines reduzierten Allgemeinzustands und/oder vorbestehender Organerkrankungen aus, u. U.
im Wechselspiel mit Nachwirkungen des Betäubungsverfahrens oder mit postoperativen Früh-
komplikationen.

## Gefährdung in der postoperativen Aufwachphase

In dem Maße, in dem die Operationsindikation auf immer extremere Altersgruppen und Ri-
sikofälle ausgeweitet wird, wächst das Risiko gerade auch der postoperativen Phase, und zwar
i. allg. mehr als das der intraoperativen. Auch in extremen Fällen gelingt es dem erfahrenen
Anästhesisten fast immer, den Patienten über den Eingriff als solchen hinweg, d. h. vom Tisch
zu bringen; die Problematik spitzt sich meist erst in der postoperativen Phase zu, wenn die
vitalen Funktionen wieder ihrer Selbstregulation überlassen werden müssen.

Hinzu kommt die Notwendigkeit, gerade in solchen Fällen ein besonders schonendes
Anästhesieverfahren anzuwenden. Dieses setzt die Kombination einer Vielzahl von Medikamenten voraus, beginnend mit der Prämedikation über die Gabe intravenöser und/oder
dampfförmiger Anästhetika, der Anwendung von Muskelrelaxantien, der Verabfolgung entsprechender Antagonisten bei Narkoseausleitung bis schließlich zur postoperativen Verabrei-
chung von Analgetika und Sedativa. Wenn man dann noch bedenkt, wie variabel Wirkungs-
stärke und Wirkungsdauer dieser Vielzahl von Präparaten sind, in welch unterschiedlichem
Maße ihre Verteilung, ihr Abbau und/oder ihre Ausscheidung von Eiweißbindung und aktu-
ellem pH, aber auch von gegenseitigen Interferenzen, der Möglichkeit der Bildung wirksamer
und nicht zuletzt von einer weitgehend intakten Herz-, Kreislauf-, Lungen-, Leber- und Nie-
renfunktion abhängen, dann wundert es nicht, wenn sich die Pharmakologen außerstande sehen, uns verläßliche Parameter über die Dauer der kritischen postnarkotischen Wirkungspha-
sen an die Hand zu geben [1].

Für uns Anästhesisten, die wir nicht mehr zur Mononarkose früherer Zeiten zurückkehren können und wollen, läßt sich daraus nur die einzige Konzequenz ziehen, den Patienten nicht nur intraoperativ, sondern auch postoperativ, d. h. in der unmittelbaren postoperativen Aufwachphase, lückenlos zu überwachen bzw. überwachen zu lassen. Eine solche Überwachung ist auch dann unentbehrlich, wenn die Narkose so geführt wird, daß der Patient in wachem Zustand, d. h. orientiert und kooperativ, den Operationssaal verläßt.

In den früheren Zeiten der Mononarkose oder auch noch bei der Einleitung einer reinen Inhalationsnarkose mit einem kurz wirksamen i.v.-Einleitungsanästhetikum mochte man vielleicht darauf vertrauen können, daß der Patient mit jedem weiteren Atemzug nur noch wacher werden konnte; mit Einführung unserer heutigen Kombinationsnarkosen ist diese Annahme keineswegs mehr gerechtfertigt. Ich verweise nur auf die spektakulären und zugleich besonders tragischen Spättodesfälle nach Fentanylanwendung, welche pharmakokinetische Ursache ihnen auch immer zugrunde gelegt werden muß.

Diese Feststellung führt zu dem folgenden, in seiner Bedeutung noch nicht überall voll erkannten Grundsatz: In der modernen Anästhesiologie bedeutet „Ansprechbar" noch lange nicht „Ungefährdet"! Wer also glaubt, der ganze Ehrgeiz des Anästhesisten müsse darauf gerichtet sein, daß der Patient unmittelbar bei Narkoseausleitung noch auf dem OP-Tisch ansprechbar ist, damit jede Sorge um die postoperative Aufwachphase gegenstandslos werde, ist Opfer einer u. U. verhängnisvollen Fehleinschätzung. Hiervon abgesehen verführt dieser Ehrgeiz dazu, andere anästhesiologische Grundsätze zu vernachlässigen, z.B. den Grundsatz einer möglichst streßfreien Narkose und das Prinzip, dem Patienten das bewußte Erleben der Ausleitungsphase zu ersparen.

## Aufwacheinheit als Organisationsform der postoperativen Überwachung

Wenn wir uns nun einig sind, daß ein anästhesierter Patient in der unmittelbaren postoperativen Aufwachphase konsequent überwacht werden muß, so ergibt sich daraus die Frage des „Wie" und des „Wo". Die Antwort kann nur lauten: Zur adäquaten postoperativen Patientenüberwachung benötigt der Anästhesist eine Aufwacheinheit. Alle anderen Organisationsformen der postoperativen Patientenüberwachung sind sowohl aus personellen als auch aus räumlichen Gründen unzulänglich.

Im Gegensatz zur intraoperativen Patientenbetreuung muß der Anästhesist die postoperative Überwachung auf Pflegepersonal delegieren. Er kann dies nur, wenn er hierzu über eigenes, speziell unterwiesenes Anästhesiepersonal verfügt. Allein die wirtschaftliche Notwendigkeit eines zentralisierten Einsatzes dieses zahlenmäßig beschränkten Assistenzpersonals macht die Einrichtung einer zentralen Aufwacheinheit erforderlich. Hinzu treten die Erfordernisse einer adäquaten apparativen Ausstattung, die ebenfalls in dezentralisierter Form, d. h. auf den einzelnen operativen Krankenstationen, kaum in dem benötigten Umfang zu realisieren wäre.

Der Begriff Aufwachraum wurde bereits 1967 in einer Entschließung unserer Fachgesellschaft näher definiert [2]. Obgleich die Notwendigkeit einer derartigen zentralisierten postoperativen Überwachung seitdem außer Frage steht, finden sich im deutschen Schrifttum gleichwohl nur ganz vereinzelt Ausführungen zur Organisation sowie zur personellen Besetzung, räumlichen Gestaltung und apparativen Ausstattung eines Aufwachraums, ganz im Gegensatz zu den zahlreichen Beiträgen über organisatorische Probleme der Intensivmedizin [4, 6, 8, 11]. Glücklicherweise ist diese Lücke durch die kürzlich publizierte gemeinsame Entschließung des DKI Düsseldorf, des Instituts für Krankenhausbau der Technischen Universität Berlin und unserer Fachgesellschaft: „Grundsätze für Organisation und Einrichtung von Aufwacheinheiten in Krankenhäusern" ausgefüllt worden [3].

Der Ausarbeitung dieser Entschließung ging ein Workshop „Aufwachraum-Aufwachphase — eine anästhesiologische Aufgabe" unter der wissenschaftlichen Leitung von E. Rügheimer im Mai 1981 in Meran voraus, auf dem die medizinischen und organisatorischen Grundlagen der postoperativen Aufwachphase eingehend diskutiert worden sind. Dort wurde auch die Anregung geboren, die Bezeichnung Aufwachraum durch den umfassenderen Begriff Aufwacheinheit zu ersetzen (näheres s. [17]). Die daraus hervorgegangene gemeinsame Entschließung wurde inzwischen in mehreren Zeitschriften, darunter auch in den drei deutschsprachigen Anästhesiezeitschriften, veröffentlicht [3]. Es ist zu hoffen, daß hierdurch auch diejenigen Krankenhausträger von der Notwendigkeit einer solchen Einrichtung überzeugt werden, die es bisher versäumt haben, dem Drängen ihres Anästhesisten zu folgen, eine Aufwacheinheit zu schaffen.

## Kompetenzverteilung zwischen Anästhesist und Operateur in der postoperativen Phase

Neben den genannten medizinischen, organisatorischen, personellen und apparativen Notwendigkeiten dient die Aufwacheinheit zugleich auch der erforderlichen klaren Abgrenzung der ärztlichen Kompetenz und Verantwortung zwischen Operateur und Anästhesist. Die Zusammenarbeit zwischen diesen beiden Ärzten beruht auch in der postoperativen Phase auf dem von Weißauer postulierten Vertrauensgrundsatz [9]. Dabei erstreckt sich die Kompetenz und Verantwortung des Operateurs auf die Erkennung und Behandlung postoperativer Komplikationen, die des Anästhesisten auf die Erkennung und Behandlung postanästhesiologischer Komplikationen. Anders als im Operationssaal lassen sich aber in der postoperativen Phase diese Zuständigkeiten nicht in der gleichen Weise nach den Grundsätzen einer strikten Arbeitsteilung voneinander abgrenzen. Gleichwohl bedarf es einer klaren Definition der Zuständigkeiten, um gefährliche Kompetenzlücken zu vermeiden. Auch der Bundesgerichtshof hat diese Notwendigkeit in einem Grundsatzurteil klar herausgestellt [10].

Um die Prinzipien der Arbeitsteilung und Kompetenzabgrenzung auch in der postoperativen Phase zur Geltung zu bringen, vertreten wir das Konzept, daß derjenige Arzt für die Überwachung des frischoperierten Patienten verantwortlich ist, in dessen Organisationsbereich sich der Patient z.Z. befindet. Das bedeutet: Solange sich der Patient in der Aufwacheinheit befindet, ist der Anästhesist mit dem ihm zugewiesenen Pflegepersonal für die Überwachung zuständig und verantwortlich. Wird der Patient auf die Normalstation verlegt, gehen ärztliche Zuständigkeit und Verantwortung auf den Operateur über. Erfolgt die Verlegung auf eine Intensiveinheit, fällt dem ärztlichen Leiter dieser Einheit Kompetenz und Verantwortung zu. Der Vertrauensgrundsatz verpflichtet Anästhesist und Operateur, sich gegenseitig rechtzeitig zu verständigen, wenn das Tätigwerden oder Wiedertätigwerden des Partners erforderlich wird.

Da somit bei der Verlegung des Patienten von der Aufwacheinheit zur Krankenstation nicht nur die Phase der postoperativen Intensivüberwachung beendet wird, sondern in der Regel auch ein Wechsel der ärztlichen Zuständigkeit eintritt, bedarf diese Nahtstelle besonderer Beachtung. Ideal wäre es, wenn über die Verlegung des Patienten im Rahmen einer gemeinsamen Visite von Operateur und Anästhesist entschieden werden könnte. Es bedarf keiner näheren Begründung, daß dies eine völlig utopische Forderung wäre. Selbst die Vorstellung, derjenige Anästhesist, der das Betäubungsverfahren durchgeführt hat, sollte persönlich zu gegebener Zeit die Entscheidung treffen, den Patienten zu verlegen, ist mit den Realitäten des klinischen Alltags — zumindest an größeren Anästhesieabteilungen — unvereinbar. Jedoch sollte die Entscheidung über den Zeitpunkt der Verlegung in jedem Fall einem Arzt, d.h. einem Anästhesisten, vorbehalten und nicht dem Pflegepersonal der Aufwacheinheit überlassen bleiben. Dieser Anästhesist hat sich durch eigenen Augenschein von dem Zustand des Patienten zu überzeugen und seine Anordung mit Angabe der Uhrzeit durch Unterschrift auf dem Überwachungsprotokoll zu vermerken. Im übrigen empfiehlt es sich, für die Aufwacheinheit eine Dienstanweisung herauszugeben, in der nicht nur dieser Punkt, sondern auch alle anderen relevanten Fragen unmißverständlich geregelt werden wie Diensteinteilung, Präsenz, ärztliche Zuständigkeit, Art der Patientenüberwachung, Dokumentation u.a.

Abschließend ist festzustellen, daß die Verantwortung des Anästhesisten in der postoperativen Aufwachphase keine geringere ist als in der intraoperativen Phase. Der Patient bedarf auch hier einer lückenlosen Überwachung, die zwar im Gegensatz zur operativen Phase weitgehend auf qualifiziertes Pflegepersonal delegiert werden kann, für deren organisatorische Voraussetzungen jedoch der Anästhesist die volle Zuständigkeit und Verantwortung besitzt. Diese Verantwortung kann er nur übernehmen, wenn er über eine angemessen ausgestattete Aufwacheinheit und qualifiziertes Anästhesiepersonal verfügt. Da der Patient mit der Verlegung aus der Aufwacheinheit in der Regel aus der Zuständigkeit und Verantwortung des Anästhesisten entlassen wird, sollte die Verlagung auf persönliche ärztliche Anordnung erfolgen und vom Anästhesisten im Verlaufsprotokoll dokumentiert werden.


## Zusammenfassung

In der postoperativen Aufwachphase ist der Patient aufgrund vielfältiger, kaum überschaubarer Nachwirkungen des Anästhesieverfahrens auf die vitalen Funktionen kaum weniger gefährdet als während der intraoperative Phase.

Er bedarf somit gleichfalls einer fachgerechten, lückenlosen Überwachung. Für diese Überwachung ist der Anästhesist zuständig und verantwortlich, soweit Auswirkungen des Anästhesieverfahrens die vitalen Funktionen noch gefährden können.

Voraussetzung, dieser Aufgabe mit der gebotenen Sorgfalt nachzukommen, ist eine Aufwacheinheit mit adäquater personeller Besetzung und apparativer Ausstattung. In dieser Aufwacheinheit verbleibt der Patient unter der Zuständigkeit und Verantwortung des Anästhesisten so lange, bis er wieder im Vollbesitz seiner Schutzreflexe, orientiert und kooperativ ist und keine unmittelbaren Komplikationen von seiten der vitalen Funktionen mehr zu erwarten sind. Mit der Verlegung des Patienten auf die Normalstation gehen Zuständigkeit und Verantwortung für die Überwachung und Behandlung auf den Operateur und sein ihm unterstelltes Pflegepersonal über.

## Literatur


1. Ahnefeld FW, Bergmann H, Burri C, Dick W, Halmágyi M, Hossli G, Rügheimer E (Hrsg) (1982) Aufwachraum – Aufwachphase, eine anästhesiologische Aufgabe. Springer, Berlin Heidelberg New York (Klinische Anästhesiologie und Intensivtherapie, Bd 24)
2. DGAI (1967) Stellungnahme zur Organisation von Aufwachraum, Wachstation und der Intensivbehandlung im Krankenhaus. Anästhesist 16:282
3. Deutsches Krankenhausinstitut, Institut für Krankenhausbau der Technischen Universität Berlin und Deutsche Gesellschaft für Anästhesiologie und Intensivmedizin (1982) Grundsätze für die Organisation und Einrichtung von Aufwacheinheiten in Krankenhäusern, Anaesthesist 31:632–644
4. Hutschenreuter K (1973) Aufwachraum und Anästhesie, Anästh Inform 14:270–273
5. Kilian J, Ahnefeld FW, Falk H (1981) Der Aufwachraum – Funktion und Organisation. Anästh. Intensivther Notfallmed 16:107–111
6. Kucher R, Steinbereithner K (1972) Intensivstation, Intensivpflege, Intensivtherapie, Thieme, Stuttgart, S/5
7. Opderbecke HW (1977) Risikofaktoren der Anästhesie, Anästh Inform 18:561–567
8. Opderbecke HW (1978) Organisatorische und rechtliche Problematik der postnarkotischen Phase, Anästh Intensivmed 19:554–556
9. Weißauer W (1962) Arbeitsteilung und Abgrenzung der Verantwortung zwischen Anästhesist und Operateur, Anaesthesist 11:239–271
10. Weißauer W (1980) Die interdisziplinäre Arbeitsteilung und der Vertrauensgrundsatz in der Rechtsprechung des Bundesgerichtshofes, Anästh Intensivmed 21:97–99
11. Wiemers K (1982) Die postoperative Überwachung und Behandlung In: Benzer H, Frey R, Hügin W, Mayrhofer O (Hrsg) Lehrbuch der Anaesthesiologie, Reanimation und Intensivtherapie, 5. Aufl S 829. Springer Berlin Heidelberg New York

# Organisation und Arbeitsteilung

K. Zinganell

30 Jahre nach der Gründung der DGAI dürfte es nur noch selten vorkommen, daß ein junger
Kollege als neu berufener Chefarzt an einem Krankenhaus bei Null beginnend eine Anästhesieabteilung planen, aufbauen und organisieren muß. Mehr oder weniger selbständige Anästhesieabteilungen dürfte es heute wohl in nahezu jedem operativ tätigen Krankenhaus geben.

Organisation und Struktur dieser Anästhesieabteilungen sind dabei häufig das Resultat
der den Vorstellungen des jeweiligen Fachkollegen über Aufbau und Organisation einer Anästhesieabteilung einerseits und dessen Durchsetzungsvermögen andererseits, d. h. wieviel er
von seinen Vorstellungen gegen mannigfaltige Widerstände oder auch nur andere Vorstellungen anderer Fachgebiete hat verwirklichen können.

Zur Kanalisierung dieses mehr zufälligen Entwicklungswegs hat die DGAI und der Berufsverband beginnend mit dem Jahre 1965 in einer Serie von Vereinbarungen mit anderen Fachgebieten und in Empfehlungen zur Frage der Organisation, des Aufbaus und der Aufgabenabgrenzung der Anästhesie zu anderen Fachgebieten Stellung genommen.

Unser Ehrenmitglied Herr Dr. med. h.c. W. Weißauer hat die vielfältigen rechtlichen
Probleme dazu dargelegt und zusammen mit H.W. Opderbecke Musterverträge für leitende
Anästhesisten erarbeitet [3].

Dieser Beitrag soll auf die Darstellung der Organisation und Arbeitsteilung der präoperativen Vorbereitung, der Durchführung der Anästhesie und der postoperativen Phase unter
Ausklammerung der Intensiv- und Notfallmedizin, über die ja gesondert gesprochen werden
soll, beschränkt bleiben.


## Narkosevoruntersuchung

Je früher sie durchgeführt werden kann, um so besser für den Patienten wie den Anästhesisten,
da nur so ausreichend Zeit für die Vorbereitung des Patienten gewonnen werden und nur
nach der Voruntersuchung das geeignete Anästhesieverfahren geplant und der Patient darüber
beraten und aufgeklärt werden kann.

Traditionell geschieht dies bisher nach der stationären Aufnahme des Patienten. Auf der
Station wird die Durchführung eines mit den operativen Fächern vereinbarten Untersuchungs-
programms vom Stationsarzt oder sogar von der Stationsschwester veranlaßt, sobald die Indikation zur Operation gestellt wird.

Der Anästhesist, erst durch das Operationsprogramm informiert, bekommt den Patienten
dann in der Regel erst am Tag vor der Operation zu sehen. Wie oft ist dann der Anästhesist
in der mißlichen Lage, um Verschiebung so manchen Operationstermins bitten zu müssen,

weil seine erst jetzt erhobene Anamnese und erst durchgeführte Untersuchung des Patienten und die erst jetzt vorgenommene Sichtung des Standarduntersuchungsprogramms Mängel in der Vorbereitung des Patienten erkennen lassen.

Diese uns allen bekannte Situation sollte uns veranlassen, nach Verbesserungen zu suchen. Mögliche Schritte in dieser Richtung sind:

1. innerbetriebliche Absprachen mit den operativen Fachvertretern, frühzeitige Hinzuziehung eines anästhesiologischen Konsiliarius zumindest bei Problemfällen,
2. eine krankenhausinterne Anästhesiesprechstunde,
3. ambulante Narkosevoruntersuchung durch
   — den Krankenhausanästhesisten
   — niedergelassene Ärzte.

*Innerbetriebliche Absprachen*

Viele Verschiebungen von Operationsterminen ließen sich vermeiden, wenn die operativen Fachkollegen die Anästhesieabteilung so früh wie möglich um die Abklärung des Anästhesierisikos, mindestens bei Problempatienten, bitten würden. So früh wie möglich heißt, sobald der Patient stationär aufgenommen worden ist, auch wenn noch nicht feststeht, ob er einer operativen Behandlung zugeführt werden muß.

Oft dauert doch die chirurgische Diagnosefindung und Indikationsstellung zur Operation mehrere Tage, in denen auch der Anästhesist seine Voruntersuchung und gegebenenfalls Vorbehandlung durchführen könnte. Die gelegentliche unnötige Mehrarbeit für den Anästhesisten die daraus resultiert, daß dann vielleicht gar keine Operationsindikation gestellt wird, sollten wir in Kauf nehmen. Der Vorteil für uns wie für den Patienten überwiegt, ebenso wie es für den operativen Kollegen nützlich sein kann, die Meinung des Anästhesisten über das Narkoserisiko in seine Operationsindikation miteinbeziehen zu können.

In diesem Sinne sollten wir bestrebt sein, eine entsprechende innerbetriebliche Absprache möglichst mit allen operativen Fächern zu treffen. Wo die Voruntersuchung dann durchgeführt wird, ist mehr eine Frage der Zweckmäßigkeit und Organisation. Viele Problemfälle wird man zweckmäßigerweise auf den Stationen der jeweiligen operativen Klinik durchführen, im Sinne eines Konsiliardiensts.

*Krankenhausinterne Anästhesiesprechstunde*

Sofern die Transport- oder besser noch Gehfähigkeit des Patienten gegeben ist, ist es denkbar, den Patienten zu einer krankenhausinternen Anästhesiesprechstunde zu bringen, wo Anamnese, Voruntersuchung und Aufklärung des Patienten durchgeführt werden. Der Anästhesist könnte sich dadurch bessere räumliche, apparative wie personelle und damit auch zeitsparende Voraussetzungen für diese Aufgabe schaffen.

Da solch eine Einrichtung natürlich personell mindestens mit einem Arzt, am besten einem Facharzt für Anästhesie und einer Schwester oder einem Pfleger besetzt sein sollte, hat dies Konsequenzen im Stellenplan, Konsequenzen, die bisher bei den Kostenträgern freilich keine Anerkennung finden. Organisatorisch wäre das Problem vielleicht dadurch zu lösen, daß die Anästhesiesprechstunde auf die Nachmittagsstunden gelegt wird, wo viele Anästhesieabteilungen freie Kapazitäten haben.

*Ambulante Narkosevoruntersuchung durch den Krankenhausanästhesisten*

Die Existenz einer krankenhausinternen Anästhesiesprechstunde wäre natürlich eine gute Voraussetzung dafür, Patienten auch ambulant schon vor der stationären Aufnahme ins Krankenhaus auf ihr Anästhesierisiko hin zu untersuchen. Ein so früher Zeitpunkt gäbe darüber
hinaus reichlich Zeit für evtl. für notwendig erachtete präoperative Vorbehandlungen von
Herz, Kreislauf, Atemwegen, endokrinen Problemen und dergleichen mehr. Erste Erfahrungen mit einer solchen Anästhesieambulanz liegen bereits vor. Meines Wissens war der Bericht
von Dick et al. [1] der erste zu diesem Thema. Mögen Universitätsinstitute aufgrund ihrer
Poliklinikverträge in breiterem Umfang in der Lage sein, solche Ambulanzen ins Leben zu
rufen und am Leben zu erhalten, so scheitert die Einrichtung solcher Anästhesieambulanzen
an nichtuniversitären Krankenhäusern, gleich welcher Größenordnung, aber an der Frage,
wer soll das bezahlen?

Dies ginge nur auf dem Weg einer Erweiterung bestehender Ermächtigungen und Beteiligungen an der kassenärztlichen Versorgung. Solche Erweiterungen aber werden fest angestellten Krankenhausanästhesisten in aller Regel verweigert. Nur voll zugelassene Anästhesisten
machen hier eine Ausnahme. Deren Tätigkeitsfeld aber sind die reinen Belegkrankenhäuser,
die Praxen operativer Kollegen oder auch Anästhesiepraxen, in die die operativen Kollegen
zur Operation ihrer Patienten kommen.


*Ambulante Voruntersuchung durch niedergelassene Ärzte*

Einige Sätze aus der schon zitierten Veröffentlichung aus Ulm über die Erfahrung einer Anästhesieambulanz legen die Vermutung nahe, daß die Idee zuerst der KV Bayerns, dann Hessens
und nun wohl auch anderer Bundesländer, durch ambulante Abklärung des Narkoserisikos
Krankenhauspflegetage und damit Kosten einzusparen, zum Bestandteil des sog. Bayern-
bzw. Hessenvertrags geworden ist. Es handelt sich dabei um Verträge zwischen den KV und
den Landesverbänden der Ortskrankenkassen. Leider sehen diese Verträge in dem hier interessierenden Teil nur vor, daß die Voruntersuchungen zur Narkoserisikoabschätzung von niedergelassenen Kassenärzten ausschließlich vorgenommen werden sollen. Den Krankenhausanästhesisten aber, für die diese ambulante Voruntersuchung eine echte fachliche Verbesserung bedeuten würde, wird mit der Begründung, Labor- und EKG-Leistungen seien für sie
fachfremd, diese Möglichkeit der ambulanten Voruntersuchung verneint. Auch ist der Hinweis scheinheilig, die Krankenhausanästhesisten müßten erst einmal eine Erweiterung ihrer
Ermächtigung bzw. Beteiligung beantragen. Solche Erweiterungsanträge werden dann mit
dem Hinweis abgelehnt, es bestünde kein Bedürfnis, da genügend niedergelassene Ärzte da
seien, die diese Leistungen erbringen könnten.

In Hessen zeichnet sich in letzter Zeit ein Kompromiß ab, nach dem die Krankenhausanästhesisten in begrenztem Umfang an der ambulanten Narkoserisikountersuchung beteiligt
werden können. Dieser Kompromiß sieht vor, daß die Patienten vor der stationären Aufnahme
vom Anästhesisten einer eingehenden Untersuchung, Anamneseerhebung und Beratung zugeführt werden. Anläßlich dieser Beratung entscheidet der Anästhesist auf einem bestimmten
Formblatt dann, welche zusätzlichen Labor- und EKG-Untersuchungen für erforderlich gehalten werden. Diese Untersuchungen freilich müssen dann von den niedergelassenen Ärzten
erbracht werden.

Die bisherigen Erfahrungen in Bayern kann man dahingehend zusammenfassen, daß die Arbeitsteilung bei der Voruntersuchung zwischen niedergelassenem Kassenarzt und Anästhesisten nicht befriedigend klappt. Fast nie gibt es eine ausreichende Anamnese, oft fehlt ein Teil der notwendigen Befunde. Man muß aber doch zur ambulanten präoperativen Untersuchung sagen, daß dieser Kompromiß der Voruntersuchung durch niedergelassene Ärzte bei ambulant zu operierenden Patienten als eine Verbesserung hingenommen werden kann, da hier bisher oft überhaupt keine Voruntersuchungen stattgefunden haben. Bei stationär zu operierenden Patienten ist die innerbetriebliche Absprache oder die Anästhesiesprechstunde der weit bessere Weg der Voruntersuchung. Die Mitarbeit der niedergelassenen Kassenärzte erscheint bei stationär zu operierenden Patienten dann überflüssig und eher kostentreibend, wenn der Krankenhausanästhesist dabei völlig ausgeklammert bleibt.

## Tätigkeit im Operationssaal

Wenden wir uns nun der Organisation und Arbeitsteilung unserer Tätigkeit im Operationssaal zu.

Seit Bestehen unseres Fachgebiets haben wir den Standpunkt vertreten, daß nur ein Arzt selbständig und eigenverantwortlich eine Anästhesie machen kann, da es sich hier um eine ärztliche Tätigkeit handelt. An diesem Standpunkt hat sich bis heute nichts geändert. Es ist mittlerweile auch von der Rechtsprechung übernommen worden. Das bedeutet aber nicht, daß bestimmte Tätigkeiten im Zusammenhang mit Vorbereitung, Durchführung und Ausleitung einer Narkose nicht doch von speziell dafür ausgebildetem Pflegepersonal übernommen werden könnten. Wenngleich unser Fach z. Z. sich von der Personalnot der Vergangenheit im ärztlichen Sektor mit Riesenschritten entfernt und die ärztlichen Stellenpläne besetzbar geworden sind, so wird es schon aus Gründen der Ökonomie bei einer Arbeitsteilung zwischen Arzt und Pflegekraft bleiben müssen. Die Vorbereitung der Narkosen und Anästhesien und im Zusammenhang damit die Pflege und Wartung der Apparate und des Instrumentariums sowie die Logistik mögen viele speziell weitergebildete Anästhesieschwestern und -pfleger vielleicht noch nicht voll befriedigen. Aber weitere Überwachungsaufgaben können ihnen in vielen Fällen während der Narkose oder Anästhesie übertragen werden, sofern ein Anästhesist jederzeit in greifbarer Nähe und damit verfügbar ist, um über angezeigte Maßnahmen, wie Gabe zusätzlicher Opiate oder Muskelrelaxantien o.a., zu entscheiden, oder bei eintretenden Komplikationen die Narkose persönlich zu übernehmen. Damit eröffnet sich dem Anästhesiepflegepersonal eine weitere Überwachungstätigkeit, für die sie die spezielle, in einigen Bundesländern mittlerweile staatlich geregelte Weiterbildung benötigen.

Nur durch Hinzuziehung des Anästhesiepflegepersonals zu der Tätigkeit im Operationssaal werden die Anästhesieabteilungen kleinerer wie größerer Krankenhäuser mit aus Kostengründen meist knapp bemessenen Stellenplänen die nötigen Kapazitäten frei setzen können für die vielfältigen Aufgaben in der Intensiv- und Notfallmedizin und neuerdings auch der Schmerztherapie.

## Arbeitsteilung in der Aufwacheinheit

Mit der Arbeitsteilung im Aufwachraum, eine häufig arg vernachlässigte Einrichtung, über die
aber jede Anästhesieabteilung in jeder Operationsabteilung verfügen sollte, wird unmittelbar
nach Ausleitung der Narkose der Anästhesiepflegekraft die Hauptlast der hier durchzuführen-
den Überwachungsaufgaben zugeordnet. Trotzdem muß auch für diesen Bereich ein Anästhesist jederzeit verfügbar sein, um bei eintretenden Komplikationen persönlich tätig zu werden,
denn der Anästhesist trägt die Verantwortung für das Wohl des Patienten in dieser Phase.

Im Rahmen der Arbeitsteilung zwischen Anästhesist und operativem Fachkollegen gilt
im Aufwachraum der Grundsatz, daß der Operateur sich in dieser Phase darauf verlassen kann,
daß er bei eintretenden Komplikationen von seiten der Operation, etwa einer Nachblutung,
von Anästhesisten rechtzeitig gerufen wird. Die Überwachungsaufgaben schließen also die
Auswirkungen der vorausgegangenen Operation mit ein. Erst wenn der Patient den Aufwachraum verläßt, wenn er vom Stationspersonal dort abgeholt wird, geht die Verantwortung für
das Wohl des Patienten wieder auf den operativen Fachkollegen über. Man wird aber wohl die
Verantwortung dafür, wann ein Transport vom Aufwachraum zur Station sicher durchgeführt
werden kann, dem Anästhesisten geben müssen. Er allein entscheidet über die Stationsfähig-
keit des Patienten.

## Organisation der Anästhesie an Krankenhäusern verschiedener Größenordnung

Hierbei müssen wir besonders bedacht sein, die Einheit unseres Fachs zu erhalten. Eine Zer-
splitterung in Subspezialitäten, wie Neuroanästhesie, pädiatrische Anästhesie und dergleichen
mehr, wäre ein Schritt zurück in die Abhängigkeit einer operativen Klinik. Obendrein würde
dies bedeuten, daß personell kleine Abteilungen entstehen mit geringen oder fehlenden Kom-
pensationsmöglichkeiten bei auftretenden personellen Engpässen.

An Universitäten und Großkrankenhäusern hat sich die Einrichtung einer zentralen Anästhesieabteilung unter Leitung eines Chefarztes bewährt. Unter Mitwirkung einer genügenden
Anzahl von Ober- und Assistenzärzten übernimmt solch ein Zentralinstitut die anästhesiologische Versorgung aller operativen Kliniken. Den speziellen fachlichen Interessen einzelner
operativer Kliniken wird dabei durch ein Rotationssystem der Oberärzte Rechnung getragen.
Durch längeres Verweilen an einer solchen operativen Klinik gewährleistet der Oberarzt die
besonderen fachlichen Anforderungen dieser Klinik an die Anästhesie. Um selbst aber fachlich auf dem laufenden zu bleiben, gewährleistet das Rotationssystem dem Oberarzt die Möglichkeit, genügend praktische Erfahrungen in allen Bereichen anästhesiologischer Tätigkeit aufrecht zu erhalten.

Den Assistenzärzten wird durch ein auf die Weiterbildungsdauer abgestimmtes Rotations-
verfahren die Möglichkeit gegeben, unter Aufsicht und Anleitung von Fachärzten an einem
solchen Zentralinstitut eine umfassende Weiterbildung zu erlangen.

An mittleren und kleinen Krankenhäusern mit meist nur einer Operationsabteilung für
alle operativen Fächer ergibt sich die zentrale Anästhesieabteilung von selbst. Bestehen mehrere Operationsabteilungen oder -säle räumlich getrennt voneinander, dann sollte dennoch
an einer zentralen anästhesiologischen Versorgung festgehalten werden. Sie allein erlaubt die
Einrichtung eines genügend großen Stellenplans, der die Belastung durch personelle Ausfälle
sowie durch Bereitschaftsdienst gleichmäßig verteilt.

Ob hier ein hierarchischer Aufbau mit Chefarzt, Oberarzt und Assistenzärzten gewählt wird oder ein Kollegialsystem von gleichberechtigten Fachärzten, hängt vornehmlich von der Anzahl der Anästhesisten ab, die zur anästhesiologischen Versorgung benötigt werden. Je größer diese Zahl ist, um so zweckmäßiger erscheint der hierarchische Aufbau, da eine letztere Entscheidungsinstanz zur Organisation und der Arbeitseinteilung sich als notwendig erwiesen hat.

Allerdings haben viele Kollegialsysteme mit 2—4 Fachärzten für Anästhesie zur anästhesiologischen Versorgung eines Krankenhauses sich in der Praxis bestens bewährt. Solche Krankenhäuser haben sich damit eine über viele Jahre gleichbleibende fachärztliche anästhesiologische Versorgung gesichert und sich freigemacht von den aus Weiterbildungsgründen notwendigen starken Schwankungen der ärztlichen Besetzungen solcher Abteilungen. Neben der fachlichen Qualitikation der beteiligten Kollegen ist die Harmonie auf menschlicher Ebene eine wesentliche Voraussetzung zur Funktion eines solchen Kollegialsystems.

Eine Besonderheit stellen die kleinen Krankenhäuser dar, in denen ein angestellter Anästhesist zur Versorgung des Krankenhauses ausreicht. Diese Ein-Mann-Abteilungen haben in der Vergangenheit zu einer starken Belastung des Stelleninhabers geführt, mußte er doch die gesamte Rufbereitschaft allein machen und obendrein oft noch auf den wohlverdienten Urlaub verzichten, weil kein Vertreter zu finden war. Auswege aus dieser unerfreulichen Situation sind auf 2 Wegen möglich:

1. Zusammenschluß mehrerer benachbarter Krankenhäuser zu einem *Verbundsystem* mit dem Ziel, den Bereitschaftsdienst und/oder die Rufbereitschaft für alle beteiligten Krankenhäuser zentral zu organisieren sowie eine wechselseitige Vertretung der leitenden Ärzte sicherzustellen;
2. Zentrale anästhesiologischen Versorgung mehrere Krankenhäuser durch ein *regionales Anästhesiezentrum.* Voraussetzung hierzu ist eine personelle Besetzung des Anästhesiezentrums mit einer ausreichenden Anzahl qualifizierter Ärzte, die selbständig und eigenverantwortlich die benötigten anästhesiologischen Leistungen in den einzelnen Krankenhäusern erbringen können.

Für beide Wege gibt es bereits genügend praktische Beispiele. Die Gestaltungsmöglichkeiten beider Modelle sind von Weißauer u. Opderbecke [3] ausführlich dargelegt worden. Auch die DKG geht in ihren Richtlinien für die Sicherstellung und Organisation der anästhesiologischen Versorgung in den Krankenhäusern vom April 1976 ausführlich auf beide Modelle ein [2].

Ein Beitrag über Organisation und Arbeitsteilung der klinischen Anästhesie wäre unvollständig, würde nicht wenigstens auf die Möglichkeit anästhesiologischer Tätigkeit als voll zugelassener Kassenarzt in eigener Praxis oder an einem Belegkrankenhaus hingewiesen werden. Auf eine ausführlichere Darstellung dieser Organisationsform und ihre Varianten muß an dieser Stelle verzichtet werden.

Nur so viel sei gesagt: Im reinen Belegkrankenhaus gleichen Organisation und Arbeitsteilung derjenigen anderer kleiner Krankenhäuser. Das Verbandsystem und das regionale Anästhesiezentrum kommen ebenso in Betracht wie das Kollegialsystem.

*Literatur*

1. Dick W, Ahnefeld FW (1978) Anästhesist
2. DKG (1976) Richtlinien für die Sicherstellung und Organisation der anaesthesiologischen Versorgung in den Krankenhäusern
3. Weissauer W, Opderbecke HW (1980) Anästhesist und Krankenhaus, Vertragsmuster, Strukturmodelle, Organisationsformen. Perimed, Erlangen

# Personalbedarf in der Anästhesie für die prä-, intra- und postoperative Phase

J. Schara

## Vorbemerkungen: Anästhesie als ärztliche Tätigkeit

Anästhesie ist ein personalintensives Fach. Trotz aller Maschinen, die zur Erleichterung und Verbesserung der Narkoseführung seit 1846, dem Geburtsjahr der Äthernarkose, erfunden wurden, hat sich Narkose nicht automatisieren lassen. Anästhesie betrifft individuell reagierende Menschen, nicht normierbare Werkstücke.

Anästhesie ist ein ärztliches Fach. Eine gute, schonende, sichere Anästhesie ist nur durchführbar unter Einbeziehung aller physiologischen Daten des Patienten und seiner Reaktionen auf die Menge der angewandten Mittel und die Besonderheiten des angewandten Betäubungsverfahrens. Genaueste und umfangreiche Kenntnisse von Physiologie und Pathophysiologie von Kreislauf und Atmung, von der Einwirkung des angewandten operativen Verfahrens auf Atmung und Kreislauf sowie von der Wirkung der angewandten Narkosemittel auf Atmung und Kreislauf sind dafür erforderlich. Daher ist Anästhesie eine ärztliche und eine volle Aufgabe.

Die personelle Besetzung der Anästhesie ist Schlüsselfaktor für die Funktionsfähigkeit des gesamten operativen Bereichs eines Krankenhauses. Zu wenig Anästhesisten bedeutet für den Arbeitsablauf ungenügende Ausnutzung operativer Kapazitäten. Ist die Anästhesie unterbesetzt, dann nützen Vollbesetzung operativer Abteilungen wie auch beste und aufwendigste operationstechnische Möglichkeiten nichts, da sie — wie jede Kette durch ihr schwächstes Glied — in ihrer Stärke begrenzt werden.

Der Anästhesiearbeitsplatz ist ein Einzelarbeitsplatz, d.h. der Anästhesiearzt ist am OP-Tisch auf sich allein gestellt. Das wiederum bedeutet, daß der Anästhesist einen solchen Arbeitsplatz erst ausfüllen kann, wenn er die Grundlagen der anästhesiologischen Arbeit kennt und ausreichende Erfahrungen in der Anästhesie gesammelt hat. Dies ist in der Regel erst möglich nach 6 Monaten Tätigkeit im Anästhesiedienst. In den operativen Fächern ist dagegen auch ein Anfänger im Operationsbetrieb, zumindest als *Operationsassistent,* von Beginn an schon einsetzbar.

## Anforderungen der Operation bestimmen die Arbeitslast des Anästhesisten

Wie errechnet sich die erforderliche Stärke des Anästhesieglieds für die Kette operativer Leistungen eines Krankenhauses?

Um diese schwierige Frage zu beantworten, muß etwas mehr ins Detail gegangen werden.

Was tut ein Anästhesist? Die gängige Antwort: Er betäubt den Patienten für die Operation. Wie tut er das? Er spritzt ihm ein Betäubungsmittel und/oder läßt ihn ein Betäubungsmittel einatmen.

Diese „Beschreibung" einer Narkose trifft aber allenfalls die Narkoseeinleitung. Eine genaue Arbeitsanalyse nur dieser Einleitung sowie der vorbereitenden Schritte dazu enthalten die folgenden Aufstellungen:

**Ablaufdiagramm Anästhesievorbereitung im Operationsraum [18]**

1. Operationsplan studieren,
2. Gang zum Einleitungsraum,
3. Patient begrüßen, Gespräch,
4. Identitätskontrolle,
5. Patienten anästhesiegerecht lagern,
6. Überprüfen der Prämedikation,
7. Kontrolle der Unterlagen (Medikamente/ Infusionen/Röntgenbilder),
8. RR-Manschette am Arm anlegen, RR messen, Puls messen,
9. EKG-Elektroden anlegen,
10. Stauschlauch am Arm anlegen,
11..Einstichstelle desinfizieren,
12. Vene suchen und mit Kanüle punktieren,
13. Kanüle auf Durchgängigkeit prüfen,
14. Kanüle abstöpseln,
15. Infusion anschließen,
16. Stauchschlauch entfernen,
17. Kanüle fixieren,
18. Einstichstelle steril verbinden.

**Ablaufdiagramm Anästhesieärzte Narkoseeinleitung [18]**

1. Anästhesievorbereitung (s.d.),
2. Narkoseeinleitungsmedikamente spritzen,
3. laufende verbale Information des Patienten bis zum Einschlafen,
4. $O_2$ atmen lassen,
5. Muskelrelaxans spritzen,
6. Manuelle $O_2$-Beatmung über Maske,
7. Intubation,
8. Lage des Intubationstubus überprüfen,
9. Intubationstubus befestigen,
10. Blutdruck und Puls messen,
11. Tubus am Narkosegerät anschließen,
12. Narkosegemisch einstellen,
13. Vitalfunktionen kontrollieren,
14. in OP-Saal fahren,
15. an Narkosegerät anschließen,
16. an Monitor anschließen,
17. laufende Kontrolle der Vitalfunktionen,
18. Nachspritzen von Narkosemitteln.

Diese Ablaufdiagramme betreffen nur die Tätigkeiten mit sog. erfaßbaren Mengengrößen. Eine ähnlich umfangreiche Schrittanalyse ist notwendig, um die Narkoseausleitung zu beschreiben. Narkoseeinleitung und -ausleitung sind Einsatzzeiten zusätzlich zur Operationszeit (Zeit vom Beginn des Hautschnitts bis zur Beendigung der Hautnaht durch den Chirurgen). Für die Ein- und Ausleitung einer Narkose sind in der Gebührenordnung für Anästhesisten je 10 Minuten zusätzlich zur Operationszeit abrechenbar, also als Arbeitszeit anerkannt. Dies wird im Mittel ausreichen. Vor aufwendigen Operationen, die auch eine aufwendige Anästhesie bedingen, z.B. durch intensivere Kreislaufüberwachung mittels in die Blutbahn eingeschwemmten Kathetern oder durch gezielte Blutdrucksenkung, für die eine blutige arterielle Messung notwendig ist, auch vor gleichzeitiger Anwendung zweier Anästhesieverfahren wie Katheterperiduralanästhesie (kontinuierliche Rückenmarksbetäubung) in Verbindung mit einer Intubationsnarkose wird die Einleitung durch die zusätzliche Narkosevorbereitungszeit mehrfach länger dauern, u.U. auch länger als 1 Stunde. Dasgleiche gilt für die Ausleitungszeit, wenn im Anschluß an die Operation noch Kreislauf und Atmung wieder zu stabilisieren sind.

Einen Überblick über die gleichzeitigen Tätigkeiten von Anästhesist und Operateuren im Operationsbereich für eine ganz normale (keine große) Operation zeigt Tabelle 1.

**Tabelle 1.** Synoptische Tätigkeiten von Anästhesist und Operateuren im Operationsbereich

| | Anästhesist | Operateure | |
|---|---|---|---|
| | Patienten abrufen | | |
| **Vorbereitung** | Auflegen überwachen | Sich waschen, ankleiden und *warten* | **Vorbereitung** |
| | Überwachung der Vitalparameter vorbereiten (RR, EKG) | | |
| | Venenpunktion, Infusion | | |
| | Narkose einleiten | | |
| | Narkose stabilisieren | | |
| | Evtl. Magensonde | | |
| | ZVK-Katheter, arterielle Punktion | | |
| **Operation** | Operationslagerung überwachen | Operationslagerung überprüfen | **Operation** |
| | Narkosetiefe und Vitalparameter ständig überwachen und korrigieren | Operationsfeld desinfizieren und abdecken | |
| | Narkose ausleiten | Operieren | |
| | | Verbinden evtl. Drainagen anschließen | |
| **Nachsorge** | Evtl. warten auf Spontanatmung | Operationsbericht diktieren | **Nachsorge** |
| | Extubieren | *Warten* und sich regenerieren | |
| | Narkoseprotokoll abschließen Umlagerung überwachen | | |
| | Übergabe an postoperative Überwachung (Aufwacheinheit, Intensivstation) | | |

Steht pro Operationsteam nur ein Anästhesieteam zur Verfügung, so lassen sich Wartezeiten für die Operateure zwischen den Operationen nicht vermeiden. Sogenannte fliegende Wechsel sind aber nur möglich, wenn eine überproportionale Anzahl von Anästhesisten für eine gegebene Anzahl von Operationstischen zur Verfügung steht.

Mit alledem soll lediglich gezeigt werden, daß die Arbeitszeit des Anästhesisten nur sehr mittelbar an der Operationszeit des Chirurgen gemessen werden kann. In seiner Arbeitsintensität ist der Anästhesist jedoch unmittelbar vom chirurgischen Tun abhängig. Schon die Operationsindikation bestimmt die Intensität des anästhesiologischen Einsatzes. Die Klinik, die vorwiegend Schwerkranke operiert, wird anders gesehen werden müssen als der Durchschnitt, das Akutkrankenhaus anders als das „Sanatorium" und die Unfallklinik anders als das Belegkrankenhaus. Große Eingriffe mit ihren vertrakten Einwirkungen auf die vitalen Funktionen des Patienten, v.a. auf dessen Kreislauf und Atmung, fordern den Anästhesisten schon während der Operation zumindest genauso wie den Operateur und postoperativ gewöhnlich noch mehr. Große Blutverluste sind vom Anästhesisten nur unter Assistenz ausreichenden Hilfspersonals oder weiterer Anästhesieassistenz rechtzeitig und damit wirkungsvoll zu bewältigen (daß die leistungsfähige Versorgung dann auch von einer leistungsfähigen Blutbank abhängt, versteht sich von selbst). Gegenüber solchen zusätzlichen Belastungen wird die Routineaufgabe des Anästhesisten, während der Operation die Narkose so zu bemessen, daß der Operateur optimale Arbeitsmöglichkeiten „wie bei einem völlig erschlafften Leichnam" hat, der Patient aber wieder aufwacht „als sei bei ihm gar nichts getan worden", zu einer Nebenbelastung zusammenschrumpfen.

Mit anderen Worten: Große und Risikooperationen fordern den Anästhesisten nicht nur fachlich, sondern auch zeitlich weit über das von bürokratischen Regeln Zugemessene hinaus.

Die Groß- und Risikooperationen nehmen aber zu in unserem Gesundheitssystem, das gewillt ist, für alle die bestmögliche Versorgung zu gewährleisten. Ein solches System muß dann aber auch in den Personalschlüsseln den gestiegenen Anforderungen Rechnung tragen.

Ahnefeld hat einleitend schon darauf hingewiesen, daß an den Universitätskliniken in Homburg und Ulm die durchschnittlichen Anästhesiezeiten, berechnet auf einen Patienten. zwischen 1970 und 1980 in Homburg um 43,4%, in Ulm um 53% angestiegen sind. Durch die gleichzeitige Erhöhung der Patientenzahl ist ein Anstieg des Anästhesiegesamtaufwands pro Jahr in Homburg um 90,5%, in Ulm um 149,8% nachzuweisen. Gleichzeitig stieg in Ulm der Anteil der Risikopatienten von 21 auf 30,5% [1].

Aus der Marburger chirurgischen Universitätsklinik liegen ähnliche Zahlen vor. Dort hat sich der Anteil der über 60jährigen im Gesamtkollektiv der operierten chirurgischen Patienten (Allgemein-, Thorax- und Gefäß-, Unfallchirurgie) von 15,3% im Jahre 1950 auf 32,7% im Jahre 1980 erhöht (Abb. 1).

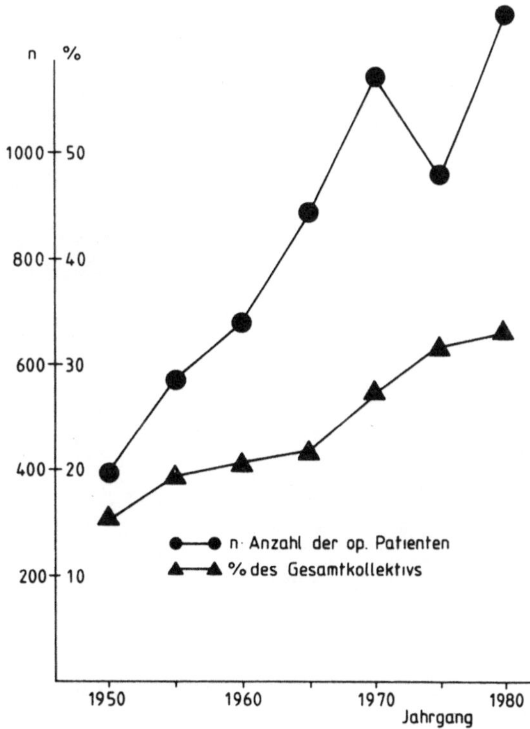


**Abb. 1.** Häufigkeit der über 60 Jahre alten Patienten im Operationsgut der allgemeinen, der Thorax- und der Gefäßchirurgie der Chir. Universitätsklinik Marburg. (Aus [15])

Im Jahre 1950 wurden dort 394 Patienten, die älter als 60 Jahre waren, operiert, 1980 waren es bereits 1259.

Auch im chirurgischen Bereich ergibt sich allein daraus ein überproportionales Anwachsen an Diagnostik und Nachbehandlung, denn der alte Mensch leidet für gewöhnlich nicht nur an der zu operierenden Erkrankung, sondern darüber hinaus an Erkrankungen verschiedener Organsysteme (Multimorbidität), und ein alter Mensch ist im Durchschnitt häufiger und schwerer krank als ein junger. Auch in diesem Zusammenhang wird heute ein Anästhesist ungleich mehr gefordert als noch vor 10 oder gar 30 Jahren.

Das ist ein ökonomischer Teufelskreis. Dank verbesserter Lebensbedingungen, besserer Vorsorge, verbesserter medizinischer Möglichkeiten werden wir Zivilisationsmenschen immer älter, und die verbesserte medizinische Versorgung belastet unser Sozialprodukt in immer höherem Maß und Prozentsatz.

Der Vergleich der Altersstruktur der westdeutschen Bevölkerung von 1970 mit der von 1980 zeigt die Zunahme der über 65jährigen ganz deutlich (Abb. 2). Wie stark die Morbidität mit zunehmenden Alter ansteigt, zeigt Abb. 3. Je kränker jemand ist, um so größer wird das Risiko und um so höher auch der anästhesiologische Aufwand für ihn bei Operationen. Es ist nicht verwunderlich, daß auch unser Krankenhaus dadurch immer teurer wird (Abb. 4). Von 1970 bis 1981 führte die Zunahme der Patienten und des Pflegepersonals (bedingt auch durch die Verkürzung der Arbeitszeit von damals 47 auf heute 40 Stunden pro Woche) in unseren Krankenhäusern zusammen mit einer beispiellos verbesserten technischen Ausstattung infolge neuer technischer Möglichkeiten zum Anstieg der Ausgaben der gesetzlichen Versicherungen für Krankenhausrechnungen für das Jahr 1981 auf 27,2 Mrd. DM, 4 mal soviel wie 1970.

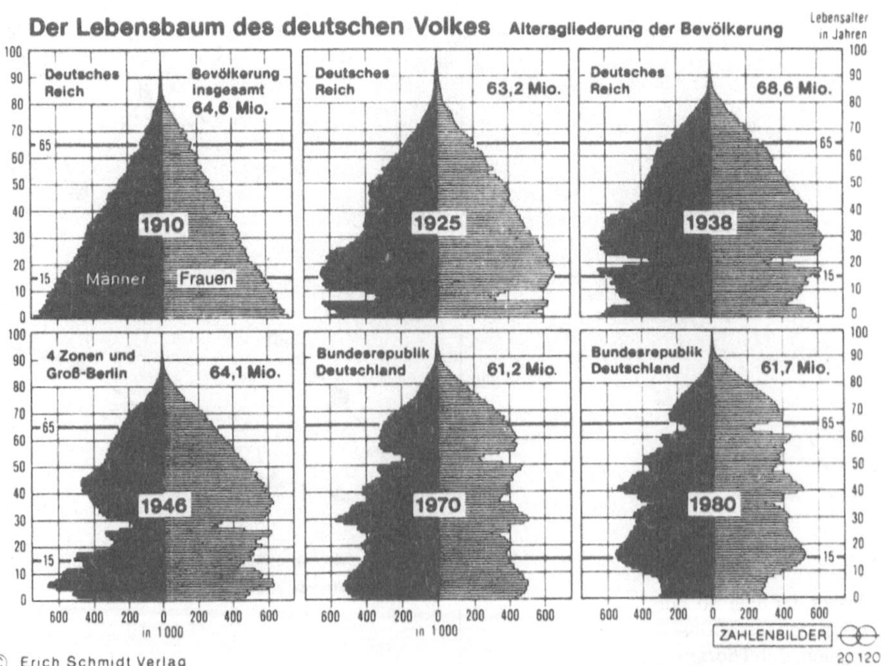


**Abb. 2.** Der Anteil der 65jährigen und Älteren aus unserer Bevölkerung hat von 5% im Jahre 1910 auf heute fast 16% zugenommen. (Aus [3])

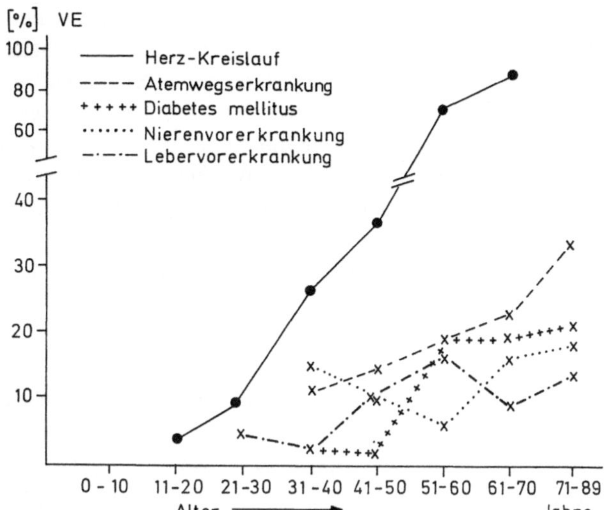


**Abb. 3.** Häufigkeit verschiedener Vorerkrankungen bei verschiedenen Altersstufen. (Aus [25])

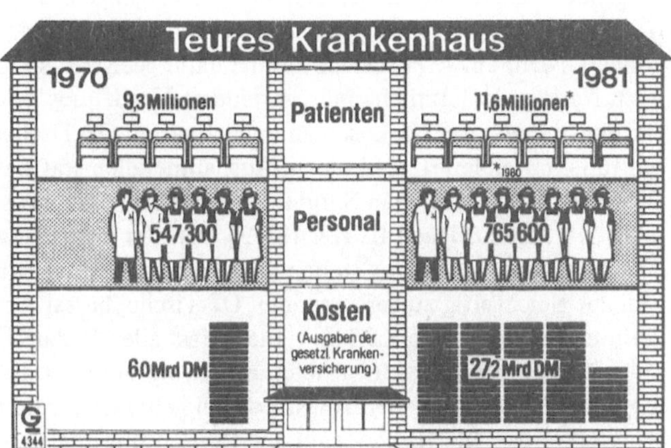


**Abb. 4.** Verteuerung der Krankenhauskosten 1970–1981. (Aus [6])

Auch vor diesem Hintergrund müssen wir unsere Personalforderung sehen. Sie müssen unter den heutigen gesundheitspolitischen Bedingungen realisierbar sein [20]. Notwendig ist dazu erst einmal, daß unsere Forderungen realistisch sind, denn wenn 70,3% der Krankenhauskosten allein auf Personalkosten entfallen (das waren 1979 schon etwa 25 Mrd. DM) [13], dann sind wir hier schon fast an den Grenzen des Möglichen angelangt. Wir werden auch hier das Maximale nicht machen können, wir sollten aber das Optimale aus Aufwand und Patientensicherheit zu erreichen suchen. Ausgehen sollten wir dazu nicht mehr vorrangig von der Patientensicherheit, sondern von der Optimierung des Arbeitsablaufs im Krankenhaus.

In bezug auf die Sicherheit haben schon Meyer u. Kim [16] aus betriebswirtschaftlicher Sicht gefragt „ob um jeden Preis (d. h. der Personalkosten) auch die letzten Promillezehntel des organisatorischen Patientenrisikos abgebaut werden sollen, *solange die dafür erforderlichen Mittel in anderen Bereichen des Gesundheitswesen größeren Nutzen (d.h. größere Risikoabnahme) stiften können"*. Meyer u. Kim gingen seinerzeit davon aus, daß infolge der ungenügenden Anzahl der zur Verfügung stehenden Anästhesisten nur die Hälfte unserer Bevölkerung anästhesiologisch voll versorgt sei [23]. Inzwischen hat sich die Situation aber so geändert, daß wir von einer Vollversorgung in der Anästhesie sprechen können, soweit die Besetzung der vorhandenen Stellenpläne betroffen ist. Die vorhandenen Stellenpläne in der Anästhesie können heute besetzt werden [24]. Unsere Frage betrifft daher nicht mehr die Stellenbesetzung, sondern die Stellenpläne. Sind sie ausreichend für die Anforderungen, die heute an die Anästhesie gestellt werden? Wir müssen bei unserer Antwort darauf im Auge behalten, daß das moderne Krankenhaus ein hochgradig vernetztes System ist, in dem die ungenügende Funktion einer so wichtigen Abteilung wie der Anästhesie die Arbeitsabläufe im gesamten operativen Bereich des Krankenhauses behindern kann.

## Stellenplanberechnung für die Anästhesie, die Zahl „n"

Alle Forderungen von unserer Seite zum Stellenplan basieren auf der Unabdingbarkeit, daß während der Arbeit des Operateurs der Operationstisch durchgehend von einem Anästhesisten zu betreuen ist. Schwesternnarkosen sind deshalb obsolet, weil jede Narkose einen schwerwiegenden Eingriff in die Selbststeuerungsvorgänge des Organismus bedeutet, die in ihrer Komplexität nur vom Arzt übersehen und bei Entgleisung nur vom Arzt behandelt werden können. Nicht ein Arzt schlechthin ist dafür geeignet, sondern ein speziell dafür ausgebildeter Arzt. Narkose ist letztlich eine „gesteuerte Vergiftung". Sogenannte Parallelnarkosen, bei dem ein Anästhesist zwei Narkosen an benachbarten OP-Tischen unter Assistenz von ausgebildeten Hilfskräften leitet, sind nur in Ausnahmefällen statthaft und von erheblicher forensischer Relevanz (s. dazu „Zu den Sorgfaltspflichten eines Narkosearztes bei einer Intubationsnarkose" BGH, Aktenzeichen III ZR 48/73). Aus der Forderung, daß pro Operationstisch ein Anästhesist zur Verfügung stehen muß, kommt bei der Errechnung von Bedarfszahlen der Anzahl der gleichzeitig zu versorgenden OP-Tische, besser Arbeitsbereiche, eine überragende Bedeutung zu. Das ist die Zahl „n", die in fast allen Bedarfsberechnungen erscheint. Die Zahl „n" zu erheben wäre nicht problematisch, wenn damit die Anzahl der OP-(Anästhesie-)Räume gemeint wäre, in denen Anästhesisten gebraucht werden könnten. In Spitzenzeiten des Bedarfs werden alle vorhandenen OP-Einrichtungen gleichzeitig benutzt werden müssen. Dafür muß auch die Anästhesie personell gerüstet sein. Abgestellt ist „n" aber auf den *Regelbedarf*. Damit ist „n" aber eine Größe, deren Anteil an den Anästhesieeinsatzbereichen von Haus zu Haus je nach Krankengut und OP-Organisation verschieden ist, und seine Erhebung wird, unmöglich ohne eingehende Zeiterhebung auf arbeitswissenschaftlicher Grundlage im Multimomentverfahren, eine Aufgabe, an deren Komplexizität und Kosten für den Gesamtpersonalbedarf im Krankenhaus soeben ein großangelegter Versuch der Bundesregierung (PBEV = Personalbedarfsermittlungsverfahren) gescheitert ist.

Für die genaue Erhebung der reinen Anästhesiebelastung würde es ausreichen, wenn man die Anzahl der in einem Krankenhaus zu leistenden Anästhesiejahresarbeitminuten ermittelt.

Da bei jeder Anästhesie ein Protokoll, aus dem auch der genaue zeitliche Ablauf von Anästhesie und Operation hervorgehen, geschrieben wird, läßt sich — allerdings mit einigem, aber vertretbarem Aufwand — die zeitliche Belastung errechnen.

Zu dem Resultat, daß eine solche Berechnung ausreichend sei, kommt ein Gutachten, das der Senator für Gesundheit und Umweltschutz in Berlin für die Krankenhäuser Moabit, Neukölln und Wilmersdorf hat durchführen lassen [26]. Erstmals wurden die Tätigkeiten des Krankenhausanästhesisten dort mit Methoden untersucht, wie sie zur Analyse von praktizierten Arbeitsabläufen (Ist-Aufnahme) im industriellen Bereich seit langem gebräuchlich sind. Diese Berliner Studie ergibt aufschlußreiche Ergebnisse hinsichtlich der Anteile aller Einzeltätigkeiten und persönlichen Verteilzeiten (Pausen etc.) an der Arbeitszeit des Anästhesisten. Zur Berechnung weiter genutzt wurde in diesem Gutachten letztlich aber nur eine einzige aggrigierte Größe, nämlich die reine Narkosetätigkeit (Rüsten, Einleiten, Überwachen, Ausleiten), die 50% der Gesamttätigkeit des Anästhesisten ausmacht. Sie läßt sich anhand von von Narkoseprotokollen gut auszählen. Bei heute (1983) nur noch 1614 möglichen Arbeitsstunden pro Arzt und Jahr — [14] Ausfallzeiten sind dabei berücksichtigt (s. Schlußbemerkung dieser Arbeit) — ergibt sich, daß für je 48420 notwendige Narkoseminuten ein Anästhesiearzt vorgehalten werden muß (50% von 1614 mal 60).

Daß der Anästhesist nur während 50% seiner Arbeitszeit Anästhesien macht, hat wohl den Auftraggeber der Studie, jedoch nicht uns Anästhesisten überrascht. Auch in einer gut organisierten Operationsabteilung lassen sich organisationsbedingte Pausen zwischen den aufeinanderfolgenden Anästhesien nicht vermeiden. So bedingt bereits eine verzögerte Übergabe des operierten Patienten zur postoperativen Überwachung, wie sie häufig dort vorkommt, wo keine Aufwacheinheit vorhanden ist, schon eine Leerzeit zwischen den Anästhesien, und auch beim sog. fliegenden Wechsel lassen sich trotz bester Organisation Wartezeiten für den Anästhesisten nicht vermeiden, wenn der Operationssaal für den nächsten Patienten noch nicht frei ist. Außerdem erschöpft sich die Aufgabe des Anästhesisten nicht im Operationssaal. Er ist ja gleichermaßen zuständig für die präoperative Narkosevisite, mithin auch für die Festlegung des zu wählenden Anästhesieverfahrens schon am Vortag der Operation im Gespräch mit dem Patienten. Er ist zuständig für die postoperative Narkosevisite. Es müssen Organisationsbesprechungen der gesamten Abteilung durchgeführt werden, und natürlich ist auch die abteilungsinterne Weiterbildung Arbeitszeit.

Für die Aufgaben, die die Anästhesie an vielen Häusern zusätzlich übernommen hat, wie Intensivtherapie, Notarzttätigkeit, Schmerzambulanz, Anästhesieambulanz, müssen zusätzliche Personalschlüssel aufgestellt werden.


## Die sog. Anhaltszahlen

In die offiziellen Anhaltszahlen zur ärztlichen Besetzung von Anästhesieabteilungen haben die eingehenden Berliner Untersuchungen keinen Eingang gefunden. Nach wie vor legen die Krankenkassen bei den Pflegesatzverhandlungen zum Personalschlüssel die Anhaltszahlen der DKG von 1969 [7] zugrunde (DKG-Formel) oder die aufgrund der seitdem eingetretenen Arbeitszeitverkürzung von 47 auf 40 Wochenstunden korrigierten Zahlen der 37. GMK (Konferenz der für das Gesundheitswesen zuständigen Minister und Senatoren der Länder) vom 27.2.1976 [10] sofern nicht in einzelnen Bundesländern aufgrund der GMK staatliche Richtlinien erlassen wurden.

Die „Anhaltszahlen für die Besetzung der Krankenhäuser mit Ärzten" der DKG von 1969 sehen für das Fachgebiet Anästhesie folgenden Schlüssel vor:

n + 15%

n = Zahl der Operationstische, an denen täglich gleichzeitig operiert wird.

Dazu heißt es dort „die Anhaltszahlen gelten für *allgemeine* Krankenhäuser. Sie beziehen sich auf die Gesamtzahl der Ärzte (leitende Ärzte, Oberärzte, Assistenzärzte). . . Die Anhaltszahlen gehen von einer Arbeitszeit von 47 Wochenstunden aus und schließen einen Ausfall von 15 v.H. durch Urlaub, Krankheit, Kuren und Mutterschutz ein." [7]

Die GMK hat in seiner Sitzung vom 27. Februar 1976 die Anhaltszahlen der DKG von 1969 auf die inzwischen eingetretene Arbeitszeitverkürzung von 47 auf 40 Wochenstunden fortgeschrieben; sie sollen gelten „sofern die Länder eigene Anhaltszahlen nicht ermittelt haben" [10]:

$$(n + 15\%) \cdot 1{,}175;$$
$$\sim n + 35\%;$$

n = Zahl der Operationstische, an denen täglich gleichzeitig operiert wird.

Die Anhaltszahlen lauten seitdem
für Baden-Württemberg, Bayern, Nordrhein-Westfalen n + 35%
für Hessen n + 39%
für Schleswig-Holstein n + 58%
In Bremen, Niedersachsen, Rheinland-Pfalz und im Saarland gilt immer noch n + 15%, ähnlich auch in Hamburg.

Lediglich in Berlin kann frei, d.h. ohne Bezug auf „n" verhandelt werden nach ausgewiesenem Hausbedarf.

Wie Golombek [12], Referent für Personalbedarf bei der DKG, errechnete, muß die Fortschreibung der Formel n + 15% von der 47 Stunden- auf die 40-Stunden-Woche jedoch genaugenommen n + 43,76% lauten. Ausgehend von diesen Berechnungen und unter Berücksichtigung der seit 1969 eingetretenen Entwicklung durch den Fortschritt in der Medizin hat die DKG bereits 1974 [8] eine neue Formel als Anhaltszahl für die Personalbemessung in der Anästhesie veröffentlicht:

$$n + 58\%$$

n = Anzahl der Arbeitsplätze, die an 5 Tagen in der Woche bis zu 5 Stunden gleichzeitig anästhesiologisch versorgt werden

Golombek [12] weist auch darauf hin, daß unter den Aspekten von 1979 der Zuschlag von 15% zu „n" für einen Ausfall durch Urlaub, Krankheit, Kuren und Mutterschutz nicht mehr bestehen bleiben könne, weil schon seit 1978 eine tarifvertragliche Verkürzung der Arbeitszeit in Form eines verlängerten Urlaubsanspruchs von 1–2 Tagen voll wirksam geworden sei.

Darüber hinaus müsse auch die Verlängerung des Mutterschutzes von 8 Wochen auf 6 Monate beachtet werden, da gerade in der Anästhesie der Anteil an Ärztinnen mit 42% mehr als doppelt so hoch sei wie sonst im Krankenhaus mit 19%. Auch müsse man berücksichtigen, daß die Berufsverweildauer der Anästhesisten im Krankenhaus zunimmt und somit die höchste tarifliche Urlaubszeit von 30 Tagen mehr und mehr von einer größeren Zahl Anästhesisten erreicht wird. Im übrigen haben auch die Erhebungen des PBEV ergeben, daß die Ausfallzeiten durch Krankheit, Urlaub, Mutterschutz im Krankenhaus (nicht nur in der Anästhesie) real bei 21% liegen.

Aufgrund der seit 1969 ständig gestiegenen Anforderungen an die Medizin hat die 42. GMK [11] in einer neuerlichen Entschließung vom 2./3. November 1978 festgelegt, daß

„die Anhaltszahlen der DKG von 1969 fortgeschrieben auf die 40-Stunden-Woche nur als Näherungswerte und Orientierungshilfen anzusehen und die durch die medizinische Entwicklung bedingten Änderungen des Personalbedarfs bei den Einzelprüfungen zu berücksichtigen sind". Die GMK hat also ihre strikt ablehnende Haltung gegenüber den Anhaltszahlen der DKG von 1974 (s. oben) nunmehr aufgegeben (MiBla KGNW, November 1978, lfd. Nummer 150/78).

## Die Anhaltszahlen aus der Sicht des Fachgebiets Anästhesiologie

Die DGAI hat immer erklärt, daß die Anhaltszahlen der DKG von 1969 (auf die sich alle weiteren offiziell gültigen Anhaltszahlen beziehen) aus folgenden Gründen für das Fachgebiet Anästhesiologie unbrauchbar sind [19]:

1. Sie sind quantitativ unzulänglich, da sie unberücksichtigt lassen, daß der Anästhesist neben der reinen Narkosetätigkeit noch weitere Aufgaben außerhalb des Operationssaals zu erfüllen hat, wie Prämedikationsvisite, präoperative Vorbereitung des Patienten, postoperative Nachsorge, Tätigkeit im Rahmen der ersten Hilfe u.a. Nach den Berliner Untersuchungen nehmen diese Tätigkeiten 50% der Arbeitszeit in Anspruch.
2. Der Stellenschlüssel ist qualitativ unzulänglich, da er den leitenden Arzt und die Oberärzte der Abteilung nicht gesondert ausweist. Damit sind diese Ärzte während der gesamten Dauer des Operationsprogramms fest an einen OP-Tisch gebunden und können ihren Weisungsfunktionen und Aufsichtspflichten nicht nachkommen.
3. Die Formel n + 15% besitzt keinen Zeitfaktor. Es bleibt somit unberücksichtigt, wenn ein OP-Tisch weit über die wöchentliche regelmäßige Arbeitszeit hinaus in Anspruch genommen wird. Der mangelnde Zeitfaktor ist in der DKG-Empfehlung von 1974 [8] (n + 58%) insofern berücksichtigt, als dort n = Zahl der Arbeitsplätze bedeutet, die an 5 Tagen in der Woche bis zu 5 Stunden täglich gleichzeitig anästhesiologisch versorgt werden.
4. Die Anhaltszahlen der DKG von 1969 [7] enthalten keinerlei Angaben über den Bedarf an Anästhesieschwestern oder -pflegern.

Aus der Sicht des Fachgebiets werden die Anhaltszahlen der DKG von 1974 [8] (s. oben) unserem Bedarf am ehesten gerecht. Offenbar sind sie aber unter den heutigen Beschränkungen, denen die Krankenhausfinanzierung unterliegt, in den einzelnen Bundesländern noch immer nicht generell durchzusetzen (mit Ausnahme von Schleswig-Holstein).

Der Mittelbegrenzung müssen auch wir Rechnung tragen. Geht man davon aus, daß wohl die Arbeitsfähigkeit der Anästhesieabteilung — als begrenzender Faktor jeder operativen Tätigkeit im Krankenhaus — gewahrt bleiben muß, der „Abbau auch der letzten Promillezahlen des Patientenrisikos" (wegen personell nicht optimal ausgestatteter Anästhesieabteilungen) jedoch vernachläßigt werden darf „solange die dafür erforderlichen Mittel in anderen Bereichen des Gesundheitswesens größeren Nutzen (d.h. größere Risikoabnahme) stiften können" [16], dann werden wir auch mit den fortgeschriebenen Anhaltszahlen 1969 der GMK von 1978 [11] (s. oben) arbeiten können. Voraussetzung dafür ist jedoch, daß sich diese Zahlen nur auf die genuinen Anästhesieleistungen (präoperative Visite, Anästhesie, Überwachung im Aufwachraum, postoperative Visite, Organisationsbesprechungen, Weiterbildung) beziehen und daß „n" zeitlich auf 5 Stunden pro Einheit und Tag begrenzt wird:

n + 35%,

n = Zahl der Arbeitsplätze, die an 5 Tagen in der Woche bis zu 5 Stunden gleichzeitig anästhesiologisch versorgt werden.

Die Anhaltszahlen n + 35% können nur gelten, wenn der Bedarf nicht durch örtliche, den Arbeitsablauf verzögernde Gegebenheiten, erhöht wird. Zu berücksichtigen sind (im Sinne erhöhten Bedarfs) folgende Abhängigkeiten:

1. weite Wege (z.B. Dezentralisierung der Aufgabenbereiche, verstreute Operationstische bei Pavillonsystem),
2. Nichtvorhandene Aufwacheinheiten,
3. weniger als 50% Fachärzte,
4. mehr als 15% Risikonarkosen (z.B. Polytrauma, Alterschirurgie ($>$ 65 Jahre), Kinderchirurgie ($<$ 5 Jahre), Herz- und Thoraxchirurgie, Gefäßchirurgie, Langzeitnarkosen ($>$ 300 Minuten)
5. „fliegende Wechsel" bei getrennter Anästhesieein- und -ausleitung.

Für alle Tätigkeiten, die der Anästhesie als zusätzliche Dienstaufgabe zugewiesen werden, sind auch Personalzuweisungen nach den für die spezifische Tätigkeit aufgestellten Personalschlüsseln notwendig.

Erhöhter Personalbedarf ist notwendig (jeweils nach besonderem für die spezifische Tätigkeit ausgewiesenen Schlüssel) bei Tätigkeiten

1. in der Intensivtherapie,
2. als Notarzt,
3. in der Anästhesieambulanz,
4. in der Schmerztherapie,
5. als "stand by" und Konsiliararzt,
6. in der fachbezogenen Weiterbildung,
7. in der Studentenausbildung,
8. in der Forschung.

In der Anästhesieambulanz kann ein Arzt 2 Patienten pro Arbeitsstunde versorgen [5], mithin heute (1984) 1614 mal 2 Patienten im Jahr.

Die Anhaltszahlen sehen keinen Zusatz vor für die chef- oder oberärztliche Überwachung von Anfängern. Ein Chirurg kann vom ersten Tag seiner Tätigkeit an schon als *Operationsassistent* beginnen. Der Anästhesist arbeitet jedoch allein. Der Anfänger in der Anästhesie ist daher erst dann als Arbeitskraft einsetzbar, wenn er sich gewisse unabdingbare fachspezifische Grundkenntnisse angeeignet hat und erste praktische Erfahrungen gesammelt hat. Erst kürzlich hat der Bundesgerichtshof (BGH) in einem richtungsweisenden Urteil erklärt, daß es unzulässig sei, Ärzte zu Beginn ihrer Weiterbildung, d.h. ohne ausreichende Kenntnisse und Erfahrungen unbeaufsichtigt als Anästhesisten einzusetzen [4].

Die Einarbeitungszeit in der Anästhesie bis zum selbständigen Führen von Narkosen, selbst von Narkosen, die nur ein geringes Risiko beinhalten, beträgt 6 Monate [21, 22]. Da die Zahl der Anfänger ständig wechselt, ist es schwierig, sie bei den Anhaltszahlen zu berücksichtigen. Anfänger sollten dann aber auch während der ersten 6 Monate ihrer Weiterbildungszeit nicht auf den Stellenplan angerechnet werden.

Auch das kann schwierig sein und dazu führen, daß in diesem Bereich der un- oder zumindest unterbezahlte Volontärassistent früherer Zeiten wieder auflebt. Die DKG hat daher 1980 eine neue Formel für die Anhaltszahlen ermittelt, in denen y als Anteil der mit 2 Anästhesisten zu besetzenden OP-Tische auch die Anästhesieanfänger mit eingehen könnten [21]:

$$n \cdot y \cdot (1 + A)$$

n    Zahl der Arbeitsplätze (OP-Tische, Untersuchungsplätze usw.) an denen an den Tagen mit vollem Leistungsbetrieb im Krankenhaus bis zu 5 Stunden täglich gleichzeitig gearbeitet wird:

y    der Faktor für den Ausgleich des Zeitaufwands, der durch gleichzeitiges Tätigwerden mehrerer Kräfte an *einen* Arbeitsplatz sowie vor- und nachlaufend erforderliches Tätigwerden auftritt:

A    die durchschnittliche Jahresarbeitsausfallquote.

## Personalschlüssel für den Anästhesiedienst, für den technischen Dienst und für Aufwacheinheiten

### Anästhesiedienst

Die Aufgaben des Anästhesiedienstes betreffen die Rüstung aller für die Durchführung der Narkose erforderlichen technischen und medikamentösen Hilfen sowie Assistenz für den Anästhesisten bei Narkoseeinleitung, -führung und -ausleitung. Darüber hinaus geht auch die tägliche Funktionsprüfung, Reinigung, Pflege und Desinfektion von Narkosegeräten, Narkoseinstrumenten und anderem Anästhesiezubehör zu Lasten des Anästhesiedienstes. Aus der Erfordernis der Assistenz bei Narkoseeinleitung, -durchführung und -ausleitung — entsprechend der Instrumentierungsschwester in der Chirurgie — ergibt sich, daß ein Anästhesieteam prinzipiell aus Arzt und Schwester oder Pfleger bestehen muß. Daher sind die Anhaltszahlen für Anästhesieärzte in gleicher Höhe auf den Anästhesiedienst (Schwester/Pfleger) anzuwenden [17]. In Hessen und Bayern ist diese Regelung durch Ministererlaß festgelegt [5].

### Technischer Dienst

Schwierig zu ermitteln sind Bedarfszahlen für den sog. technischen Dienst, d.h. für Wartung und Reparatur des umfangreichen für die Anästhesie notwendigen Geräteparks von Narkose-, Beatmungs- und Überwachungsgeräten. Verbindliche Zahlen sind hierfür noch nicht erarbeitet worden. Bisher werden Reparatur und Wartungsarbeiten mehrheitlich von den Geräteherstellern durchgeführt, die auf Anforderung oder aus Wartungsverträgen tätig werden. Eine Regelung, die sehr teuer ist.

An einigen größeren Anästhesiezentren, v.a. an Universitätskliniken (u.a. in Gießen, Erlangen, Ulm) bestehen daher hauseigene technische Dienste, denen zumindest die Wartungsarbeiten und ein Teil der Reparaturarbeiten übertragen worden sind. Genaue Zahlen liegen mir nur für die Wartung und Reparatur von Narkosegeräten am Klinikum der Justus-Liebig-Universität in Gießen vor (Miethe, persönliche Mitteilung). Dort werden im Jahr zur Wartung und Reparatur für Geräte der Narkosetechnik durchschnittlich 22 h pro Anästhesieplatz aufgewendet. Dazu kommen für einen wöchentlichen Funktionstest, der ebenfalls vom Technikzentrum durchgeführt wird (die übrigen Tests werden täglich vom Anästhesiedienst durchgeführt) weitere 13 h pro Anästhesieplatz und Jahr. Zusammen mit einem anteiligen Aufwand für Lagerhaltung, Verwaltung, Kundendienst, Kontrolle bei Fremdeinsatz etc. liegt in Gießen die Arbeitsbelastung pro Anästhesieplatz bei 38—45 h pro Jahr. Dies stellt die untere Bedarfsgrenze dar und betrifft nur Narkosegeräte. Die zur Narkoseüberwachung benötigten elektronischen Geräte sind dabei nicht einbezogen. Hierfür ist allerdings der Wartungs- und Reparaturaufwand erheblich geringer. Überschlagsmäßig kann man rechnen, daß bei nur durchschnittlichem Aufwand an Wartung und Pflege für die Anästhesie bei derzeit laut Kostenstatistik rund 1620 Jahresarbeitsstunden, ein Techniker etwa 20—25 Anästhesieplätze betreuen kann. Auch diese Zahlen sind natürlich abhängig von örtlichen Gegebenheiten, insbesondere auch vom Zustand und Alter der verwendeten Geräte. Für gewöhnlich wird ohnehin ein Servicezentrum nicht nur zur Betreuung der Anästhesiegeräte da sein, sondern dieses wird auch die Intensivgeräte und möglicherweise alle technischen Geräte des Gesamtklinikums betreuen.

*Aufwacheinheiten*

Die personellen Erfordernisse für Aufwacheinheiten sind in den Anhaltszahlen der Deutschen Krankenhausgesellschaft für den Anästhesiedienst nicht berücksichtigt, ebensowenig wie in den Anhaltszahlen für Intensiveinheiten. Für Aufwacheinheiten müssen daher gesonderte Planstellen für fachspezifische Pflegekräfte ausgewiesen werden. Der Personalbedarf richtet sich nach der Betriebszeit der Aufwacheinheit und der Anzahl der gleichzeitig zu überwachenden Patienten wie der zeitlichen Verteilung der anfallenden Überwachungszeiten. Dabei ist von einer pflegerischen Betreuung auszugehen, die in der Regel 20 Pflegeminuten je Patient und Überwachungsstunde nicht überschreitet. Darüber hinaus ist die 24-stündige Funktionsbereitschaft der Aufwacheinheit zu berücksichtigen.

Eine ständige ärztliche Präsenz ist in der Aufwacheinheit im Regelfall nicht erforderlich. Der Anästhesist muß aber stets kurzfristig verfügbar sein. Unter der Voraussetzung, daß die Aufwacheinheit in die Operationsanlage eingebunden ist, entsteht somit im ärztlichen Dienst kein zusätzlicher Personalbedarf. Liegen besondere Umstände (z.B. Übernahme zusätzlicher Funktionen, keine unmittelbare Anbindung an die Operationsanlage) vor, so kann während der Betriebszeit der Aufwacheinheit auch im ärztlichen Dienst ein zusätzlicher Personalbedarf erforderlich werden *(Grundsätze für Aufwacheinheiten 1982)*.

## Schlußbemerkungen

Abschließend muß ich betonen, daß alle Anhaltszahlen und alle von mir daraufhin angestellten Überlegungen sich nur auf den Tagesdienst beziehen. Ruf- und Bereitschaftsdienst wird z.Z. wohl überall noch zusätzlich zum Tagesdienst, damit ohne Auswirkung auf den Stellenplan, geleistet. Soll für Ruf- und Bereitschaftsdienst Freizeitausgleich gewährt werden, oder wird für einen Teil der Dienste Schichtarbeit angeordnet, so müssen hierfür weitere Stellen eingerichtet werden. Auszugehen ist heute (1984) davon, daß die Jahresarbeitsleistung eines Arztes nur mit 1614 h angesetzt werden kann. Zwar ergeben sich bei einer tariflichen regelmäßigen Arbeitszeit von 40 Stunden pro Woche 2086 Arbeitsstunden im Kalenderjahr. Davon müssen aber isngesamt 472 Stunden abgezogen werden. Diese 472 h setzen sich zusammen aus 88 h für 11 (in Nordrhein-Westfalen) gesetzliche Feiertage, aus 224 h für den durchschnittlichen Erholungsurlaub von 28 Arbeitstagen und aus 160 h für Ausfälle durch Krankheit, Arbeitsbefreiung etc., die im Mittel 20 Arbeitstage betreffen [14]. Alle Berechnungen gelten nur für unsere heutige Arbeitsbelastung. Bei einer weiteren Ausweitung der operativen Medizin, bei weiterer Zunahme der v.a. altersbedingten Multimorbidität, v.a. also bei einer weiteren Zunahme des Durchschnittsalters unserer Patienten sowie bei Übertragung weiterer zusätzlicher Aufgaben an den Anästhesisten müssen auch die „Anhaltszahlen für die Besetzung der Anästhesieabteilungen mit Ärzten" revidiert werden.

Im übrigen sind „Anhaltszahlen" keine rigorosen Richtzahlen, sie sind lediglich ein „Anhalt" für den tatsächlichen Bedarf, der immer nach der tatsächlichen Arbeitsbelastung individuell ermittelt werden muß [5].

Zuletzt noch einen Hinweis für den Krankenhausträger zum sog. Übernahmeverschulden: Niemand ist verpflichtet, ein Krankenhaus zu betreiben. Wenn er es aber tut, muß er es ordnungsgemäß tun. Dazu gehören auch bedarfsgerechte Stellenpläne.

## Literatur


1. Ahnefeld FW (1983) Das Berufsbild des Anästhesisten. Vortrag, Jahrestagung des Berufsverbandes Deutscher Anästhesisten, Berlin, 6.5.1983
2. Anonym (1982) Grundsätze für Organisation und Einrichtung von Aufwacheinheiten in Krankenhäusern. Anästh Intensivmed 23:373–375
3. Anonym (1983) Ärzte Zeitung 10 (21.1.1983)
4. BGH (1983) BGH-Urteil vom 30.11.1982 (Gesch.-z. VI ZR 77/81). Arztrecht 3:64–68
5. Bölke G (1981) Der Personalmitteleinsatz im Krankenhaus nach dem Ergebnis von Wirtschaftlichkeitsprüfungen. Krankenhaus 73:209–217, 258–265
6. Braun G (1983) Notlüge – Lüge – Statistik. Der Arzt im Krankenhaus 27–28
7. DKG (1969) Anhaltszahlen für die Besetzung von Krankenhäusern mit Ärzten. Krankenhaus 61:419
8. DKG (1974) Krankenhaus 66:420
9. DKG (1980) Krankenhaus 70:112
10. GMK (1976) Dtsch Ärzteblatt 73:697
11. GMK (1978)
12. Golombek G (1979) Zur Ermittlung des Personalbedarfs in der Anästhesie. Anästh-Intensivmed 20:107–115
13. Golombek G (1982) Anwendung der DKG-Anhaltszahlen. In: Menzel H (Hrsg). Personalbedarfsermittlung für Intensivbehandlungsstationen. Perimed, Erlangen, S 47
14. Hammerschlag L (1983) Bereitschaftsdienst im Krankenhaus – eine Zwischenbilanz. Arzt im Krankenhaus 9:211–212
15. Maroske D (1983) Präoperative Vorbereitung des Patienten aus chirurgischer Sicht. Krankenhausarzt 56:11–18
16. Meyer M, Kim H (1979) Zur Ermittlung des Personalbedarfs in der Anästhesie. In: Meyer M (Hrsg) Krankenhausplanung. Fischer, Stuttgart New York
17. Nolte H, Meyer J, Wurster J, Virneburg H (1973) Planung, Aufbau und Organisation von Anästhesieabteilungen. Thieme, Stuttgart, S 5
18. PBBV (1980) Anlagen zum Bericht über die I. Intensivuntersuchung in Nordrhein-Westfalen – Anästhesieologie. (Forschungsvorhaben „Verfahren zur Berechnung des leistungsbezogenen Personalbedarfs für Krankenhäuser – Personalbedarfsberechtigungsverfahren PBBV), Ministerium für Arbeit, Ges. Soz., NRW
19. Opderbecke HW (1976) Die Anhaltszahlen der DKG. Anästh Inform 17:424–431
20. Opderbecke HW (1982) Diskussionsbemerkung zu „Probleme der Personalbedarfsermittlung". In: Menzel H (Hrsg) Personalbedarfsermittlung für Intensivbehandlungsstationen. Perimed, Erlangen, S 72

21. Opderbecke HW (1983) Die Delegation von Aufgaben an Ärzte in Abhängigkeit vom Weiterbildungs-
    stand in der Anästhesiologie. Anästh Intensivmed 24:105–109
22. Rügheimer E (1982) Klinische Propädeutik für Anästhesisten. Anästh Intensivmed 23:242–247
23. Schara J (1974) Die ärztliche Personalentwicklung in der Anästhesie in Nordrhein-Westfalen 1970–
    1973. Anästh Inform 15:199–207
24. Schara J (1982) Kosten und Personalbedarf in der ambulanten Anästhesie. Anästh Intensivmed 23:
    328–330
25. Scherrer R, Striebel JP (1983) Die Beurteilung des Anästhesierisikos mit verschiedenen Parametern
    und deren Wertigkeit. Krankenhausarzt 56:282–289
26. Senator für Gesundheit und Umweltschutz in Berlin (Hrsg) (1972) Organisationsgutachten über den
    Personalbereich der Anästhesieabteilungen in den Städt. Krankenanstalten Moabit, Neukölln und
    Wilmersdorf, Berlin

# Zur hygienischen Sicherheit in der Anästhesie

W. Dietzel

Das Problem der nosokomialen Infektionen stellt sich insbesondere in der operativen Medizin. Als Anästhesisten können wir hier wesentlich dazu beitragen, die Rate der krankenhauserworbenen Infektionen zu senken. Die in den letzten Jahren mit wissenschaftlichen Methoden gewonnenen Erkenntnisse machten deutlich, welche Hygienemaßnahmen in ihrer Effektivität gesichert werden können und welche klinisch weniger überzeugende Resultate bringen.

Das infektiöse Risiko ist dann am höchsten, wenn invasive therapeutische bzw. diagnostische Techniken zur Anwendung kommen. Infolgedessen müssen Schwerpunkte in der Infektionsprophylaxe gesetzt werden. An dieser Stelle bereits soll die Bedeutung der Keimübertragung über die Hände in den Vordergrund gestellt werden. Die Händedesinfektion bzw. das Tragen von Handschuhen sind nach wie vor die Voraussetzungen zur Verhütung der Kreuzinfektion.

Unter den genannten invasiven Techniken im Bereich der klinischen Anästhesie sind folgende Maßnahmen zu nennen:

1. die intravenöse Therapie mit Einbringen von intravasalen Verweilkanülen bzw. -kathetern,
2. das intravasale Monitoring,
3. die endotracheale Intubation,
4. die Applikation von Narkosegasen über Anästhesiegeräte,
5. die Bronchialtoilette und
6. die regionale Anästhesie mit oder ohne Einbringen von Verweilkathetern.

## Grundsätzliche Überlegungen zur Desinfektion bzw. Sterilisation

Bei allen gewerbsdurchtrennenden Eingriffen, also v.a. bei Punktionen und Kanülierungen ist Sterilität erforderlich. Sonst genügt eine zuverlässige Desinfektion, die man insbesondere vorziehen wird, wenn die Sterilisation eine Materialschädigung bewirkt. Der Eintauchdesinfektion in Desinfektionslösungen ist die Reinigung und Desinfektion in geschlossenen Maschinen vorzuziehen [16]. Das Desinfektionsgut wie Tuben, Masken, Schläuche oder Sekretsammelgefäße, können hier ohne vorherige Behandlung direkt eingelegt werden und damit die Kontamination des Personals sicher verhindert werden. Diese nach thermischen oder chemothermischen Verfahren betriebenen Maschinen müssen über ein 95-°C-Programm verfügen, wodurch neben der sicheren Wirkung auch eine Keimvermehrung in verbleibenden Wasserstellen unterbunden wird. Ist die Eintauchdesinfektion nicht zu umgehen, sind grundsätzlich aldehydische Lösungen vorzuziehen. Das Risiko der Rekontamination muß insbesondere bei Materialien sicher verhindert werden, die sterilisiert werden müssen. Dies ist gewährleistet, wenn das Sterilisationsgut in der Verpackung sterilisiert wird und eine Nachbehandlung, wie die

Spülung mit Wasser, entfällt. Dies gilt insbesondere für die Aufbereitung von Endotrachealtuben. Es muß daran erinnert werden, daß verschlossene Hohlräume im Autoklaven vom
Dampf nicht erreicht werden. Die Verschlüsse der Schlauchansätze zur Blockermanschette
an den Tuben müssen deshalb vor der Sterilisation geöffnet werden. Es wurden Infektionen
bekannt, die durch Lumbalpunktionskanülen verursacht wurden, die in mit Korken verschlossenen Glasröhrchen im Autoklaven behandelt worden waren. Gefäßkatheter und deren Führungsdrähte können auch mit Äthylenoxid nicht sterilisiert werden. Diese Gassterilisation
wird ohnehin viel zu häufig angewandt. Nur bei unbedingt erforderlicher Sterilisation thermolabilen Zubehörs ist das Verfahren gerechtfertigt.

Die gesamte Aufbereitung des Anästhesiezubehörs sollte außerhalb des Operationstraktes
erfolgen, am besten an zentraler Stelle. Der Transport kontaminierter Materialien ist in geschlossenen Behältern möglich. Eiweißlösende Substanzen wie Tenside als Zusatz in diese
Container können die Inkrustation von Sekreten verhindern.


## Infektionsprophylaktische Maßnahmen bei invasiven Techniken

### *Intravenöse Therapie*

Die Voraussetzung für das hygienisch einwandfreie Einführen einer Verweilkanüle besteht zunächst in der Händewaschung. Die Injektionsstelle muß dann mit alkoholischer Lösung abgerieben und eine Einwirkungszeit von mindestens 30 Sekunden abgewartet werden. Eine
sorgfältige Fixierung der Kanüle ist wichtig. Eine periphere Kanüle darf nicht länger als maximal 72 Stunden liegenbleiben [10]. Besser ist die routinemäßige Entfernung bereits nach
48 Stunden, da nach Überschreiten dieser Liegedauer Thrombophlebitiden bei 36% zu erwarten sind. Lösungen mit hoher Osmolarität — die Grenze liegt bei 800 mosmol/l — dürfen
nicht unverdünnt peripher venös gegeben werden, z.B. 8,4%iges Natriumbikarbonat oder
auch Substanzen wie Diazepam. Periphere Verweilkatheter sollten ebenfalls zum frühestmöglichen Zeitpunkt wieder entfernt werden und möglichst nicht länger als drei Tage liegenbleiben. Thrombose und Phlebitis sind bei peripheren Kathetern ungleich häufiger als bei zentralvenösen Kathetern. Katheterinduzierte Thrombophlebitiden sind aber mit einem 20fach
höheren Sepsisrisiko verbunden als Katheter ohne Trombophlebitis [5]. Eine sorgfältige Hautdesinfektion durch Abreiben der Punktionsstelle mit Alkohol unter Benutzung von sterilen
Tupfern sowie eine gründliche Händedesinfektion vor dem Einführen peripherer Verweilkatheter sind zu fordern. Wird ein Katheterset benutzt, so kann der Katheter bei unkomplizierter Venenpunktion und -kanülierung geschützt durch eine Kunststoffhülle auch ohne Gebrauch steriler Handschuhe hygienisch einwandfrei eingeführt werden. Sind Schwierigkeiten zu erwarten, sollte man von vornherein mit sterilen Handschuhen und Abdecktuch arbeiten.

Zentralvenöse Katheter werden im Verlauf der Anästhesie an und für sich nur dann gelegt, wenn diese postoperativ zur parenteralen Ernährung und zur ZVD-Überwachung weiterbenutzt werden. Die dann i. allg. lange Liegedauer bei dem gleichzeitig hohen infektiösen
Risiko im Rahmen der totalen parenteralen Ernährung machen noch intensivere infektionsprophylaktische Maßnahmen bei der Einführung erforderlich. Nach Reinigung der Einstichstelle mit alkoholgetränkten Tupfern im weiten Umkreis wird ein alkoholisches Hautdesinfektionsmittel, wie z.B. Jodtinktur, aufgebracht. Die Einwirkungszeit muß mindestens 2 Minuten betragen. Die Punktionsstelle wird mit einem sterilen Lochtuch abgedeckt. Die Be-

nutzung steriler Handschuhe nach Desinfektion der Hände einschließlich der Unterarme ist bei Benutzung der Seldinger-Technik unbedingt erforderlich. Ein steriler Kittel ist empfehlenswert. Aber auch bei Kanülierungen zentraler Venen im geschlossenen System mit fertigen Kathetersets ist diese Vorbereitung dringend anzuraten, da das Einführen des Katheters keineswegs immer ohne Schwierigkeiten gelingt. Wurde ein zentraler Venenkatheter unter Notfallbedingungen bei unzureichender Asepsis gelegt, so muß er zum frühestmöglichen Zeitpunkt wieder entfernt werden.

Grundsätzlich sollen Medikamente, natürlich auch die Anästhetika, nur aus Ampullen entnommen werden, deren Inhalt sofort verbraucht werden kann. Das Aufziehen von Anästhetika auf Vorrat ist zu vermeiden. Brechampullen mit Medikamentresten müssen verworfen werden. Ampullen mit Durchstichstopfen dürfen dann für 24 Stunden im Kühlschrank aufbewahrt und weiterverwendet werden, wenn deren Inhalt aus nährstoffarmen Lösungen besteht.

Infusionslösungen können bakteriell kontaminiert werden, wenn feinste Risse bzw. Undichtigkeiten in den Glasflaschen bzw. Plastikbehältern das Eindringen von Erregern ermöglichen. Sichtbare Trübungen sind auf eine hochgradige Verkeimung verdächtig. Glasbehälter, die beim Anstechen kein Vakuum erkennen lassen bzw. Kunststoffbehälter, aus denen unter leichter Kompression Flüssigkeit austritt, dürfen nicht verwendet werden. Der Inhalt der Infusionsbehälter wird aber viel häufiger dadurch verunreinigt, daß der Dorn des Infusionsbestecks oder die Verschlußkappe kontaminiert wurden. Auch sog. Luftnadeln können zur Kontamination der Lösung führen. Die wichtigste Kontaminationsursache besteht jedoch im Zumischen von Medikamenten oder Elektrolytkonzentraten in die Behälter hinein. Die Händedesinfektion vor der Anmischung, der Gebrauch von sicher sterilen Zusätzen aus Brechampullen und die sofortige Applikation der angereicherten Lösungen sind die wichtigsten Voraussetzungen zur Vermeidung dieses Risikos. Doppelballons zur Druckinfusion müssen, soweit sie überhaupt noch Anwendung finden, vor Gebrauch gereinigt, autoklaviert und keimdicht verpackt worden sein.

Das Lumen des Infusionssystems bleibt unsteril, auch wenn es nur kurzfristig von bakteriell verunreinigter Lösung durchströmt wurde. Die Diskonnektion des Systems von der Kanüle sowie Injektionen in das System sind die häufigsten Ursachen für die Kontamination des Infusionsbestecks [11]. Infolgedessen sind die Vermeidung unnötiger Diskonnektionen und die vorherige Desinfektion der Einstichstelle vor Injektionen ins System wichtige hygienische Maßnahmen. Da auch kleinste Blutmengen das Keimwachstum in Infusionslösungen erheblich fördern [2], ist ein Blutreflux ins System, z.B. bei Blutdruckmessungen, zu verhindern. Bei hygienisch sorgfältiger Handhabung spricht nichts dagegen, Infusionssysteme zum Weitergebrauch aus dem Operationstrakt mit auf die Station zu geben. Allerdings soll der Gebrauch eines Infusionssystems sowie die Infusion aus einem Behälter auf 24 Stunden begrenzt werden [10].

Bei Einhalten der genannten hygienischen Forderungen erübrigen sich bakteriendichte Filter, d.h. solche mit einer Porengröße von 0,2 $\mu$m. Dies gilt jedenfalls für die Infusionstherapie im Operationssaal. Solche Filter sind aus einer Reihe von Gründen umstritten [4]. Zu empfehlen sind dagegen 15-$\mu$m-Filter zur Zurückhaltung materieller Verunreinigungen.


*Intravasales Monitoring*

Bei der Messung des ZVD mit flüssigkeitsgefüllten Meßschläuchen wird deren Inhalt zwangsläufig in die Blutbahn des Patienten eingebracht. Die Flüssigkeitssäule darf demnach keinen

Kontakt mit der Umgebung bekommen, d.h. das distale Ende des Meßschlauchs nicht erreichen, wobei das proximale Ende des Schlauchs fest mit dem Infusionssystem verbunden sein
muß. Der Meßschlauch darf nur mit nährstofffreien Elektrolytlösungen gefüllt werden. Die
Gefahr der Septikämie besteht aber auch bei der Anwendung elektronischer Druckwandler
zur Bestimmung intravasaler Druckwerte [3]. Der Druckwandlerdom und das dazugehörige
Schlauchsystem dürfen deshalb nur als sterile Einmalartikel erst unmittelbar vor Gebrauch
zusammengefügt werden. Der Druckwandler, der durch eine bakteriendichte Membran vom
Dom getrennt sein soll, ist zuverlässig mit Ethylenoxid oder Aldehydlösungen vor Gebrauch
zu dekontaminieren. Zur Füllung des Systems einschließlich des Raums zwischen Membran
und Druckaufnehmer eignen sich nur sterile nährstofffreie Elektrolytlösungen. Die Systeme
sollen alle 24 Stunden gewechselt werden. Arterielle bzw. Pulmonaliskatheter sollten so früh
wie möglich wieder entfernt werden und möglichst nicht länger als 4 Tage liegenbleiben.

*Endotracheale Intubation*

Das zur Intubation benötigte keimfreie Zubehör wie Laryngoskop, Trachealtubus mit Man-
drin, Pharyngealtubus oder Magill-Zange darf erst unmittelbar vor Verwendung am Patienten
aus der keimdichten Verpackung entnommen werden. Endotrachealtuben aus reinem Silikon
sind zur häufigen Sterilisation im Autoklaven besonders geeignet. Die Laryngoskopspatel mit
Fiberglasbeleuchtung erlauben ebenfalls die Sterilisation im Autoklaven. Grundsätzlich hat
der Intubation eine Händedesinfektion des Anästhesisten vorauszugehen, weshalb Desinfek-
tionmittelspender in Reichweite des Anästhesisten vorhanden sein sollten. Eine sterile Fläche
soll das hygienisch einwandfreie Ablegen des Zubehörs bei Intubationsschwierigkeiten ermöglichen. Eine Keimverschleppung aus dem Mund-Nasen-Rachen-Raum in die Trachea ist zwar
nicht sicher zu vermeiden, bei Retentionen von Schleim und Sekret im Rachen des Patienten
sollte der Intubation jedoch eine Reinigung des Mund-Nasen-Rachen-Raums beim wachen
Patienten vorausgehen.

*Applikation von Narkosegasen über Anästhesiegeräte*

Die Tatsache wird vielleicht überraschen, daß die Gefahr, Bakterien über das Kreissystem der
Narkosegeräte in die Patienten einzubringen oder umgekehrt das Kreissystem vom Patienten
her zu verunreinigen, außerordentlich gering ist. Es gibt eine ganze Reihe sorgfältiger experi-
menteller und klinischer Untersuchungen, die dies belegen [7, 9, 12—15]. Dies gilt nicht, und
hier sollen keine Unsicherheiten aufkommen, für die Beatmungssysteme innerhalb der Intensivtherapie. Es würde den Rahmen des Beitrags sprengen, sollten die Gründe dafür angegeben
werden. Aber selbst bei Patienten mit massiven pulmonalen Infektionen kommt es nicht zur
Absiedlung von Bakterien aus den Atemwegen in die Kreislaufteile einschließlich des Koh-
lensäureabsorbers, selbst nach langen Narkosezeiten. Die Häufigkeit postoperativer pulmonaler Infektionen ist denn auch durch Gebrauch sterilisierter Kreislaufteile einschließlich Bakterienfilter nicht zu senken [8]. Auch Tuberkelbakterien konnten nach Narkosebeatmung von
Patienten mit offener Lungentuberkulose im Kreissystem nicht nachgewiesen werden [12].
Trotzdem wird man nach Narkosen bei Patienten mit bekannter Lungentuberkulose oder
schweren Bronchialinfektionen aus ästhetischen Gründen das Kreissystem austauschen. Im
allgemeinen genügt jedoch der Wechsel der Atemschläuche und des Verbindungsstücks zur

Maske bzw. zum Tubus nach der einzelnen Allgemeinanästhesie. Eine hygienische Aufbereitung des gesamten Kreissystems einschließlich des $CO_2$-Absorbergefäßes, des Manometers
oder des Volumeters bietet sich bei der Funktionskontrolle und Wartung des Geräts an, ist
aber nicht von entscheidender infektionsprophylaktischer Bedeutung. Auf Anfeuchter innerhalb des Kreissystems, insbesondere mittels Düsen- oder Ultraschallvernebler, sollte verzichtet werden, um die Infektionsgefährdung durch ein möglicherweise verkeimtes Aerosol zu
vermeiden. Bakterienfilter sind also während der Narkosebeatmung überflüssig. Eine Formalinbehandlung im Aseptor ist eine keinesfalls unbedingt erforderliche Maßnahme.


## *Bronchialtoilette*

Im Unterschied zur Narkosebeatmung kommt dem hygienisch einwandfreien endotrachealen
Absaugen ein ungleich höherer infektionsprophylaktischer Stellenwert zu. Neben der Keimverschleppung sind es v.a. Schleimhautverletzungen, die das Risiko bronchopulmonaler Infektionen beim Patienten erhöhen [6]. Die gebrauchte Absaugvorrichtung ist deshalb nach
jeder Narkose durch ein desinfiziertes Gerät zu ersetzen, es muß deshalb mühelos vom Narkoseapparat gelöst werden können. Der thermischen Dekontamination des Sekretsammelgefäßes in entsprechenden Maschinen ist aus genannten Gründen der Vorzug zu geben. Der
Verbindungsschlauch zum Sammelgefäß soll durchsichtig sein. Es sind Absaugkatheter zu
wählen, die als sterile Einmalartikel eine glatte Oberfläche besitzen, weich und ebenfalls
durchsichtig sind. End- und seitständige Löcher verhindern ein Festsaugen an der Bronchialschleimhaut. Zum Absaugvorgang soll der Anästhesist Handschuhe tragen. Der maximale
Sog wird vorher am Manometer eingestellt, er soll normalerweise 0,3 bar (30 kPa) nicht überschreiten. Beim Einführen des Katheters bleibt die Öffnung am Fingertip zunächst offen.
Nach vorsichtiger Einführung des Katheters wird sodann die Nebenluft über das Fingertip
zunehmend gedrosselt und der Sog dadurch zunehmend gesteigert. Der Katheter soll dabei
ständig bewegt und gedreht werden. Das Wasser zur Spülung des Absaugsystems soll möglichst keimfrei sein, eiweißlösende Zusätze zum Spülwasser sind dabei durchaus sinnvoll.


## *Regionalanästhesie*

Die gewissenhafte Hautdesinfektion im Punktionsbereich, der Gebrauch von sterilen Handschuhen nach vorheriger Desinfektion der Hände und Unterarme, die Verwendung von sterilen Abdecktüchern und sterilem Zubehör — sinnvollerweise als Einmalartikel — und v.a. von
Anästhesielösungen aus Einmalampullen sind die Voraussetzungen, das Infektionsrisiko am
Injektionsort gering zu halten. Gefürchtet sind insbesondere infektöse Komplikation bei
rückenmarknahen Techniken, da hier die Gefahr der Meningitis oder Enzephalitis droht.
Solche Komplikationen sind zwar beschrieben, es fehlen allerdings Literaturangaben über
das statistische Risiko. Erhöht ist zwangsläufig dieses Risiko bei der kontinuierlichen Periduralanästhesie mit Verweilkathetern. Zweifellos ist aber die Gefährdung des Patienten bei
hygienischen Vorsichtsmaßnahmen gering. So wurde über 40 Patienten berichtet, die bis zu
180 Tage mit einer kontinuierlichen Periduralanästhesie komplikationslos behandelt wurden
[17]. Günstiger als intermittierende Nachinjektionen mit jeweiliger Öffnung des Ansatzkonus
am Katheter ist die Applikation von Anästhesielösungen im geschlossenen System über Injektionspumpen. Ist dieses Verfahren nicht möglich, so sind Nachinjektionen steriler Lösun

gen aus Brechampullen zum Einmalgebrauch nach vorheriger Händedesinfektion vorzunehmen. Zum jeweiligen Verschluß des Konus nach der Injektion sind natürlich nur sterile Stöpsel zu verwenden. Unter diesen Voraussetzungen erwiesen sich auch hier Bakterienfilter als überflüssig [1]. Die Kathetereintrittsstelle wird mit einem luftdurchlässigen Verband abgedeckt, wobei sich polyvidonjodhaltige Salben zur Behandlung der Punktionsstellen bewährt haben. Der Vollständigkeit halber möchte ich die bekannte Kontraindikation für Regionalanästhesien hier aufführen, die in entzündlichen Hautveränderungen im Einstichbereich besteht. Es sind auch hämatogene, metastatische Infektionen im Punktionsbereich möglich. Deshalb ist v.a. die kontinuierliche Periduralanästhesie bei Patienten mit schweren Allgemeininfektionen nur nach sorgfältiger Risikoabwägung erlaubt.

Dieser Beitrag konnte sich zwangsläufig nur schwerpunktmäßig mit den wesentlichsten Fragen im Zusammenhang von Anästhesie und Infektion beschäftigen. Wesentlich vielschichtiger und schwieriger ist die Problematik in unserem Fachgebiet bei unserer Tätigkeit als Intensivtherapeuten. Es lohnt sich, ja, es ist dringend erforderlich, daß wir uns mit der Infektionsprophylaxe noch mehr als bisher beschäftigen.

## Literatur

1. Abouleish E, Amortegui A, Taylor FH (1977) Are bacterial filters needed in continous epidural analgesia for obstetrics? Anesthesiology 46:351
2. Ansel HC, Gigandet MP (1971) Chanqe in pH of infusion solutions upon mixing with blood. Jama 218:1052
3. Center for Disease Control (1977) The infection hazards of pressure monitoring devices. Nat. Nos. Inf. St. Rep. Issued March 1977
4. Daschner F (1977) Infektiöse Komplikationen bei Infusionstherapie. In: Ahnefeld FW, Bergmann H, Burri C, Dick W, Halmágyi M, Rügheimer E (Hrsg) Klinische Anästhesiologie und Intensivtherapie, Bd 14. Springer, Berlin Heidelberg New York
5. Daschner F (1981) Bakteriologische Probleme bei Infusionstherapie. Hyg Med 6:136
6. Dietzel W (1981) Realismus in der Krankenhaushygiene. Endotracheale Absaugung. Hyg Med 6:185
7. Du Moulin GC, Saubermann AJ (1977) The anesthesia machine and circle system are not likely to be sources of bacterial contamination. Anesthesiology 47:353
8. Feeley TW, Hamilton WK, Xavier B, Moyers J, Eger EI (1981) Sterile anesthesia breathing circuits do not prevent postoperative pulmonary infection. Anesthesiology 54:369
9. Garibaldi RA, Britt MR, Webster C, Pace NL Failure of bacterial filters to reduce the incidence of pneumonia after inhalation anesthesia. Anesthesiology 54:364
10. Goldman DA, Maki DG, Bennett JV (1979) Intravenous infusion associated infection. In: Bennet JV, Brachmann PS (eds) Hospital infections. Little, Brown & Co, Boston, pp 443:452
11. Maki DG (1976) Sepsis arising from extrinsic contamination of the infusion and measures for control. In: Lancester, Meers PD, Phillips I, D'Arcy PF (eds) Mikrobiological hazards of infusion therapy. MTP Press, pp 99:143
12. Pandit SK, Mehta S, Agarwal SC (1967) Risk of cross-infection from inhalation anaesthetic equipment. Br J Anaesth 39:838
13. Ping FC, Oulton JL, Smith JA, Skidmore AG, Jenkins LC (1979) Bacterial filters — are they necessary on anaesthetic machines? Can Anaesth Soc J 26:415
14. Singer E, Schneider H, Lommel R (1979) Die Kontamination von Anästhesiezubehör bei bakteriellen Infekten der Luftwege. Anästh Intensivmed 20:95
15. Stark DCC, Green CA, Pask EA (1962) Anaesthetic machines and cross-infection. Anaesthesia 17:12
16. Werner HP (1982) Aufbereitung von Anästhesie-Material, Instrumentarium und medizinischen Geräten. Hyg Med 7:229
17. Zenz M, Piepenbrock S, Hüsch M, Schappler-Scheck B, Neuhaus R (1981) Erfahrungen mit längerliegenden Periduralkathetern — Peridurale Morphin-Analgesie bei Karzinompatienten. Reg Anästh 4:26

# III Intensivmedizin und Notfallmedizin

# Intensivmedizin in jedem Krankenhaus?

K. Peter

Intensivmedizin in jedem Krankenhaus, diese offensichtlich aktuelle, aber auch schwierige Fragestellung läßt sich nicht ausreichend diskutieren und beantworten, wenn

- die heutige Situation unseres Fachgebiets innerhalb der Intensivmedizin nicht historisch annalysiert wird, und
- wir uns nicht die Mühe machen, Intensivmedizin und die entsprechenden Unterbegriffe wie Intensivüberwachung, Intensivtherapie und Intensivpflege zu definieren.

Der Beginn heutiger Medizinstrukturen ist in der Zeit der Gründung mittelalterlicher Krankenhäuser in Europa zu suchen. Realistisch ist es dementsprechend, den Anfang heutiger Intensivmedizin in der Etablierung von Frischoperiertenstationen gegen Ende der 20iger und 30iger Jahre unseres Jahrhunderts zu sehen. Der wirkliche Beginn wurde jedoch ohne Frage durch die Polioepedemie, v. a. in den skandinavischen Ländern Anfang der 50iger Jahre ausgelöst. Erstmals wurden ateminsuffiziente Patienten in Betteneinheiten zusammengefaßt und einheitlich therapiert. Aus diesen ersten Beatmungsstationen der Medizingeschichte erwuchs nach anfangs zögender, später sich überstürzender Entwicklung die heutige Intensivmedizin.

Auch wenn in den Anfangsjahren sich Intensivtherapiestationen vorwiegend aus sog. Wachstationen entwickelten — an Tetanusbehandlung sei erinnert — und sich in der konservativen Medizin parallel zur Verbesserung der Kenntnisse über Akutmedizin schon frühzeitig fachgebundene Intensivbehandlungseinheiten etablierten, kann doch kein Zweifel daran bestehen, daß v.a. die Anästhesiologen an der Entwicklung der Intensivmedizin und deren Etablierung führend beteiligt waren. So ist es kein Wunder, daß bereits im Jahre 1967 die DGAI zur Organisation von Aufwachraum, Wachstation und Intensivbehandlung am Krankenhaus als erste Fachgesellschaft Stellung nahm [1].

Neue Erkenntnisse der Medizin ermöglichen es uns, Krankheitsbilder zu beherrschen, die noch vor nicht all zu langer Zeit als hoffnungslos und keiner Therapie zugänglich gelten mußten. Darüber hinaus sind wir heute in der Lage, in vielen lebensbedrohlichen Notfällen mit Versagen von Atmung und Kreislauf diese vitalen Funktionen wieder herzustellen oder für eine bestimmte Zeitspanne künstlich aufrechtzuerhalten. Die dadurch gewonnene Frist reicht oft aus, das die Störung verursachende Grundleiden erfolgreich zu behandeln.

Insofern eine Beschreibung, die bis heute ihre Gültigkeit behalten hat. Im Text heißt es weiter:

Die systematische Anwendung dieser neuen sog. „Intensivtherapie" ist von personellen und apparativen Voraussetzungen abhängig, die an vielen Krankenhäusern — vor allem aber mittlerer und kleiner Größe — zur Zeit noch fehlen.

So könnte man meinen, daß man damals tatsächlich davon ausging, in jedem Krankenhaus auch mittlerer und kleinerer Größe sei Intensivmedizin wünschenswert; dies scheitere jedoch nur an personellen und apparativen Voraussetzungen.

Mit der Verselbständigung des Fachgebiets Anästhesiologie war allenthalben auch an vielen Krankenhäusern die Übernahme der Intensivmedizin verknüpft. In neuerer Zeit nun deutet sich eine Veränderung an, die wohl nicht zuletzt ihren Ursprung darin hat, daß Intensivmedizin zwar mühselige, entbehrungsreiche Arbeit bedeutet, aber für Krankenhausträger, Ärzte und nicht zuletzt für die Patienten einen hohen Stellenwert erreicht hat. Hieraus ergibt sich, daß sich an vielen Krankenhäusern andere Fachgebiete um die leitende Übernahme der Intensivtherapie- und Überwachungsstationen bemühen und dort, wo engagierte Krankenhausträger Intensivtherapiestationen etablieren wollen, Anästhesiologen aus fachlich-qualitativen Gründen, meist jedoch wegen personeller Engpässe, für die Leitung womöglich nicht in Frage kommen.

## Definition der Begriffe

Bei allen Überlegungen und Diskussionen sollte man zwischen Intensivüberwachung und Intensivtherapie unterscheiden. Beides zusammen bedeutet Intensivmedizin. Die Intensivpflege ist dabei integraler Bestandteil sowohl der Intensivüberwachung als auch der Intensivtherapie. Intensivpflege sollte im folgenden jedoch nicht gleichwertig neben den vorgenannten Begriffen verwendet werden, da es sich im wesentlichen um pflegerische und nicht um ärztliche Leistungen handelt.

## Intensivüberwachung

Intensivüberwachungsbedürftige Patienten sind solche, die *vorübergehend* besonders gefährdet sind und dadurch einer intensiven Pflege und Überwachung bedürfen. Modellfall einer Intensivüberwachungseinrichtung in einem Krankenhaus ist wohl der Aufwachraum (AWR), in dem Frischoperierte überwacht, allerdings gelegentlich auch therapiert werden, bis sie die direkten Nachwirkungen von Operationen und Anästhesie überwunden haben und ihre Vitalfunktionen nicht mehr bedroht sind. Aber schon hier beim Beispiel AWR zeigt sich, daß die sicherlich didaktisch notwendige Unterteilung in Überwachungs- und Therapieeinheit sich medizinisch nicht vollends aufrecht erhalten läßt.

## Intensivtherapie

Nach der Begriffsbestimmung handelt es sich hier um Schwerstkranke, deren vitale Funktionen in lebensbedrohlicher Weise gestört sind. Auch hier ist letztlich die saubere Untergliederung in Intensivtherapie und Intensivüberwachung nicht immer vollends möglich. Dennoch sollte auf Intensivstationen die Intensivtherapie überwiegen.

Welche Krankenhäuser sollen sich intensivmedizinisch betätigen und wie sollte diese Intensivmedizin innerhalb der unterschiedlichen Fachgebiete gegliedert werden? Man könnte hierfür die nach der Landeskrankenhausbedarfsplanung aufgestellten Richtlinien zur Gliederung unserer Krankenhäuser verwenden. So wird unterteilt in

– Fach- und Sonderkrankenhäuser
– Krankenhäuser der Grundversorgung einschließlich Belegkrankenhäuser
– Krankenhäuser der Regelversorgung
– Krankenhäuser der Maximalversorgung einschließlich Universitätskliniken.

In diese Kategorisierung der Krankenhäuser geht im wesentlichen auch die Leistungsfähigkeit des Krankenhauses mit ein.

Dennoch empfiehlt sich die Kategorisierung der Krankenhäuser nach der Bettenzahl, einer in der Praxis bisher auch bewährten Methode

– Universitätskliniken und sehr große Krankenhäuser
– mittlere Krankenhäuser (300–800 Betten)
– kleinere Krankenhäuser (< 300 Betten).

Für Universitätskliniken und sehr große Krankenhäuser lassen sich wohl am einfachsten gültige Grundsätze aufstellen. In diesen Krankenhäusern empfiehlt sich die Einrichtung sowohl von Intensivüberwachungs- als auch von Intensivtherapiestationen. Dabei sollte, je nach Größe der Fachklinik, einzelnen operativen Fachrichtungen eine fachgebundene Überwachungseinheit angegliedert werden. Vernünftigerweise wird sie entsprechend auch einem Arzt dieser Fachdisziplin medizinisch verantwortlich zugeordnet oder aber anästhesiologisch geleitet werden. Sind die einzelnen Fachabteilungen nicht ausreichend groß, so daß die Einrichtung fachgebundener Abteilungen nicht sinnvoll erscheint, dann empfiehlt sich die Etablierung einer interdisziplinären Intensivüberwachungseinheit. Diese sollte vom Anästhesiologen geleitet werden.

Neben diesen Intensivüberwachungsstationen sind fachgebundene Intensivtherapiestationen – ohnehin in der inneren Medizin – auch in der operativen Medizin, z.B. Chirurgie, Neurochirurgie, oftmals notwendig. Dies ergibt sich jedoch nicht zwingend aus den schriftlichen Vereinbarungen zwischen den Gesellschaften für Chirurgie und Anästhesiologie [2]. So heißt es z.B.:

Für die ärztliche Behandlung ist der leitende Arzt nur im Rahmen seines Fachgebietes zuständig. Die Aufwachräume unterstehen dem Anästhesisten, chirurgische Wachstationen sollen unter der Leitung des Chirurgen stehen, interdisziplinäre operative Intensivbehandlungseinheiten unter der Leitung des Anästhesisten.

Es wird deutlich, daß in dieser Vereinbarung die erstmals 1970 veröffentlich wurde, von chirurgischen fachgebundenen Intensivtherapiestationen noch nicht die Rede ist.

In den meisten anderen Krankenanstalten dieser ersten Kategorie sprechen wirtschaftliche, medizinische und organisatorische Gründe dafür, jedenfalls neben einer oder mehrerer fachgebundener oder auch interdisziplinärer Intensivüberwachungsstationen eine interdisziplinäre operative Intensivtherapiestation sowie eine interdisziplinäre bzw. fachgebundene konservative Intensivtherapiestation zu etablieren.

In den mittleren Krankenhäusern wird es schwierig sein, auch nur den Versuch zu unternehmen, eine saubere Gliederung zwischen Überwachung und Therapie vorzunehmen. Die einzelnen Fachabteilungen, z.B. auf der operativen Seite, sind meist nicht groß genug, um eine eigene Intensivüberwachungseinheit errichten zu können; es wird sich empfehlen – von Ausnahmen abgesehen – eine interdisziplinäre operative und eine interdisziplinäre konservative Intensivtherapiestation zu errichten, wobei klar sein sollte, daß in diesen Therapiestationen auch Intensivüberwachung durchgeführt werden muß. Aber immerhin werden die Fälle der Intensivtherapie die Fälle der Intensivüberwachung zahlenmäßig wohl noch überwiegen.

Die Verantwortlichkeit sollte in diesen Fällen beim Anästhesiologen bzw. für die konservativ-internistische Seite beim Internisten liegen.

Kleine Krankenhäuser mit weniger als 300 Betten sind ein besonderes Problem. Es erscheint zu aufwendig und medizinisch nicht vertretbar sowie organisatorisch nicht durchführbar, in diesen Krankenhäusern eine Gliederung in Intensivüberwachung und Intensivtherapie durchzuführen. Allerdings wird die zunehmende Qualität operativer und auch konservativer medizinischer Leistungen, Krankenhausträger wie auch verantwortliche Ärzte verpflichten, eine fachgerechte intensivmedizinische Versorgung auch hier zu gewährleisten. Nur theoretisch kann man glauben, daß den Bedürfnissen dieser Krankenhäuser durch reine Intensivüberwachungseinheiten, auch wenn sie interdisziplinär geführt würden, gedient wäre. Der medizinische Alltag besagt, daß regelmäßig eine ganze Reihe von Intensivüberwachungspatienten — womöglich die Vielzahl — mindestens zeitweise, intensivtherapiebedürftig werden. Auch wenn prozentual die Anzahl von Intensivüberwachungspatienten in diesen Krankenhäusern überwiegen mag, muß doch damit gerechnet werden, daß die Intensivüberwachung in eine Intensivtherapie übergehen kann. Mehr und mehr ist der gesamte intensivmedizinische diagnostische und überwachende Aufwand notwendig, um eine Intensivtherapie zu verhindern. Man sollte aus der Tatsache, daß es sich primär um eine überwiegende Intensivüberwachung handelt, nicht unbedingt eine Minderung des personellen, apparativ-technischen und medizinischen Aufwands ableiten. Hier ist für die Zukunft ein Umdenken notwendig. So empfiehlt sich für Krankenhäuser unter 300 Betten eine kombinierte operativ-konservativ-internistische Intensivtherapiestation. In der Literatur wird hier weder von Intensivüberwachungsstation noch von Intensivtherapiestation sondern, sicherlich nicht unbedacht, nur von Intensiveinheit bzw. -einrichtung gesprochen. Grundsätzlich gilt sicher, daß die Anzahl intensivtherapiebedürftiger Patienten um so geringer ist, je kleiner das Krankenhaus ist. Dennoch benötigen kleine Krankenhäuser Einrichtungen zur Intensivüberwachung und -therapie ihrer schwerstkranken Patienten. Es wäre ein Trugschluß, davon ausgehen zu wollen, daß intensivtherapiebedürftige Patienten aus diesen Krankenhäusern in jedem Fall mit Sicherheit in Intensivtherapiestationen großer Kliniken verlegt werden können. Nur in den Fällen, in denen die Intensivtherapie vor Ort die medizinischen Grenzen erreicht hat, wird es vernünftig und dann aber auch möglich sein, die Patienten auf eine entsprechend eingerichtete interdisziplinär geführte Station anderer größerer Krankenhäuser zu verlegen.

Intensivmedizin, verstanden als Intensivüberwachung und Intensivtherapie, sollte in möglichst allen Krankenhäusern durchgeführt werden. Dabei werden sich Anzahl der Patienten und Qualität der medizinischen Leistung aus dem allgemeinen Leistungsangebot des Krankenhauses und umgekehrt ergeben — leistungsangepaßte Intensivmedizin.

Die Intensivmedizin ist ein entscheidener Bestandteil des Fachgebiets Anästhesiologie. Die Qualifikation des Anästhesisten in der Intensivmedizin bewirkt eine verbesserte Qualifikation auch als Anästhesist bei der Vor- und Nachbehandlung im Operationssaal sowie im Aufwachraum. Darüber hinaus wird der Anästhesist als Konsiliar für die Patienten hilfreich tätig sein können, wenn er eine fundierte intensivmedizinische Ausbildung besitzt. Die Stellung des Anästhesisten in der Intensivmedizin ist in der Zukunft u.a. durch eine vorausschaubare Entwicklung gefährdet.

Die operative und konservative Seite kann auf einen flexibleren Personalschlüssel zurückgreifen. Hier wirkt sich entscheidend die den modernen Anforderungen nicht gerecht werdenden Stellenpläne der Anästhesieabteilungen aus. Der Krankenhausträger wird geneigt sein, eher auf die Hilfe der bereits personell besser ausgestatteten operativen oder konservativen

Fachabteilungen zur Leitung und Versorgung der Intensivtherapiestaion zurückzugreifen, um neue Stellen einsparen zu können.

Aus dem gesamten Problemkreis der Intensivmedizin könnte sich unser Fachgebiet vielleicht mit Erfolg — zum Wohle der Patienten — lösen, wenn 3 Zielsetzungen konsequent verfolgt würden:

1. Weiterbildung, hervorragende Qualifikation in der Intensivmedizin, womöglich Verlängerung der in der Weiterbildungsordnung verankerten Zeit,
2. ständige Fortbildung gerade auf dem Gebiet der Intensivmedizin aller Ärzte nach erfolgter Weiterbildung,
3. qualifizierte Lehre und Forschung in der Intensivmedizin in den hierfür geeigneten Einrichtungen.

Aber auch das wird letzlich nicht ausreichend sein, wenn die Initiative des Einzelnen nicht hinzukommt. Empfehlungen und Absprachen zwischen den Fachgesellschaften sind wertlose Rahmen, wenn wir diese nicht mit Initiative und Leistung ausfüllen.


## Literatur

1. Deutsche Gesellschaft für Anästhesie und Wiederbelebung (1967) Stellungnahme zur Organisation von Aufwachraum, Wachstation und der Intensivbehandlung am Krankenhaus. Anästhesist 16:282—284
2. Deutsche Gesellschaft für Chirurgie, Deutsche Gesellschaft für Anästhesie und Wiederbelebung, Berufsverband der Deutschen Chirurgen, Berufsverband Deutscher Anästhesisten (1970) Vereinbarungen zwischen den Fachgebieten Chriurgie und Anästhesie über die Aufgabenabgrenzung und die Zusammenarbeit in der Intensivmedizin. Anästh Inform 11:167

# Interdisziplinäre Kooperation in der Intensivmedizin

E. Rügheimer

Die interdisziplinäre Kooperation in der Intensivmedizin war seit den 60iger Jahren mehrfach Gegenstand von Publikationen, Vorträgen und Rundtischgesprächen [1, 4, 5, 7]. Das ist in der Sache begründet, Intensivmedizin erfordert eben nicht nur neue Organisationstrukturen, sondern auch ungewohnte Handlungsmuster. So mußte beispielsweise das in der Medizin bisher geltende Prinzip der „Behandlung in einer Hand" dem partnerschaftlichen Zusammenwirken verschiedener Fachärzte mit eigener Verantwortung weichen. Entsprechende Empfehlungen und Richtlinien über die Organisation der Intensivmedizin und der interdisziplinären Kooperation wurden zwischen den an der Intensivmedizin beteiligten Fachgebieten vereinbart [2].

Die Differenzierung der Intensivmedizin in Intensivüberwachung und Intensivtherapie hat zweifellos zur Klärung organisatorischer Rahmenbedingungen eine wertvolle Hilfe geleistet [11], und es steht außer Zweifel, daß diese begriffliche Gliederung erst die Voraussetzung für den rationellen Einsatz des verfügbaren Personals und der vorhandenen technischen Einrichtungen schuf. Man wird allerdings auch zugeben müssen, daß angesichts der unterschiedlichen Aufgabenstellungen und der damit im Zusammenhang stehenden Ausstattung einzelner Krankenhäuser der Versuch einer einheitlichen Charakterisierung intensivmedizinischer Organisationsformen auf Schwierigkeiten stößt [10].

Gleiches gilt für die Patientenbetreuung. Beim kritisch Kranken gibt es eben keine Intensivüberwachung ohne gleichzeitige Therapie vitaler Funktionen, und es lassen sich auch keine eindeutigen Kriterien festlegen, zu welchem Zeitpunkt die vitale Bedrohung in den Vordergrund rückt und eine Verlegung des Patienten von der Wachstation auf die Intensivstation verlangt. Hier müssen einfach die Prinzipien zugunsten der Vernunft geopfert werden, allerdings dann auch mit der Konsequenz, die ärztliche Versorgung entsprechend den Notwendigkeiten sicherzustellen.

Nach den Vereinbarungen mit den operativen Fächern ist für das Grundleiden der Chirurg und für die Aufrechterhaltung und Wiederherstellung der Vitalfunktionen der Anästhesist zuständig [2, 11]. Bei der Abgrenzung dieser beiden ärztlichen Aufgabenbereiche ist jedoch zu berücksichtigen, daß Vitalfunktionen und Grundleiden in einem engen Zusammenhang stehen. So kann beispielsweise einerseits eine Beatmung nach Ösophagusresektion ohne direkte vitale Bedrohung zur Prophylaxe eines akuten Lungenversagens notwendig werden und den Anästhesisten erfordern. Andererseits ist bei einem akuten Lungenversagen nach Peritonitis und Sepsis auf den Operateur zur Behandlung des Grundleidens, z.B. einer Nahtinsuffizienz, nicht zu verzichten.

Diese Beispiele zeigen, daß bei der Abgrenzung der Kompetenzen von Anästhesist und Chirurg mit Hilfe der Begriffe Vitalfunktion und Grundleiden beide Bereiche nur miteinander im Rahmen einer gemeinsamen sich ergänzenden ärztlichen Tätigkeit gesehen werden können. Ein Ausschließlichkeitsanspruch eines Fachgebiets für die Intensivmedizin ist jedenfalls nicht möglich. Übereinstimmung besteht auch darin, daß ein selbständiges Fachgebiet „Intensivmedizin" keine geeignete Lösung darstellt [6].

Das reibungslose und effiziente Zusammenwirken der diagnostischen und therapeutischen Leistungen verschiedener Ärzte auf der Intensivstation erfordert jedoch neue Definitionen ärztlicher Zuständigkeit und Verantwortung. Am einfachsten gestaltet sich die organisatorische und ärztliche Leistung, wenn nur ein Fachvertreter dafür zuständig ist und die Tätigkeit der zugezogenen Ärzte den Charakter eines Konsils einnimmt, wie beispielsweise auf der Aufwacheinheit des Anästhesisten oder der fachgebundenen Wachstation des Chirurgen — soweit es diese in reiner Form als Intensivüberwachungseinheit gibt. Viele Chirurgen wollen die Wachstation und auch die zentrale Wachstation als fachgebundene Intensiveinheit verstanden wissen und auch betreiben. Dabei bleibt aber oft außer acht, daß nur fachgebundene Wachstationen dem Chirurgen unterstehen. Zentrale Wachstationen, die als Intensivüberwachungs- und -therapiestation für mehrere operative Fächer betrieben werden, unterliegen aber der Vereinbarung zwischen den Fachgebieten Chirurgie und Anästhesie. Danach soll die organisatorisch-administrative Leitung interdisziplinärer Intensivstationen der operativen Fachgebiete der Anästhesist übernehmen. Und wenn man in einer soeben durchgeführten Ermittlung des BDA sieht, daß über zwei Drittel aller interdisziplinären Intensivstationen unter der organisatorischen Leitung des Anästhesisten stehen, so könnte man auf den ersten Blick meinen, daß die Wirklichkeit in den Krankenhäusern mit den getroffenen Vereinbarungen bestens übereinstimmt. Betrachten wir diese Wirklichkeit aber genauer, so zeigen sich Differenzen zwischen den organisatorischen Regelungen, an denen vornehmlich die Krankenhausträger interessiert sind, und der klinischen Realität, mit der sich die an der Behandlung beteiligten Ärzte auseinandersetzen müssen. Denn: Trotz klarer Regelung der organisatorischen Zuständigkeit bei interdisziplinären Einheiten ergibt sich Konfliktstoff daraus „wie die Kompetenzen und die ärztliche Verantwortung für die Behandlung des Patienten zwischen dem Leiter der Einheit und dem für die Behandlung des Grundleidens zuständigen Arzt abgegrenzt werden sollen" [11]. Sowohl in Ziffer 5 der gemeinsamen Empfehlung der Fachgebiete innere Medizin und Anästhesie als auch in der Ziffer 1 der Vereinbarung zwischen den Fachgebieten Chirurgie und Anästhesie wird ausdrücklich festgestellt, daß „die Aufnahme eines Patienten in den Aufwachraum, die Wachstation oder die Intensivbehandlungseinheit eines Krankenhauses . . . die fachlichen Zuständigkeiten der am Krankenhaus tätigen Ärzte, insbesondere aber des Facharztes, der den Patienten wegen des Grundleidens oder wegen fachbezogener Komplikationen behandelt, unberührt" läßt [2], d.h. im Klartext, der vom Chirurgen wegen einer schwerwiegenden Störung der Vitalfunktionen auf die interdisziplinäre Einheit unter Leitung des Anästhesisten verlegte Patient verbleibt in fachchirurgischer Behandlung. Noch einmal Weissauer: „Nur wenn dieser Grundsatz strikt beachtet wird, erscheint eine reibungslose Zusammenarbeit auf der interdisziplinären Einheit gewährleistet" [11].

Auf den meisten interdisziplinären Intensiveinheiten ist auch durch klare Kompetenzverteilung eine reibungslose Zusammenarbeit bei gegenseitiger Wertschätzung gewährleistet, und niemand bezweifelt, daß sich bei Berücksichtigung dieser Grundsätze kontroverse Auffassungen im kollegialen Gespräche klären lassen. Voraussetzung ist allerdings, daß bei der engen Verzahnung von vitalen Funktionen und Grundleiden eine umfassende Information der Partner erfolgt, um ihnen Gelegenheit zu geben, in jeder Phase des Krankheitsverlaufs geeignete Untersuchungen anzuordnen und therapeutische Maßnahmen einzuleiten.

Was aber geschieht, wenn der Chirurg, gestützt auf seine faktische Prädominanz, eine vom Anästhesisten vorgeschlagene Therapie — auch wenn sie fachlich wohlbegründet ist — ablehnt? Im Einzelfall mag man sich der Empfehlung Opderbeckes [6] anschließen und bei unterschiedlicher Auffassung über die einzuschlagende Therapie dem Chirurgen das letzte Wort einräumen. Im äußersten Falle muß ihm auch das Recht zustehen, den Patienten aus der interdisziplinären Intensiveinheit zu nehmen. Allerdings trifft ihn bei solchen Entscheidungen ein erhöhtes Maß an Verantwortung. Selbstverständlich muß das gleiche Recht dem Anästhesisten zugebilligt werden.

Dort, wo gegenseitiges Vertrauen in fachliche Qualifikation und persönliche Motive des Partners fehlen, kann keine noch so detaillierte Liste gemeinsamer Pflichten und abgegrenzter Rechte die Vertrauensbasis ersetzen. Bei unüberwindlichen Gegensätzen muß ein ärztliches Gremium des Krankenhauses vermitteln. Vor diesem Schritt sollte dem Chirurgen allerdings bewußt sein, daß die Behandlung des chirurgischen Intensivpatienten nicht aus der Kompetenz eines einzelnen Fachgebiets zu leisten ist. Es wird deshalb kaum damit rechnen können, nur für seine Meinung Zustimmung zu finden. Es sollte aber auch der Anästhesist ganz nüchtern seine Lage überdenken und wissen, daß die meisten Probleme durch das sachliche Gespräche lösbar sind, vorausgesetzt, alle Beteiligten üben Toleranz, respektieren die legitimen Wünsche des Partners und stellen die gemeinsame Sorge um die lebensbedrohten Patienten in den Mittelpunkt ihres Gesprächs.

Sieht man die höhere Konfliktmöglichkeit in der Zusammenarbeit auf interdisziplinären operativen Intensivstationen als gegeben, so versteht man, daß sich unter diesem Aspekt Anästhesisten um die Einrichtung einer fachgebundenen also anästhesiologischen Intensiveinheit bemühen. Ich verkenne nicht die Vorteile einer solchen Lösung — schließlich sind durch Querelen zermürbte Ärzte nicht die Hilfe, die sich der Patient aus der gemeinsamen Zusammenarbeit im Rahmen intensivmedizinischer Betreuung erwarten darf. Dennoch erscheint es mir fraglich, ob man diese Organisationsform wirklich anstreben sollte. Der Anästhesist, in der Regel nicht primär behandelnder Arzt, ist auf die Überweisung von Patienten durch andere Ärzte angewiesen. Indikationen und Motive sind dabei unterschiedlich. Häufig wird die anästhesiologische Intensivstation als reine Beatmungsstation gesehen mit allen Konsequenzen, die sich aus der Behandlung der vielen bewußtlosen Patienten auf den Therapieerfolg ergeben. Andere betrachten sie als Überlaufstation, deren Dienste bei Überschreiten der eigenen Kapazität in Anspruch genommen werden, oder sie sehen darin eine Intensivbehandlungseinheit für operative Spezialfächer bzw. auswärtige Krankenhäuser, deren ökonomische Möglichkeiten die Einrichtung und Führung einer eigenen Intensivbehandlungseinheit nicht zulassen.

Zwar haben viele Kollegen mit einer anästhesiologischen Intensivstation gute Erfahrungen gemacht und auch Chirurgen, empfehlen die organisatorische Trennung [10]. Sie vertreten die Meinung, daß durch gegenseitige Unterstützung in Form gemeinsamer Visiten anästhesiologische Gesichtspunkte bei der Behandlung des chirurgischen Intensivpatienten und umgekehrt die notwendige Aufmerksamkeit finden können. Skepsis ist angebracht, denn immerhin wird hier ein Modell empfohlen, das die Chirurgen auch ohne den Anästhesisten als mitbehandelnden Arzt auskommen läßt. Man darf auch nicht übersehen, daß die Zustimmung zu einem solchen Modell die Preisgabe der Betreuung chirurgischer Patienten bedeutet, immerhin das Patientengut, dem wir den überwiegenden Anteil unseres intensivmedizinischen Wissens und unserer handwerklichen Fertigkeiten verdanken. Meine über 20jährige Erfahrung in der Zusammenarbeit mit Chirurgen auf unserer Intensivstation bestärkt mich jedenfalls in der Ansicht, daß trotz genannter Störmöglichkeiten die interdisziplinäre Zusammenarbeit zwischen Anästhesisten und den operativen Fächern nach wie vor erstrebenswert bleibt. Sollen sich doch die Spezialisten reiben im Ringen um den besten therapeutischen Weg. Hauptsache, alles verfügbare Wissen wird zum Wohle des Patienten eingesetzt.

Was aber muß der Anästhesist tun, um in der interdisziplinären Zusammenarbeit ein geschätzter Partner zu bleiben?

„Interdisziplinarität als Rückgreifen auf andere Disziplinen bereitet", nach einem Wort des Kölner Soziologen Scheuch [9] „wenig grundsätzliche Schwierigkeiten, werden diese anderen Disziplinen als Hilfswissenschaften benötigt — und große Schwierigkeiten, wenn die Aspekthaftigkeit von Disziplinen durch ein Zusammenfügen von Spezialitäten überwunden werden soll", Es gestaltet sich die notwendige Zusammenarbeit aber um so erquicklicher, je mehr die Partner einander als notwendige Ergänzung — und nicht nur als gelegentliche Hilfe — ihrer eigenen therapeutischen Bemühungen empfinden. Mit anderen Worten, wer nichts zu bieten hat, muß sich mit der Rolle eines akzessorisch Tätigen abfinden. Wer aber zum Wissen des Chirurgen komplementäres Wissen und Können anbieten kann, braucht sich um seine Anerkennung nicht zu sorgen. Dieser Tatsache verdankt unser Fachgebiet seinen Rang in der Intensivmedizin und die Übertragung der organisatorischen Leitung auf interdisziplinäre Intensiveinheiten. Doch darauf heute noch zu pochen, nutzt allein nichts. Überzeugen kann nur, wer mit klinischen Erfahrungen und Kenntnissen beim Patienten präsent ist und seine operativen Partner erkennen läßt, daß er ihre Therapie unverzichtbar ergänzt. In der Konsequenz bedeutet das für unser Fachgebiet, unseren jungen Kollegen eine qualitativ und quantitativ verbesserte Weiterbildung auf dem Gebiet der Intensivmedizin anzubieten. Dafür braucht es Zeit und klare Vorstellungen über den notwendigen Wissensumfang und -stoff in den intensivmedizinischen Basisfächern. Das in der geltenden Weiterbildungsordnung vorgeschriebene Vierteljahr reicht dazu nicht aus und auch das von der DGAI empfohlene Halbjahr ist für dieses Vorhaben entschieden als die unterste Grenze anzusehen.

Woher aber soll die Zeit genommen werden, notwendige Erfahrungen am Krankenbett und ein gründliches Wissen zu erwerben? Mein Vorschlag aus früheren Jahren [8], die entsprechende Zeit durch Delegation anästhesiologischer Aufgaben auf das Pflegepersonal zu gewinnen, ist inzwischen überholt. Die Rechtsprechung sieht eine optimale Versorgung der Patienten nur durch einen Arzt für Anästhesie gewährleistet, und die Arztdichte erlaubt uns nicht nur, sondern zwingt uns zur Erfüllung dieser Forderung. Ebenso steht fest, daß der Wissenserwerb nicht während der Tätigkeit im Operationssaal erfolgen kann, denn da stehen unsere jungen Kollegen länger als die angehenden Chirurgen. So bleibt als einzige Möglichkeit, unseren Antrag an die Bundesärztekammer auf Verlängerung der Gesamtweiterbildungszeit für unser Fachgebiet zur Verbesserung unserer Weiterbildung „Intensivmedizin" solange immer wieder einzubringen, bis der Ärztetag die Weiterbildungsordnung entsprechend novelliert hat. Inzwischen können wir versuchen, auf freiwilliger Basis die Weiterbildung im Teilbereich Intensivmedizin zu verlängern, wie das de facto bereits in mehreren Zentren praktiziert wird. Auch wir haben diesen Weg bereits seit längerem mit positivem Erfolg bestritten.

Für die konkrete Durchführung der Weiterbildung in der Intensivmedizin hat es sich für uns bewährt, die Mitarbeiter am Ende des ersten Jahrs ihrer Weiterbildungszeit 1 Monat als begleitende Kraft auf der Intensivstation einzusetzen, wo sie sich gewissermaßen im "learning by doing" die Grundlagen der Intensivtherapie aneignen. Dieser Weiterbildungsabschnitt dient u.a. der Vorbereitung unserer Mitarbeiter auf den Notarzteinsatz. Der Notarzt selbst ist während seines Nachtdiensts auf der Intensivstation stationiert, so daß zwischen den Einsätzen ein zusätzlicher wertvoller Erfahrungsgewinn möglich ist. Gleichzeitig bleibt der chirurgische Notfallpatient auch auf der Intensivstation in der Hand des erstbehandelnden Arztes. Der Patient schätzt diese persönliche Betreuung in der ungewohnten Umgebung der Klinik.

Den frühen Kontakt mit der Intensivmedizin halten wir für äußerst wichtig. Schließlich soll der junge Anästhesist lernen, in das Gesamtkalkül der Risikoerfassung nicht nur Anästhesie und Operation, sondern auch die postoperativen Komplikationen und die Chancen ihrer Behandlung einzubeziehen. Einen zusammenhängenden Ausbildungsabschnitt in der Intensivmedizin erfahren unsere Mitarbeiter am Ende der Weiterbildungszeit, nachdem sie in allen operativen Disziplinen anästhesiologisch tätig waren. Wir bemühen uns, gerade diese Zeit eigenverantwortlicher Tätigkeit auf der Intensivstation über die vorgeschriebene Mindestzeit von 3 Monaten zu verlängern. Aber selbst bei einer 5jährigen Weiterbildungsdauer bereitet es uns große Schwierigkeiten, den Weiterbildungsabschnitt Intensivmedizin über 6 Monate auszudehnen. Wir haben dafür zu wenige Planstellen und zu viele Kollegen im gleichen Weiterbildungsjahr. Nur eine Stellenplanmehrung — die Erfüllung des Stellenschlüssels der DKG würde bereits genügen — könnte hier endgültige Hilfe bringen.

Sorgen bereitet uns auch, und die Ergebnisse der ersten Facharztgespräche bestärken uns darin, der theoretische Wissensstand der jungen Ärzte. Vermutlich wird die Kunde bei der Facharztprüfung in Schwierigkeiten geratener Kollegen das beste Stimulans sein, mehr Lerneifer zu entfachen, aber es braucht auch einen Kanon des Grundwissens. Bisher blieb es dem angehenden Facharzt weitgehend selbst überlassen, sich aus Fachzeitschriften, Büchern und durch den Besuch von Fortbildungsveranstaltungen das erforderliche Wissen anzueignen. Dies sollte auch weiterhin so bleiben, denn schließlich sind Ärzte Akademiker, die sich mit diesem Beruf zur Selbstweiterbildung verpflichtet haben. Eine Standardisierung des Wissens würde außerdem einem wesentlichen Prinzip medizinischen Kenntniserwerbs widersprechen: der Wissensvertiefung am konkreten Fall. Anzustreben ist nicht die Verschulung unserer Weiterbildung, sondern ein Lernziel — und Gegenstandskatalog als Orientierungshilfe in der schwer überschaubaren Publikationsflut. Das von Grenvik et al. [3] veröffentlichte Kurrikulum könnte die Grundlage bilden.

Unsere klinische Praxis und unser Wissen bedürfen, um für unsere Partner in dem geschilderten Sinn attraktiv zu bleiben, einer ständigen Überprüfung und Erneuerung durch die klinische Forschung. Wenn unsere Forschung nicht nur additiv unseren eigenen Wissensschatz mehren soll, sondern integraler Bestandteil der gesamten Forschungskapazität der an der Intensivmedizin beteiligten Fächer werden möchte, müssen wir unsere Ergebnisse auch auf den Kongressen der anderen Fachgebiete vortragen und offen mit ihnen diskutieren. Und ich bin überzeugt, wer sich ehrlich etwas erarbeitet hat, braucht kein Forum zu fürchten. Die Publikationsflut wird dann möglicherweise nicht so hoch sein wie bisher, dafür aber der Wissenszuwachs um so solider. Und nicht zu vergessen: am Wissensstand anderer Kollegen ist der persönliche Informationsstand am besten zu erkennen.

Die Empfehlungen und Vereinbarungen der Fachgesellschaften und Berufsverbände haben die Spielregeln für die interdisziplinäre Zusammenarbeit in der Intensivmedizin formuliert, aber das sind keine Gesetze, an die alle Betroffenen gebunden sind, die man einklagen könnte. Es gibt in der Medizin kein Erbhofrecht. Die Grundfrage lautet nicht: Wer darf etwas, weil er einen Berechtigungsschein dafür hat? , sondern: „Wer muß es tun? " Die Antwort kann nur lauten, derjenige der es kann, und zwar aufgrund persönlicher Erfahrung und persönlichen Wissens. Wissen muß erworben werden. Kongresse und Fortbildungsveranstaltungen helfen dabei. Die Flut des derzeit Angebotenen — oft mit gleichen Referenten und gleichem Thema — ist allerdings ein fragwürdiger Weg, den Informationsstand zu verbessern. Weniger wäre hier mehr.

Schließen möchte ich mit einer Überlegung, die Scheuch [9] an den Beginn seiner Arbeit *Interdisziplinäre Zusammenarbeit* stellte:

Die Wünschbarkeit interdisziplinärer Zusammenarbeit steht nicht in Frage, wohl aber ihre Machbarkeit. Darin gleicht sie der Tugend. Und wie bei dieser hat es dann wenig Sinn, die Unvollkommenheit allgemein zu beklagen.

Üben wir uns also in der Tugend des solideren Wissens und Könnens, so wird uns zufallen, was wir nicht einklagen können und nicht einklagen wollen. Die Prognose erscheint mir günstig.


*Literatur*

1. Benad G (1982) Die interdisziplinäre Zusammenarbeit im Operationssaal und auf der Intensivtherapiestation – Anästhesiologische Aspekte. Anaesth Reanimat 7:259–264
2. Empfehlungen, Richtlinien und Vereinbarungen zur Organisation der Intensivmedizin und der interdisziplinären Kooperation (1983) Anästh Intensivmed 24:116–124
3. Grenvik A, Leonard JJ, Arens JF, Carey LC, Disney FA (1981) Critical care medicine. Certification as a multidisciplinary subspeciality. Crit Care Med 9:117–125
4. Interdisziplinäre Zusammenarbeit (1974) Langenbecks Arch Chir 337:785–815
5. Interdisziplinäre Zusammenarbeit in der Intensivmedizin: Gemeinsamkeiten und Abgrenzungen (1974) Langenbecks Arch Chir 337:213–308
6. Opderbecke HW (1974) Interdisziplinäre Zusammenarbeit in der Intensivmedizin – Gemeinsamkeiten und Abgrenzung aus der Sicht des Anästhesisten. Langenbecks Arch Chir 337:219–222
7. Opderbecke HW (1970) Die Rolle des Anästhesisten in der Intensivtherapie. In: Henschel WF (Hrsg) Das Berufsbild des Anästhesisten – seine Stellung und Funktion in der Medizin von heute. Bericht über die Jahrestagung des Berufsverbandes Deutscher Anästhesisten vom 6.–9. November 1969 in Berlin. Bremen.
8. Rügheimer E (1976) Die wissenschaftlichen Grundlagen für die Übertragung von Aufgaben. Anästh Inform 17:36–46
9. Scheuch EK (1974) Interdisziplinäre Zusammenarbeit – aus der Sicht des Soziologen. Langenbecks Arch Chir 337:785–794
10. Schildberg FW (1982) Abgrenzung und Zuständigkeiten bei chirurgischen Intensivpatienten. Chirurg 53:663–668
11. Weissauer W (1970) Zu den Vereinbarungen zwischen den Fachgebieten Chirurgie und Anästhesie über die Aufgabenabgrenzung und die Zusammenarbeit in der Intensivmedizin. Anästh Inform 11: 168–170

# Personalbedarf für die Intensivmedizin

U. Jensen, H. Rupprecht, E. Strohmeier, W. Kellermann und A. Beyer

Nach Ermittlungen der DKG machen die Personalkosten mit 70% den Hauptanteil der Betriebskosten eines Krankenhauses aus [4].

Diesen Zahlen liegt die Auswertung der Selbstkostenblätter von 1294 Krankenhäusern im Jahr 1979 zugrunde. Knapp 55% dieser Personalkosten entfallen auf den pflegerischen und ärztlichen Dienst. Diese beiden Personalgruppen stellen also einen ganz wesentlichen wirtschaftlichen Faktor dar. Durch Ärzte und Pflegekräfte wird die Umsetzung des medizinischen Fortschritts in die praktische Medizin vermittelt, neben der Aufrechterhaltung des menschlichen Kontakts, der unbedingt zum therapeutischen Auftrag gehört.

Aus dieser Situation heraus entsteht der Zwang, sowohl das finanziell Machbare als auch das therapeutisch Notwendige im Auge zu behalten und einen tragbaren Kompromiß in der personellen Besetzung von Intensivstationen zu finden.

Zahlenmäßig sind die Pflegekräfte die stärkste Gruppe auf Intensivtherapiestationen und haben auch den größten Anteil an den Personalkosten. Ihre Arbeit, Motivation und Fähigkeit, u.U. eigene Therapievorstellungen zu entwickeln, sind eine wesentliche Grundlage des Fortschritts und Erfolgs in der modernen Intensivtherapie. Der Anteil der pflegerischen Maßnahmen am Gesamterfolg läßt sich natürlich nicht exakt messen.

Dennoch glaube ich, daß man die Statistik über die Letalität bei schweren Tetanuserkrankungen als deutlichen Nachweis über die Bedeutung der Qualität der pflegerischen Betreuung anführen kann. In Tabelle 1 sind unsere Tetanuspatienten aus den Jahren 1969–1983 zusammengestellt.

**Tabelle 1.** Letalität bei schweren Tetanuserkrankungen

| Jahr | n | Durchschnittsalter [Jahre] | Letalität [%] |
|---|---|---|---|
| 1969–1971 | 34 | 56,4 | 79 |
| 1972–1975 | 20 | 53,3 | 40 |
| 1976–1978 | 12 | – | 17 |
| 1979–1983 | 8 | 61,5 | 0 |

Die Gesamtzahl der Krankheitsfälle nimmt deutlich ab, und die Letalität sinkt von anfangs 79 auf 0% im jüngsten Zeitraum. Diese überzeugende Verbesserung der Überlebensrate ist sicher zum großen Teil auf die allgemeine Entwicklung der Intensivpflege zurückzuführen und die spezielle Ausbildung der Pflegekräfte in Verbindung mit den technischen Verbesse-

rungen in der Überwachung dieser schwierigen Patienten. Was sich jedenfalls grundsätzlich
wenig geändert hat, ist die ärztlich-medizinische Versorgung bei Tetanuserkrankungen.

Hauptgrundlage der Vorstellungen über den personellen Bedarf in Krankenhäusern sind
immer noch die Anhaltszahlen der DKG von 1969. Dies wurde durch die DKG in einer statistischen Erhebung im Jahr 1979 belegt [3]. In dieser Erhebung wurde festgestellt, daß 62%
der Allgemeinkrankenhäuser mit abgegrenzten Fachabteilungen ihre Stellenpläne auf den
DKG-Anhaltszahlen von 1969 gründen. Vermutlich kann man das auch größenordnungsmä-
ßig auf die personelle Ausstattung und Intensivbehandlungsstationen übertragen.

Legt man die günstigste Relation der Anhaltszahlen von 1969 zugrunde, ergibt sich in
der Intensivüberwachung der Schlüssel von einer Pflegekraft pro Bett pro 24 h und 2 Pflegekräften pro Bett pro 24 Stunden in der Intensivtherapie. Eine Erweiterung dieser Zahlen ist
notwendig geworden durch die Verkürzung der Arbeitszeit auf die 40-Stunden-Woche, die
Vermehrung des Urlaubsanspruchs um etwa 5 Tage und durch die Gewährung des Zusatzur-
laubs (seit 1980) für Wechselschicht- und Nachtdienst, der bis 4 Tage pro Jahr und Person
betragen kann. Neben diesen beiden gesetzlich geregelten Ergänzungen ist es dringend erforderlich, die Zahl der einzustellenden Pflegekräfte auf die vorgehaltenen Betten und nicht die
durchschnittliche Belegung zu beziehen. Die Bereitstellung eines belegbaren Betts für Notfälle mit entsprechendem Pflegepersonal gehört zu den wichtigen Aufgaben einer funktionierenden Intensivtherapiestation. Außerdem versucht man, besondere Arbeitsbelastungen zu
erfassen, die durch schwerkranke Patienten mit Organversagen bedingt sind. Als Maßstab dafür dient immer noch hauptsächlich der Beatmungspatient, da eine einfach zu handhabende
Alternative noch nicht gefunden ist. Wir haben uns nun gefragt, in welcher Form die Respi-
ratortherapie bei den Stellenschlüsseln berücksichtigt werden soll. Dazu haben wir 1982 eine
repräsentative Gruppe von 540 Patienten unserer Station genauer aufgeschlüsselt. 215 Patienten aus diesem Kollektiv wurden beatmet. Mitgezählt wurden auch die Patienten, die weniger als 24 Stunden beatmet wurden. Dies erscheint gerechtfertigt, da ein Beatmungspatient
praktisch ein Organversagen hat und besonders therapiert und überwacht werden muß, und
zudem in der Phase während und nach der Extubation noch relativ instabil ist.

Betrachtet man die Häufigkeitsverteilung der Beatmungsdauer dieser 215 Patienten
(Abb. 1), sieht man, daß der größte Teil, nämlich 65% der Patienten, nur 4 Tage weniger beatmet wurden. Schon ein relativ niedriger Anteil an länger beatmeten Patienten hat einen deutlichen Einfluß auf den Mittelwert. Das ist nicht verwunderlich, da ein Patient, der 100 Tage

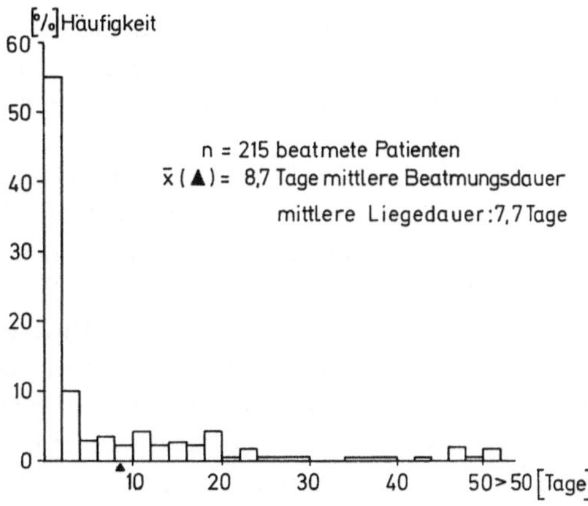


Abb. 1. Häufigkeitsverteilung der Beatmungsdauer von 215 Patienten einer anästhesiologischen Intensivtherapiestation mit gemischtchi-
rurgischem Patientengut im Jahre 1982. x̄ arith-
metischer Mittelwert, n Zahl der Patienten

**Tabelle 2.** Drei Berechnungsmöglichkeiten für das Ausmaß der Beatmungstherapie dargestellt an einem Patientenkollektiv von insgesamt 540 Patienten

|  | n | % |
|---|---|---|
| 1. Zahl der Patienten insgesamt | 540 | 100 |
|    Zahl der beatmeten Patienten | 215 | 39,8 |
| 2. Zahl der Pflegetage insgesamt | 4171 | 100 |
|    Zahl der Beatmungstage | 1864 | 44,7 |
| 3. Zahl der Beatmungstage plus Tage mit Tubus bzw. Tracheotomie | 2398 | 57,5 |

beatmet wird, soviel zählt wie 50 Patienten, die 2 Tage beatmet werden. Es besteht eine deutliche Linksverschiebung in der Verteilung, jedoch hat der Mittelwert von 8,7 Tagen insofern eine rechnerische Bedeutung, als die mittlere Beatmungsdauer dieser Patienten mit 8,7 Tagen länger als die mittlere Liegedauer des gesamten Patientenkollektivs mit 7,7 Tagen ist. In dem Verhältnis dieser beiden Zahlen steckt eine wichtige Information, die an unserem Beispiel deutlich wird (Tabelle 2).

Berechnet man in unserem Fall, in dem eben die mittlere Beatmungsdauer länger ist als die mittlere Liegedauer, den Prozentsatz der Zahl der beatmeten Patienten, erhält man, wie im Beispiel A zu sehen ist, 39,8%. Berechnet man den Prozentsatz der Beatmungstage an der Gesamtzahl der Pflegetage, so erhält man, wie im Beispiel B zu sehen ist, 44,7%. Diese Zahl gibt für unser Beispiel wesentlich genauer die tatsächliche Arbeitsbelastung durch beatmete Patienten an. Eine weitere Verbesserung der Erfassung der Arbeitsintensität würde unserer Meinung nach zu erzielen sein, wenn die Tage mit einbezogen würden, an denen Patienten besonders überwacht und gepflegt werden müssen wegen eines intratrachealen Tubus oder Tracheotomie. In unserem Beispiel steigt der Anteil an sog. Beatmungstagen dann auf 57,5%.

Zusammenfassend läßt sich aufgrund dieser Berechnungen sagen: Nur wenn die mittlere Beatmungsdauer gleich der mittleren Liegedauer ist, entspricht der Prozentsatz der beatmeten Patienten dem Prozentsatz an Beatmungstagen. In Krankenhäusern, bei denen die mittlere Beatmungsdauer kürzer als die mittlere Liegedauer ist, entspricht die Zahl der beatmeten Patienten in Prozent am besten der Arbeitsbelastung.

Für große Intensivtherapiestationen, die einen gewissen Prozentsatz an Patienten aufnehmen, die wochenlang beatmet werden, ist es günstiger, die Zahl der Beatmungstage in Prozent auszurechnen, und zwar immer dann, wenn die mittlere Beatmungsdauer mehr als die mittlere Liegedauer beträgt.

Schon in den Empfehlungen der DKG von 1974 wurde ein Schlüssel von 3 Pflegekräften pro Patient vorgeschlagen, wenn die Zahl der Beatmungsfälle im Jahresdurchschnitt 20% der Patienten übersteigt [5]. 5 Jahre später in den Empfehlungen der Deutschen Interdisziplinären Vereinigung für Intensivmedizin (DIVI) von 1979 wurden die Krankenpflegekraftschlüssel noch detaillierter an die Zahl der beatmeten Patienten angepaßt [2].

Wie in Tabelle 3 angegeben, würden wir diesen Vorschlag gerne ergänzen durch die Möglichkeit, auch den Prozentsatz an Beatmungstagen zu bewerten. Die hier angegebene Relation zwischen Prozentsatz der Beatmungspatienten und dem Pflegekraftschlüssel ist vorwiegend empirisch gefunden und somit als durchaus variabel anzusehen. Gesichert jedoch ist,

**Tabelle 3.** Berechnung der Planstellen unter Berücksichtigung der Beatmungstherapie nach den Empfehlungen der DIVI [2]

| Beatmungspatienten bzw. Beatmungstage | Pflegekraft/Patient |
| --- | --- |
| > 10% | 2,5 : 1 |
| > 20% | 3 : 1 |
| > 40% | 4 : 1 |

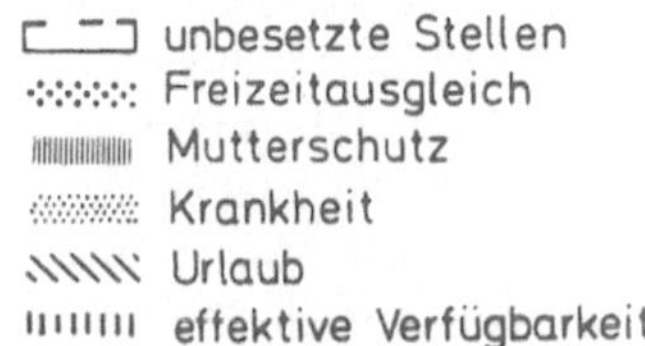


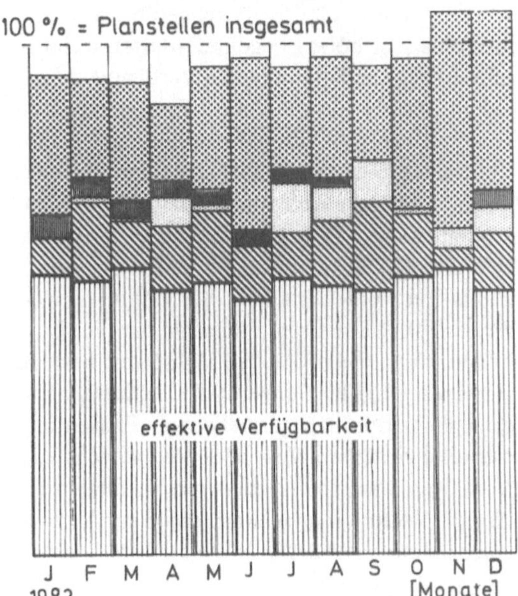


**Abb. 2.** Jahresstatistik von 1982 über die effektive Verfügbarkeit und Arbeitsausfallraten des Krankenpflegepersonals einer anästhesiologischen Intensivtherapiestation (Angaben in %)

daß von diesen Planstellen nur etwa jeweils die Hälte zur täglichen Diensteinteilung zur Verfügung steht. Auch bei dem hier zuletzt aufgeführten Schlüssel von 4:1 sind in Wirklichkeit nur 2 Pflegekräfte für 3 Patienten da. Die Tatsache, daß nur die Hälfte aller Planstellen für die tägliche Dienstplaneinteilung effektiv verfügbar ist, geht aus unserer Personaljahresstatistik von 1982 deutlich hervor (Abb. 2). Berechnungsgrundlage war die tägliche Verfügbarkeit; auf der Abbildung ist jedoch die durchschnittliche Verfügbarkeit pro Monat angegeben. Das obere Ende der Säulen zeigt die Zahl der besetzten Planstellen an, der längsgestreifte Teil in der unteren Hälfte spiegelt die jeweilige Zahl der Pflegekräfte wider, die tatsächlich zur Arbeitseinteilung zur Verfügung standen. Der größte Teil des Arbeitskraftausfalls wird durch Freizeitausgleich in Anspruch genommen, und zwar im Jahresdurchschnitt 26%. Der zweit-

**Tabelle 4.** Durchschnittsraten pro Jahr der Personalstatistik von 1982 (in %)

| | |
|---|---|
| Planstellen besetzt | 96,5 |
| Verfügbar/24 h | 53,1 |
| Urlaub | 11,4 |
| Krankheit | 3,6 |
| Mutterschutz und Mutterschaftsurlaub | 2,5 |

wichtigste Grund für die Abwesenheit des Pflegepersonals war Urlaub. Mutterschutz und Krankheit spielten nur eine untergeordnete Rolle. Aus diesen monatlichen Durchschnittwerten wurde zusätzlich der Jahresdurchschnitt berechnet (Tabelle 4). Im Jahresdurchschnitt stehen also nur 53% der Planstellen für die tägliche Arbeitseinteilung zur Verfügung. Der Anteil von Urlaub, Krankheit, Mutterschutz und Mutterschaftsurlaub von insgesamt 17,5% liegt im allgemein üblichen Bereich. Diese Statistik wird bei uns von den leitenden Pflegekräften seit 1979 kontinuierlich durchgeführt, mit immer ähnlichen Ergebnissen. Sie bestätigt, daß man eine sehr hohe Pflegekraft-Betten-Relation braucht, um 1 Pflegekraft pro Schicht einem schwerkranken Patienten zur Verfügung zu stellen. Bergmann u. Steinbereithner [1] sowie Golombek [4] von der DKG haben Berechnungen veröffentlich, die für diesen Fall einen Schlüssel von mehr als 5:1 ergeben haben. Ein solcher Personalschlüssel ist vorläufig in Deutschland, meines Wissens, nicht verwirklicht. Trotzdem müssen in der täglichen Praxis der Intensivtherapie Patienten betreut werden, die ständig eine Pflegekraft brauchen und zeitweilig sogar mehr. Bei den z.Z. verwirklichten Stellenplänen müssen in solchen Fällen Pflegekräfte bei stabileren Patienten eingespart werden, die dann weitgehend nur elektronisch überwacht werden können. Besonders aggraviert wird diese Situation, wenn sich zufällig besonders pflegeintensive Patienten häufen. In solchen Fällen würde ich es für wünschenswert halten, wenn die offizielle Möglichkeit bestünde, *Belastungsspitzen durch vorübergehende Verminderung der Bettenzahl abzufangen.* Eine solche dynamische Bettenpolitik würde es ermöglichen, in weniger belasteten Phasen mit niedrigeren Personalschlüsseln gut auszukommen und trotzdem allen Patienten gerecht zu werden. Außerdem sollte man versuchen, das Verhältnis von arbeitsintensiven, instabilen Patienten zu Überwachungspatienten zu steuern. Auf die weitere Möglichkeit, *den Begriff „beatmeter Patient" auch auf die noch nicht oder eben gerade nicht mehr beatmeten, teilweise noch intubierten, instabilen Patienten zu erstrekken,* habe ich vorhin schon hingewiesen. Mit diesen Erweiterungsmöglichkeiten der Anhaltszahlen kann man eine den Erfordernissen relativ angepaßte personelle Besetzung erzielen.

Auch für die zweite große Personalgruppe auf Intensivtherapiestationen, die Ärzte, gibt es Anhaltszahlen der DKG, die ebenfalls einen 24-Stunden-Dienst, Urlaub und Krankheit wie bei den Pflegepersonalstellenplänen einschließen. Die Anhaltszahlen von 1974 [5] schlagen eine Arzt-zu-Patient-Relation von 1:2 vor. Diese nackten Zahlen würden wir gerne durch folgende Überlegung erweitert sehen. In der Intensivtherapie mit beatmeten Patienten ist eine kontinuierliche ärztliche Präsenz erforderlich. Deswegen muß man von einer Mindestzahl von 4 Arztstellen pro Intensivtherapiestation ausgehen, um den Dienst rund um die Uhr aufrechterhalten zu können. In Richtlinien einzelner Bundesländer ist dieser Bedarf bereits auch festgelegt, wie z.B. in den Richtlinien für die Einrichtung und Anerkennung von Intensivbehandlungsstationen in Hessischen Krankenhäusern [6]. Nach meinen Erfahrungen können auch von einem eingearbeiteten Arzt in der Intensivtherapie nur maximal 6—8 Patienten versorgt werden.

Deswegen ist für größere Intensivbehandlungsstationen eine entsprechende Erweiterung des Stellenplans erforderlich. Schon ab 10–12 Betten, je nach Patientengut, ist damit zu rechnen, daß ständig mindestens 2 Ärzte präsent sein müssen. Ähnlich verhält es sich mit den Ärzten in leitender bzw. verantwortlicher Position. Die ständige Verantwortung für mehr als 10–12 Intensivpatienten ohne gleichwertige Entlastung ist m.E. nicht dauernd zu ertragen und führt zum Nachlassen der diagnostischen und therapeutischen Initiative des Betreffenden, was häufig entscheidende Nachteile für den Patienten hat. Auch das ärztliche Personal würde davon profitieren, wenn die Bettenzahl in Phasen von starken Belastungen kurzfristig variiert werden könnte.

Zuletzt soll auf das zusätzliche Personal eingegangen werden, mit dessen Hilfe eine weitere Möglichkeit besteht, einen effektiven Arbeitsablauf in der Intensivtherapie zu erreichen. Außer der *Schreibkraft,* die speziell einer Station zugeordnet sein und sich mit deren besonderen Problemen auskennen sollte, sind die anderen Personalgruppen sehr von der allgemeinen Organisation des Krankenhauses abhängig, d.h. von dem Vorhandensein und Ausmaß zentraler Dienste. Zu beachten ist auch hier, besonders bei den *Hilfskräften im Pflegebereich* und *Wirtschaft- und Reinigungspersonal,* daß sie möglichst im 24-h-Betrieb zur Verfügung stehen und auch an Sonn- und Feiertagen. Im Gegensatz zu anderen Autoren glauben wir nicht, daß jede Intensivtherapiestation einen *Ingenieur oder Techniker* braucht. Die technische Entwicklung in der apparativen Medizin hat inzwischen doch zu relativ störungsfrei arbeitenden Beatmungsgeräten und Monitoren geführt, wenn eine regelmäßige Wartung in einer dem Krankenhaus angehörigen technischen Werkstatt gewährleistet ist, die auch möglichst einen 24-Stunden-Service haben sollte. Die dadurch nicht gedeckten technischen Probleme lassen sich meist in einem guten Kundendienst auffangen.

Wir haben schon darauf hingewiesen, daß wohl in der Bundesrepublik die Realität auf den Intensivstationen nicht den errechneten empfohlenen Personalschlüsseln entspricht. Trotzdem wurde bisher sicher eine zeitgemäße Intensivmedizin betrieben. Wir hoffen, daß die personellen Begrenzungen kaum zu Lasten der Patienten gegangen sind. Wir wissen aber, daß sie nicht selten am Personal ausgegangen sind, und die Anforderungen steigen weiter. Mit der Entwicklung immer umfassenderer Überwachungs- und Behandlungssysteme geht eine weitere Erhöhung des Personalbedarf einher, da eine Rationalisierung speziell auf diesem Arbeitsgebiet zum jetzigen Zeitpunkt nicht möglich erscheint. Wenn wir also dieser Entwicklung folgen wollen, werden wir um mehr Personalstellen in der Intensivmedizin nicht herumkommen.

*Literatur*


1. Bergmann H, Steinbereithner K (1980) Versuch einer quantitativen Bedarfsermittlung von Intensivpflegepersonal. Anaesth Intensivmed 21:225
2. Deutsche Interdisziplinäre Vereinigung für Intensivmedizin (1979) Stellungnahme zur Besetzung von Intensiveinheiten. Anästhesist 28:416
3. DKG (1982) Erhebung zur Personallage in den Krankenhäusern. Satz & Druck, Düsseldorf, S 22
4. Golombek G (1982) Anwendung der DKG-Anhaltszahlen — Empfehlungen für die Ermittlung des ärztlichen und pflegerischen Personalbedarfs in intensivmedizinischen Betteneinheiten. In: Menzel H (Hrsg) Personalbedarfsermittlung für Intensivbehandlungsstationen. perimed Erlangen, S 47
5. Lauterbacher J, Golombek G (1975) Anhaltszahlen für die Besetzung der Krankenhäuser mit Mitarbeitern. Anästh Inform 16:290
6. Richtlinien für die Einrichtung und Anerkennung von Intensivbehandlungsstaionen in Hessischen Krankenhäusern (1979) St. Anz. 34:1716

# Organisation des Notarztdienstes

P. Sefrin

Die Erkenntnisse der modernen Intensivmedizin und die Auswirkungen der erweiterten Therapiemöglichkeiten führten zwangsläufig zur Ausdehnung der ärtzlichen Notfallversorgung auch in den Bereich der Präklinik. Das moderne Rettungswesen kann heute nur unter Mitwirkung von gesondert geschulten Ärzten die erhofften Leistungen erbringen. Da bei einer Bedrohung der Vitalfunktionen die ärztliche Hilfe so früh wie möglich einsetzen muß, bestehen heute keine Zweifel mehr daran, daß das Prinzip der Notfallversorgung in einer vorgezogenen Intensivtherapie bestehen muß. Der Einsatz von Notärzten gehört heute deshalb verbindlich zum Bild des Rettungsdiensts und ist in weiten Regionen zu einer wesentlichen Stütze der Primärversorgung von Notfallpatienten geworden.

Die Verabschiedung und das Inkrafttreten der Rettungsdienstgesetze der einzelnen Bundesländer schufen die organisatorischen Voraussetzungen für ein modernes Rettungswesen. Staatliche Investitionen ermöglichten eine übergreifende Einsatzführung durch die Rettungsleitstellen und ein dichtes Netz von Meldestellen. Die Gesetze haben zwar die Organisation und Durchführung des Rettungsdiensts entsprechend den notfallmedizinischen Erfordernissen geregelt, der Notarztdienst ist jedoch ausgespart. Die übertragen mit Ausnahme von Baden-Württemberg die Durchführung des Rettungsdiensts den jeweiligen Gebietskörperschaften (Kreise, kreisfreie Städte oder Rettungszweckverbänden). Gehört die Durchführung des Rettungsdienstes nach den Feuerwehrgesetzen zu den Aufgaben der Feuerwehr, so sind ebenfalls die jeweiligen Gebietskörperschaften zuständig. Es wird darauf hingewiesen, daß z. B. die Rettungszweckverbände darauf hinzuwirken haben — durch Vereinbarungen mit dem Träger geeigneter Krankenhäuser —, Ärzte zur Hilfeleistung im Rettungsdienst zur Verfügung zu stellen (Art. 7, Abs. 2 BayRDG). In den Feuerwehrgesetzen fehlt jeder Hinweis. Insgesamt ist in keinem Gesetz der Bundesländer der Notarztdienst verbindlich geregelt. Diese Zurückhaltung erklärt sich aus der Tatsache, daß die Versorgung ambulanter Patienten, und dazu gehören primär auch die Notfallpatienten, durch den § 368 der RVO den niedergelassenen Ärzten zugewiesen und damit der Regelungsbefugnis der einzelnen Länder entzogen ist [1].

Die stationäre Tätigkeit des Arztes im Krankenhaus ist durch die Landeskrankenhausgesetze, die ambulante durch die RVO festgelegt. Der Begriff Notarzt findet sich weder in den Rettungsdienstgesetzen, den Landeskrankenhausgesetzen noch in der RVO. Die Definition von Weißauer besagt, daß es sich bei dem Notarzt um einen Arzt handelt, der über eine spezifische, notfallmedizinische Ausbildung sowie über praktische Erfahrungen verfügen muß und dauernd durch seine unmittelbare berufliche Tätigkeit oder durch seinen Einsatz im Notarztdienst in hautnahem Kontakt mit der Notfallmedizin bleibt. Das Deutsche Institut für Normung hat sich bereits 1976 in seinem Fachausschuß „Normen für das Feuerwehrwesen", der die Definition des Rettungsdiensts zur damaligen Zeit übernommen hat, in der DIN 14011, Teil 4, festgelegt auf: „einen Arzt, der besondere Kenntnisse und Fertigkeiten in der Notfallmedizin besitzt und im Rettungsdienst tätig wird." Die gleiche Formulierung taucht auch in der DIN 75079 für Notarzteinsatzfahrzeuge auf. Die DGAI hat mit ihren Empfehlungen zur Qualifikation des Notarztes in der „Sektion Rettungswesen" der DIVI erreicht, daß dieses Gremium sich nun mit einer interdisziplinären Empfehlung für die Fortbildung und Qualifikation des Notarztes beschäftigt. In Kürze wird mit einer verbindlichen Empfehlung, die von allen in der DIVI zusammengeschlossenen Fachgesellschaften getragen wird, zu rechnen sein.

Bezüglich der Trägerschaft des Notarztdiensts sind verschiedene regional zu vereinbarende Möglichkeiten denkbar:

1. In den wohl meisten Fällen wird ein Krankenhaus die Aufgabe des Notarztdienstes übernehmen, insbesondere nachdem durch den 45. Änderungstarifvertrag zum BAT die Teilnahme am Notarztdienst für jeden Krankenhausarzt zur Pflicht wurde, ohne daß deshalb diese präklinische Tätigkeit gesondert im Arbeitsvertrag aufgeführt werden muß. Voraussetzung ist in jedem Falle aber, daß das Krankenhaus am besten auf vertraglicher Basis mit dem Rettungsdienst kooperiert. Umfang und Inhalt eines entsprechenden Vertrags können die Vertragspartner, den örtlichen Gegebenheiten angepaßt, festlegen.

2. Denkbar ist auch die Möglichkeit, daß eine freie Vereinigung von Notärzten gegenüber dem Träger des Rettungsdienstes die vertragliche Verpflichtung übernimmt, einen kontinuierlichen Notarztdienst in einem abgegrenzten Raum zu garantieren. Von dieser Möglichkeit wurde bisher meines Wissens noch nirgendwo Gebrauch gemacht.

3. Schließlich besteht die Möglichkeit, wie sie in Bayern verwirklicht wurde, daß die Kassenärztliche Vereinigung (KV) als Träger des Notarztdienstes fungiert. Die Berechtigung dazu ist davon abzuleiten, daß die notärztliche Versorgung, soweit es sich um Kassenpatienten handelt, Teil des Sicherstellungsauftrages der KV ist. In einem Rahmenvertrag zwischen KV, Krankenkassen und Hilfsorganisationen sowie der Feuerwehr gelang es, unter dieser Voraussetzung 1980 einen flächendeckenden Notarztdienst für ganz Bayern zu garantieren. Die Kassenärztliche Bundesvereinigung und die meisten KVen der Länder sehen im Notarztdienst einen vorverlagerten Teil der Krankenhausbehandlung. Damit ist er kein essentieller Bestandteil der kassenärztlichen Versorgung, sondern ein finanzielles, personelles und organisatorisches Problem der Krankenhäuser. In Bayern wird davon ausgegangen, daß „es sich um eine ambulante kassenärztliche Aufgabe handelt, die nicht allein den Kassenärzten obliegt, sondern von den Ärzten aus Krankenhäusern und Kassenpraxen gemeinsam zu erfüllen ist" (Erklärung von Prof. Dr. Sewering vor der Vollversammlung des 30. Bayerischen Ärztetags). Das aufsichtsführende Bayerische Staatsministerium des Innern weist in seiner Erklärung zu dem Vertragswerk ausdrücklich darauf hin, daß die schon bisher im Notarztdienst mitwirkenden Krankenhausärzte auch weiterhin mitarbeiten sollen[1].

Durch die Übernahme der Trägerschaft für den Notarztdienst durch die KV konnten eine Reihe von Vorteilen für die Versorgung von Notfallpatienten erreicht werden, die nicht nur auf dem organisatorischen Sektor zu suchen sind, sondern auch auf die Qualität der Erstver-

---

1 Diese Meinung wird jedoch nicht überall in gleicher Weise geteilt, so in einer Stellungnahme des Bundesministers für Arbeit und Sozialordnung vom 21. 4. 1983. Aus dem § 368, Abs. 5 RVO ergibt sich, daß zum Sicherstellungsauftrag der Kven in den Ländern für die Kassenärztliche Versorgung (§ 368, Abs. 1 RVO) auch die Organisation eines „ausreichenden Not- und Bereitschaftsdienstes" gehört. Die Regelung bezieht sich auf die ambulante kassenärztliche Versorgung und berührt nicht die landesrechtlichen Regelungen über Rettungsdienste (Geschäftszeichen: Vat–43073–2)

sorgung durchschlug. Mit dem Abschluß des Vertrags übernahm die KV auch die Verpflichtung „nur geeignete Ärzte einzusetzen und auf die Durchführung entsprechender Fortbildungsmaßnahmen auf dem Gebiet der Notfallmedizin hinzuwirken" (Erklärung des Bayerischen Staatsministerium des Innern).

Es erhebt sich aber nicht nur für Bayern, sondern auch für die gesamte Bundesrepublik die Frage nach der erforderlichen Qualifikation des Notarztes. Verbindliche Stellungnahmen liegen bisher nur aus dem Bereich der KV Bayerns und der Bezirksärztekammer Südbadens vor. Während in Südbaden Richlinien für die Mindestvoraussetzung für die Tätigkeit als Notarzt als Empfehlung der Vertreterversammlung herausgegeben wurden, gibt es in Bayern nur ein Basisprogramm, das an *4 Abenden* die Voraussetzung für niedergelassene Ärzte vermittelt. In der Entschließung (Nr. 2) des 34. Bayerischen Ärztetags wird darauf verwiesen, daß es sich dabei um „ein einheitliches bayerisches Fortbildungsprogramm für Notärzte" handelt, das dezentral durchgeführt, die einheitliche Fortbildung *aller am Notdienst beteiligten Ärzte* sicherstellt[2]. Im Gegensatz dazu wird in Südbaden niedergelassenen Ärzten mit der Gebietsbezeichnung Anästhesie, Chirurgie und inneren Medizin erst *nach* einem Fortbildungslehrgang, der als Ganztagsveranstaltung und zwei Halbtagskursen durchgeführt wird, gestattet, am Rettungsdienst teilzunehmen. Die Landesärztekammer Baden-Württemberg ist z. Z. bestrebt, bei der Neufassung des Rettungsdienstgesetzes Baden-Württemberg eine gesonderte Qualifikation als Voraussetzung zum Einsatz auf dem Notarztwagen im Gesetz zu verankern.

Dies könnte z. B. nach Meinung der Ärztekammer durch eine Fachkundebescheinigung – ausgestellt durch die zuständige Ärztekammer – geschehen. Aufgrund der Empfehlungen der DGAI führt die Bezirksärztekammer Nordwürttemberg einen Modellversuch durch, der aufgeteilt in 5 Teilbereiche, die für den Notarzt notwendige Fortbildung sicherstellen soll: Die Fortbildung gliedert sich in folgende Abschnitte:

1. Eine Einführung in die allgemeine Notfallmedizin, die als Vorbereitung für die folgenden Wochendendseminare dezentral in den einzelnen Kliniken abgehandelt wird;
2. Wochenendseminar (22 h) über allgemeine Notfallmedizin;
3. Spezielle Notfallmedizin, die wiederum dezentral in verschiedenen Kliniken abgehandelt werden soll;
4. Wochenendseminar, das spezielle notfallmedizinische Themen sowie als besonderen Schwerpunkt die Abhandlung von Fallberichten umfaßt;
5. ein 5stündiges Einsatzpraktikum, das in den örtlichen Bereichen absolviert werden kann.

Die Verantwortung für die Qualifikation liegt nach der momentanen Rechtslage zum einen beim einzelnen Arzt, zum anderen bei demjenigen, der ihn für den planmäßigen Notarztdienst eingeteilt hat. Fühlt sich der einzelne Arzt nicht in der Lage, den Anforderungen des Notfalls gerecht zu werden, und ließe er sich trotzdem zum Dienst einteilen ohne entsprechenden Hinweis, so würde ihn der Vorwurf des Übernahmeverschuldens treffen. Der gleiche strafrechtliche Vorwurf wird den für die Organisation des Notarztdiensts Verantwortlichen treffen, wenn er nicht genügend qualifizierte Ärzte für diesen Dienst einteilen würde. Hieraus können sich auch zivilrechtliche Schadensersatzansprüche ergeben.

---

2 In Bayern hat jeder am Notarztdienst mitwirkende Arzt selbst darüber zu entscheiden, ob er für die von ihm übernommene Tätigkeit die notwendigen Voraussetzungen erfüllt. Die konkrete Überprüfung des Trägers des Notarztdiensts hat sich nach geltendem Recht auf die formalen Voraussetzungen zu beschränken (Brief von Prof. Sewering vom 29. 4. 1983)

**Tabelle 1.** Anästhesie und Notarztdienst. Umfrage an 834 Krankenhäusern

|  | < 250 Betten | 251–500 Betten | > 500 Betten | Gesamt |
|---|---|---|---|---|
| Anzahl der Krankenhäuser | 310 | 347 | 177 | 834 |
| Notarztdienst ohne Anästhesisten | 42 | 59 | 45 | 146 |
| Notarztdienst ausschließlich durch Anästhesisten | 9 | 17 | 26 | 52 |
| Notarztdienst wird durch Ärzte verschiedener Disziplinen, einschließlich der niedergelassenen Ärzte, versehen | 117 | 164 | 87 | 368 |
| Krankenhäuser ohne Notarztdienst | 142 | 107 | 19 | 268 |
| Anzahl der Krankenhäuser, in denen für die Notarztversorgung zusätzliche Arztstellung (→5) eingerichtet wurden | 3 | 24 | 32 | 59 |

Allerdings können sich juristisch sowohl der Notarzt als auch die für die Organisation Verantwortlichen für einen vertretbaren Übergangszeitraum darauf berufen, daß die zumutbaren Möglichkeiten der Aus-, Weiter- und Fortbildung ausgeschöpft wurden, und besser qualifizierte Ärzte für den Notarztdienst im gegebenen Zeitraum nicht zur Verfügung standen [3]. In jedem Falle muß der Verantwortliche vor dem Einsatz die notfallmedizinische Qualifikation der für den Notarztdienst in Betracht kommenden Ärzte prüfen. Der Hinweis in der Protokollnotiz Nr. 3, Abs. 2 zu Sonderregelungen 2c des BAT „dem Einsatz sollte eine einjährige klinische Weiterbildung vorausgehen", befreit nicht von dieser Prüfungspflicht [4].

Nach einer Umfrage des BDA an 834 Krankenhäusern (Tabelle 1) an der sich zwischen 70 und 80% aller Anästhesieabteilungen beteiligten, nahmen 566 Krankenhäuser (67,9%) am Notarztdienst teil, wobei in Krankenhäusern über 500 Betten bei 16,4% der Notarztdienst ausschließlich von Anästhesisten durchgeführt wurde. Dort wurden allerdings auch bei 20% bis zu fünf Arztstellen eigens für diesen Zweck geschaffen, eine Tatsache, die an kleineren Krankenhäusern nur bei 1,8% der Fälle eher eine Seltenheit darstellt. Im Bereich dieser kleineren Krankenhäuser ist jedoch deutlich der Trend zur Einbeziehung der niedergelassenen Ärzte erkennbar, wobei dies bei 69,6% bei Häusern mit bis zu 250 Betten und bei 58,3% bei Häusern bis 500 Betten der Fall ist und nur bei 55% der großen Krankenhäuser zutrifft. Aus der Umfrage ist aber auch für unseren Fachbereich klar erkennbar, daß sich bei 25%, respektive 28,5% der Krankenhäuser dieser Dienst, aus welchen Gründen auch immer, vollkommen ohne Anästhesisten durchgeführt wird. Bemerkenswert ist allerdings, daß nur 32% der befragten Krankenhäuser überhaupt nicht am Notarztdienst beteiligt sind. Hier ergeben sich, zumindest für das Fachgebiet Anästhesie in Kooperation mit anderen Fachbereichen, Möglichkeiten, zu einer weiteren Verbesserung der präklinischen Versorgung beizutragen.

Soweit Krankenhäuser den Notarztdienst durchführen, müssen die dafür benötigten Ärzte zusätzlich bereit gestellt werden. Dies ist meist ohne die Schaffung von neuen Stellen nicht möglich, da durch die Pflegesätze meist nur ein knappes Personalkontingent gewährleistet ist. In Baden-Württemberg lassen sich die Krankenhäuser jeden Notarzteinsatz mit DM 170,– vergüten und zahlen dem Notarzt pro Einsatz DM 16,50. Aufgrund der angespannten Haushaltslage werden in den meisten Krankenhäusern in Zukunft keine freien Valenzen

bestehen, um den Notarzt aus dem Bereitschaftsdienstpotential abzuziehen, insbesondere
nachdem seit dem 1. 1. 1983 die Sonderregelung des BAT (SR 2c BAT) in Kraft getreten ist.
Für den Krankenhausträger bedeutet dies, daß er nach Ermittlung des konkreten Bedarfs
für die Vorhaltung und den Einsatz von Notärzten diese zusätzliche Belastung in den Stellenplan miteinbeziehen muß. Rund um die Uhr einen gesonderten Notarztdienst auf der Basis
der 40-h-Woche sicherzustellen, würde rein rechnerisch 5,6 Arztstellen zusätzlich bedeuten.
Sind Träger des Rettungsdienstes und des Krankenhauses identisch, wird sich eine zusätzliche
Bereitstellung von Arztstellen einfacher realisieren lassen. In einigen Bereichen haben die örtlichen Krankenkassen gesondert Gelder für die Besoldung von Arztstellen über die in der
Krankenhausplanung hinaus ausgewiesenen Stellen zur Verfügung gestellt. Der Krankenhausträger kann grundsätzlich nicht verpflichtet werden, diesen Dienst zu übernehmen. Wenn er
ihn allerdings übernimmt, muß er auch für eine ausreichende Bereitstellung von Notärzten
gewährleisten.

Gehört der Notarztdienst zu den Aufgaben des Krankenhauses, ist der Einsatz auf dem
Rettungswagen Dienstaufgabe eines jeden Krankenhausarztes. Damit sind auch alle versi-
cherungsrechtlichen und haftungsrechtlichen Probleme zufriedenstellend gelöst, denn der
Einsatz im Rettungsdienst ist als Teil der Krankenhaustätigkeit anzusehen.

Als gelöst können auch die Versicherungsfragen in Bayern angesehen werden, da durch
die Trägerschaft der KVB automatisch mit der Ermächtigung eine gesetzliche Unfallversiche-
rung über die Berufsgenossenschaft für Gesundheitsdienst und Wohlfahrtspflege sichergestellt
ist. Dies gilt auch für den ermächtigten Krankenhausarzt, soweit er den Notarztdienst in
Form einer genehmigten Nebentätigkeit versieht, da diese Nebentätigkeit nicht unter den
nach § 539, Abs. 1, Nr. 1 der RVO bestehenden Versicherungsschutz der Kliniktätigkeit fällt.
Darüber hinaus besteht Versicherungsschutz für die gesetzliche Haftpflicht des BRK aus der
Bereitstellung von Notärzten für den Rettungsdienst mit NAW und RTH. Mitversichert ist
die persönliche, gesetzliche Haftpflicht des jeweiligen Arztes aus seiner dienstlichen Tätigkeit im Rahmen des Rettungsdienstes des BRK.

Der Versicherungsschutz wird geboten bis zu den vertraglich vereinbarten Ersatzleistun-
gen von

DM 2,5 Mio.        pauschal für Personen- und Sachschäden zusammen
DM 25 000,—        für Vermögensschäden aus ärztlicher und sonstiger Tätigkeit

je Schadensereignis, begrenzt auf das Doppelte für alle Versicherungfälle eines Versicherungs-
jahres.

Eine Zusatzunfallversicherung deckt alle Unfälle während des Einsatzes im Rettungsdienst ab, einschließlich der Wegeunfälle. Die Versicherungssummen betragen für jede versi-
cherte Person

DM 500 000,—       für den Todesfall,
DM 1 Mio.          für den Invaliditätsfall mit verbesserter Gliedertaxe,
DM 500,—           für Bergungskosten.

In anderen Bereichen ist ein derart umfangreicher Versicherungsschutz nicht gewährleistet.
In jedem Falle sollte daher auf eine freiwillige Versicherung in der gesetzlichen Unfallversi-
cherung sowie auf eine Zusatzversicherung Wert gelegt werden, um im Schadensfall eine ausreichende Deckung zu haben.

Der Einsatz eines Notarztes im Rahmen des organisierten Rettungswesens kann in 3 verschiedene Organisationsformen erfolgen:

1. *Stationssystem*: Rettungswagen, Notarzt sowie Rettungssanitäter sind an einem Krankenhaus oder an einer Rettungswache stationiert. Der besondere Vorteil ist in der Teamarbeit zu sehen, da das Personal auch in seiner einsatzfreien Zeit zusammen arbeiten sollte.
2. *Rendezvoussystem*: Standort von Rettungswagen und Notarzt sind räumlich getrennt. Um zum gemeinsamen Einsatzort zu kommen, muß dem Arzt ein gesondertes Einsatzfahrzug, das sog. Notarzteinsatzfahrzeug (NEF), zur Verfügung gestellt werden. Wie alle Fahrzeuge des Rettungsdienstes ist dieser PKW inzwischen auch genormt, so daß von einer standardisierten Mindestausrüstung ausgegangen werden kann (DIN 75079). Bevorzugte Regionen für das Rendezvoussystem sind Bereiche mit einer relativ niedrigen Einsatzquote. Aber auch in vielen Großstädten wird dieses System wegen des Vorteils der schnellen Verfügbarkeit des Notarztes angewandt.
3. *Luft-, Berg- und Seerettungssysytem*: Diese Systeme stellen Sonderformen des Notarztdiensts dar, die als additive Rettungssysteme angesehen werden müssen. Die Besonderheiten beziehen sich auch auf die Stellung des Arztes, die in Sondervereinbarungen geregelt ist. Die Träger dieser Systeme sind gleichfalls nicht mit den bodengebundenen Rettungsdiensten vergleichbar.

Die Organisation eines guten und wirkungsvollen Notarztdienstes kann nicht nur dazu beitragen, menschliches Leid zu lindern, sondern auch die finanziellen Folgelasten nach Unfällen und Notfällen zu mindern. Der Einrichtung und Unterhaltung einer organisierten, präklinischen ärztlichen Versorgung stehen natürlich erhebliche finanzielle Engpässe gegenüber. Dem sind jedoch Zahlen des Bundesverkehrsministeriums entgegen zu halten: Rund 500000 Menschen werden allein bei Straßenverkehrsunfällen verletzt; ca. 20000 erleiden eine dauerhafte Behinderung. Die volkswirtschaftlichen Verluste allein dieses Bereichs betrugen 1981 37 Mrd. DM. Etwa 1% der Verletzten sind auf Dauer Pflegefälle. Viele Behinderte können nach dem Unfall ihre Arbeit nicht wieder aufnehmen, teils weil die Wirtschaft ihre verminderte Arbeitskraft nicht mehr einsetzen kann, teils weil sie inzwischen zu alt geworden sind, schließlich aber auch, weil die Behinderten selbst aus Desinteresse zu arbeiten aufhören. Dem steht ein Kostenaufwand von jährlich 1 Mrd. DM für den gesamten Rettungsdienst gegenüber; davon werden 27% von Ländern und Gemeinden, 8% von den Hilfsorganisationen und 1% vom Bund getragen. 64% dieser Kosten werden über Tarife und Gebühren finanziert. Die Bundesländer geben dagegen für den Unterhalt der Verkehrspolizei fast das Vierfache aus. Aus diesen Zahlen soll ersichtlich werden, daß ein Sparen am Rettungsdienst nicht zur Kostendämpfung im Gesundheitswesen beitragen kann, sondern eher das Gegenteil bewirkt und deshalb auch als politisch kurzsichtig eingestuft werden muß.

Die Auswirkungen einer qualifizierten notärztlichen Erstversorung sind inzwischen unbestritten. So konnte in einer eigenen prospektiven Studie aus dem Jahre 1979 an 106 Notfallpatienten nachgewiesen werden, daß in der Hälfte der Fälle eine optimale Therapie nicht eingeleitet wurde [2]. Nach realistischen Schätzungen der Bundesanstalt für Straßenwesen könnten durch eine optimale Versorgung jährlich mindestens 2300 Verkehrsopfer vor dem Tode bewahrt und rund 1 Mio. Behandlungstage in Intensivstationen eingespart werden. Dies bedeutet in Zahlen 1,6 Mrd. DM für die Vermeidung von Kosten für Unfalltote und rund 0,3 Mrd. DM für geringere Klinikkosten. Dies belegt eindeutig die Forderung nach einer entsprechenden Qualifikation des Notarztes auch aus volkswirtschaftlichen Gesichtspunkten.

Gerade das Fachgebiet der Anästhesie bietet die besten Voraussetzungen zur Vermittlung der notwendigen Kenntnisse auf dem Gebiet der Notfallmedizin, nicht nur im Bereich des Medizinstudiums, sondern auch bei der theoretischen und praktischen Fortbildung von Ärzten. Das Fachgebiet der Anästhesie kann aber die präklinische Versorgung im Rahmen des Notarztdienstes nicht allein durchführen, sondern nur gemeinsam mit anderen Fachdisziplinen. Es muß allerdings hervorgehoben werden, daß die präklinische Versorgung von der DGAI frühzeitig als Teilbereich erkannt wurde und die Anästhesie nicht nachträglich die Notfallmedizin okkupiert, sondern sie primär initiiert hat. Die gebotene Chance sollte auch in Zukunft unbedingt genutzt und durch die aktive Beteiligung am Notarztdienst auch für die Öffentlichkeit ersichtlich demonstriert werden.

## *Literatur*

1. Lippert H-D (1982) Rechtsprobleme: Status des Notarztes im Einsatz. Mk Ärztl Fortb 32:59
2. Sefrin P, Skrobek D (1980) Qualifikation des Notarztes. Dtsch Med Wochenschr 105:666
3. Weißauer W (1980) Der Arzt im Notfalleinsatz. Bay Ärztebl 35:34
4. Weißauer W (1980) Rettungs- und Notfallmedizin. Juristische Aspekte. Fortschr Med 99:890

# Grundlagenqualifikation für den Notarztdienst

B. Gorgaß

## Darstellung der gegenwärtigen Situation

Nach zahlreichen Publikationen der 70er Jahre [1, 3–5, 7, 12] und den Empfehlungen der
DGAI für die Weiter- und Fortbildung des Anästhesisten in der Notfallmedizin [2] sollte es
an sich keine Schwierigkeiten bereiten, die Grundlagenqualifikation für den Notarztdienst zu
definieren.

Es ist dringend geboten, daß diese Qualifikationsmerkmale nun von

- Behörden
- Rettungsorganisationen
- Krankenhausträgern
- notfallmedizinisch verantwortlichen Kollegen
- ärztlichen Standesorganisationen
- im Notdienst tätigen Ärzten
- anderen Fachgesellschaften
- und nicht zuletzt von den Kostenträgern

akzeptiert werden.

Der 45. Änderungsvertrag zum BAT erhebt die Notarzttätigkeit des Krankenhausarztes
zur Dienstaufgabe. Damit sind für die betroffenen Ärzte wenigstens die rechtlichen Voraussetzungen geschaffen.

Der erwähnte Änderungsvertrag legt als Qualifikationsmerkmal mindestens 1 Jahr klinische Tätigkeit fest. Daß diese Aufgabe als Qualifikationsminimum allerdings in der Regel
nicht den Erfordernissen entsprechen kann, soll anschließend aufgezeigt werden. Aber es
sind nicht nur die in jüngster Zeit von den Krankenhausträgern herbeigeführten Stellenkür-
zungen im ärztlichen Bereich, die als Ursache für den schleppenden Ausbau des Notarztwe-
sens anzuschuldigen sind.

Es soll in diesem Zusammenhang daran erinnert werden, daß immer noch 70–80% aller
Notfallpatienten in der Bundesrepublik ohne notärztliches Eingreifen nur von Rettungssani-
tätem erstversorgt und zur klinischen Therapie transportiert werden[6].

Es gibt in vielen Krankenhäusern große Probleme, die an sich akzeptierten Weiter- und
Fortbildungsempfehlungen zu realisieren. Andere Fachgesellschaften sind bisher noch nicht
davon zu überzeugen, daß die Empfehlungen der DGAI im wesentlichen — spezifische Modifikationen und Ergänzungen wären zu akzeptieren — auch für Notärzte aus anderen Fächern
gelten sollten.

Auch das zu vermutende zukünftige Überangebot an Ärzten kann für Ärztekammern
und KVen kein wichtiger Grund sein, unter Hinweis auf die RVO wieder verstärkt auf die glo-

bale Zuständigkeit der niedergelassenen Ärzte auch für die notfallmedizinische Versorgung außerhalb der Klinik zu drängen [14].

Begriffliche Unsicherheiten, die die Bevölkerung verwirren, müssen abgebaut werden. Die terminologische Annäherung des „ärztlichen Bereitschaftsdienstes" bzw. des „ärztlichen Notdienstes" der Niedergelassenen an den „Notarztdienst" durch die Einführung der Begriffe „Notarzt" und „ärztlicher Notfalldienst" sollte überdacht werden [9].

Es gab sogar Bemühungen, den gut funktionierenden, von Krankanhausärzten betriebenen Notarztdienst zu beenden, die für diese Aufgabe eingerichteten Stellen im Sinne der Kostendämpfung zu streichen und schrittweise durch Einrichtungen der niedergelassenen Ärzte zu ersetzen (Ziemann 1982, persönliche Mitteilung).

Eine strenge Grenzziehung zwischen klinischer und außerklinischer ärztlicher Zuständigkeit unter Berufung auf die RVO, die entstand, als die theoretischen Grundlagen und die praktischen Prinzipien der modernen Notfallmedizin noch nicht erarbeitet waren, ist nicht zweckmäßig. Auch diese Form der von Ahnefeld seit Jahren kritisierten Pfortentheorie widerspricht entscheidenden Grundsätzen der Notfallmedizin [2].

Um Mißverständnisse sicher auszuschließen, soll nochmals definiert werden, was wir unter Notarztdienst verstehen:

Der Notarztdienst wird von Ärzten mit einer spezifischen, modernen notfallmedizinischen Ausbildung durchgeführt. Der jeweils diensthabende Notarzt ist organisatorisch in den örtlichen Rettungsdienst eingebunden, er steht innerhalb von 1–2 min für den Einsatz zur Verfügung. Zusammen mit Rettungssanitätern wird er bereits am Notfallort „als verlängerter oder vorverlagerter Arm der Klinik" tätig. Zentrale Aufgabe ist die überbrückende Sicherung der Vitalfunktionen bis zur klinischen Versorgung und Intensivtherapie.

Ideal im Sinne einer ganzheitlichen Therapie ist die Möglichkeit des klinisch tätigen Arztes, Verläufe vom Notfallort bis zur definitiven klinischen Behandlung und Nachsorge beeinflussen und verfolgen zu können. Dies alles schließt nicht generell aus, daß entsprechend qualifizierte niedergelassene Kollegen an diesem Dienst teilnehmen. Es ist aber ein überdurchschnittliches Engagement erforderlich, denn Voraussetzung ist neben der Einbindung in den Rettungsdienst auch die Bereitschaft, die tägliche Routinetätigkeit (Praxisbetrieb) jederzeit kurzfristig zu unterbrechen [8].


## Aufgabenspektrum des Notarztes

Unabhängig von der Zuständigkeit und möglicherweise neuen Organisationsformen des Notarztdienstes müssen die im Anschluß über das einheitliche Aufgabenspektrum zu entwickelnden Qualifikationsmerkmale für jeden Notarzt Gültigkeit haben.

Verletzungen, Erkrankungen und Vergiftungen münden bei Lebensbedrohung in eine sog. gemeinsame Endstrecke, nämlich Störungen der Vitalfunktionen Atmung und Kreislauf und/oder der wichtigen Regelkreise

– Bewußtsein
– Wasser-Elektrolythaushalt
– Wärmehaushalt
– Stoffwechsel
– Säure-Basen-Haushalt

ein.

*Basisverfahren*

Die entscheidende Funktion der präklinischen Notfallmedizin besteht darin, diese Vitalgefährdung des Notfallpatienten durch Elementardiagnostik und -therapie abzuwenden, z. B.:

— Intubation
— Beatmung
— Punktion zentraler Venen
— Schockbekämpfung
— Pleurapunktion etc.

Die hierzu erforderlichen diagnostischen und therapeutischen Verfahren sind symptomatisch und obligatorisch.

Sie haben keinen fachspezifischen Charakter. Für ihre Durchführung wird nur eine begrenzte Ausstattung an Geräten und Medikamenten erforderlich. Die personellen Möglichkeiten sind limitiert.

Maßnahmen zur Sicherung der Vitalfunktionen und der Regelkreise stellen also die Basis notärztlicher Tätigkeiten dar.

Da die permanente Kontrolle von Vitalfunktionen und Regelkreisen und eine kontinuierlich adaptierte Therapie entsprechender Veränderungen auch die zentrale Aufgabe des Anästhesisten bei der Durchführung von Narkosen, aber auch im intensivmedizinischen Bereich ausmacht, muß man unserem Fachgebiet eine besondere Kompetenz und Verantwortlichkeit zuordnen. Diese Wertung darf allerdings nicht mit einem Ausschließlichkeitsanspruch verwechselt werden. Kompetenz und Verantwortung verpflichten uns vielmehr

— zu einer aktiven Beteiligung am Notarztdienst
— zur Weitergabe unserer klinischen Erfahrungen und Kenntnisse an Ärzte anderer Fachgebiete
— zur Einbeziehung von Problemen der präklinischen Akutmedizin in unsere Forschungsprogramme
— zur Bereitschaft, den Notarztdienst einer Region auch zu planen und zu leiten
— und zur Sorge um die Qualifikation und damit zusammenhängende Probleme der Rettungssanitäter, unserer wichtigsten Mitarbeiter außerhalb der Klinik.

Dazu 2 Anmerkungen, die die herausgehobene Funktion des Anästhesisten und die Bedeutung dieser Basisverfahren für den Erfolg notärztlichen Einsatzes unterstreichen sollen.

1. Sefrin et al. [13] geben als Ergebnis einer Würzburger Sudie an, daß 8,5% der von Notärzten versorgten, aber letztlich verstorbenen Notfallpatienten eine reelle Überlebenschance hatten.
   Bei 54% der untersuchten Fälle wurden grobe Fehler in der Schocktherapie und in Beatmungstechniken registriert. „Es gab Schwierigkeiten beim Anlegen von Infusionen, und Intubationen wurden wegen ungünstiger Bedingungen unterlassen."
2. Messelken et al. [10] konnten zumindest als deutlichen Trendhinweis zeigen, daß sich im Notarztdienst ihres Hauses Anästhesisten bei Befunderhebung, Dokumentation und notärztlicher Basistherapie auch bei typischen, akutinternistischen und traumatologischen Notfällen häufiger an dem heute zu fordernden Standard orientierten als Chirurgen und Internisten.

*Erweiterte Diagnostik und Therapie*

Bei ca 25% aller Einsätze ist das aus Notarzt und 1–2 Rettungssanitätern bestehende Team bis zur Übergabe in der Klinik mit ihren erweiterten personellen, apparativ-diagnostischen und therapeutischen Möglichkeiten nur mit der Durchführung von Basisverfahren zur Lebenssicherung befaßt.

Bei den übrigen Notfallpatienten werden in der Regel eine erweiterte Diagnostik und, wenn möglich, auch eine spezifische Therapie erfolgen. Erweiterte Diagnostik und spezielle therapeutische Maßnahmen sind aber als fakultativ zu bewerten.

Sie haben typischerweise kausalen Charakter, d. h. sie befassen sich mit der auslösenden Ursache der Vitalgefährdung. Von der Systematik her sind sie einer Übergangszone zwischen präklinischem und klinischem Bereich zuzuordnen.

Unter Berücksichtigung der Definition des Notfallpatienten lassen sich die Anteile bei einer Zuordnung zu medizinischen Fachgebieten wie folgt aufschlüsseln [2]:

1. Der Anteil von Patienten mit lebensbedrohlichen akuten Erkrankungen, einschließlich Vergiftungen, variiert zwischen 55 und 86%, er liegt im Mittel bei 70% (davon im Mittel 10% Vergiftungen).
2. Der Anteil der Patienten mit Traumen variiert zwischen 15 und 45%, er liegt im Mittel bei ca. 40%.

Für die in der zeitlichen Reihenfolge, aber auch in ihrer Bedeutung an zweiter Stelle rangierenden diagnostischen und therapeutischen Maßnahmen, die sich an der Art der Erkrankung, Verletzung oder Vergiftung orientieren, wäre theoretisch der jeweils in Frage kommende Arzt, also der Pädiater, Internist, Traumatologe oder Toxikologe als „idealer" Notarzt einzusetzen.

Die Kausaltherapie wird doch in der Regel von Fachspezialisten besser beherrscht und differenzierter betrieben. Dieses Faktum würde aber fragwürdig, wenn nur eine unzureichende Basisversorgung erfolgen sollte.

Der jeweilige Einsatz fachspezifischer Notärzte ist aber u. a. auch wegen der Unklarheit der primären Notfallmeldung und möglichen Erkrankungs- bzw. Verletzungskombinationen sowie aus organisatorischen Gründen nach unserer Meinung kaum realisierbar.

Für diesen Abschnitt läßt sich daher ableiten, daß jeder Notarzt in jedem Falle die Basisverfahren, aber auch wichtige, ausgewählte diagnostische und therapeutische Elementarprinzipien aus den verschiedenen Fachgebieten beherrschen muß.

*Technik, Organisation und Einsatztaktik*

Als letztes muß daran erinnert werden, daß der moderne Notarztdienst in den allgemeinen Rettungsdienst integriert ist. Der einzelne Notarzt muß daher zur Bewältigung seiner Aufgaben die technischen Bedingungen, bodengebundener Fahrzeuge (KTW, RTW, NEF, NAW) und Rettungshubschrauber, einsatztaktische und medizinische Geräte, die Organisationsform und das Zusammenspiel aller Beteiligten, einschließlich Polizei und Feuerwehr, in seiner Einsatzregion kennen.

## Die Empfehlungen der DGAI

In den Empfehlungen der DGAI für die Weiter- und Fortbildung von Anästhesisten in der Notfallmedizin sind die Grundvoraussetzungen für den Einsatz als Notarzt definiert und außerdem ein Fortbildungsprogramm von insgesamt 80 Stunden aufgelistet und inhaltlich erläutert. Einzelheiten sind bekannt oder können nachgelesen werden. Diese Empfehlungen sind im folgenden in ihrer inneren Logik global dargestellt.

Grundvoraussetzungen:

1. Mindestens eine einjährige Weiterbildung im Fach Anästhesie
2. Teilnahme an einer definierten Fortbildung „Notfallmedizin"
   - z. T. fachspezifisch
   - z. T. interdisziplinär

Fortbildungsprogramm:

| | |
|---|---|
| 1. Allgemeine Notfallmedizin | 30 h |
| 2. Spezielle Notfallmedizin | 30 h |
| 3. Organisation und Einsatztaktik | 5 h |
| 4. Seminar: Fallberichte | 10 h |
| 5. Einsatzpraktikum | 5 h |
| Gesamtstundenzahl: | 80 h |

Diese Empfehlungen für Ärzte aus Anästhesieabteilungen entsprechen ohne jeden Zweifel in vollem Umfange dem zuvor skizzierten Aufgabenspektrum des Notarztes.

Schwieriger, zumindest auf den ersten Blick, ist allerdings der Versuch, diese primär auf Anästhesisten zugeschnittenen Empfehlungen hinsichtlich ihrer Übertragbarkeit auf klinisch tätige Ärzte anderer Fachgebiete und niedergelassene Kollegen zu werten.

Vom Grundsatz her ist festzustellen, daß man die eigengesetzliche Problematik der Notfallmedizin und damit die Aufgabenstellung nicht an der jeweiligen Fachrichtung oder der Standeszugehörigkeit des jeweils eingesetzten Notarztes ausrichten kann.

Auf der Suche nach fachübergreifender Parallelität drängt sich die Erkenntnis auf, daß das Fortbildungsprogramm zumindest vom Grundsatz her für potenielle Notärzte aller klinischen Fächer, aber auch aus dem Kreis der niedergelassenen Ärzte Gültigkeit hat. Besonders für den Teil „Spezifische Notfallmedizin" sind alle großen Fachgesellschaften gefordert, um die spezifischen Notwendigkeiten ihres Fachs in Theorie und Praxis abzusichern.

Da sich das Fortbildungsprogramm in die fachspezifische Weiterbildung integrieren läßt, sinnvollerweise aber in interdisziplinären Kolloquien oder Seminaren bewältigt werden kann, ist es für Ärzte aller Fachgebiete, auch in der Praxis tätige Kollegen, bei einer jeweils angepaßten Aufteilung des Gesamtprogramms realisierbar. Es kann in Einzelstunden, aber auch in Fortbildungsblöcken, z. B. auch in Wochenendseminaren, absolviert werden.

Erheblich schwieriger für fachfremde Ärzte ist die Vermittlung der vielen Techniken der Basisdiagnostik und besonders der Basistherapie, die der in unserem Fach tätige Arzt unter günstigen Bedingungen während 1 Jahres erlernen kann.

Wir haben daher zusammen mit Burghart [3] als fachliche Voraussetzung für Ärzte im Luftrettungsdienst generell eine 3- bis 4monatige vorbereitende Tätigkeit an Intensivstationen und an einer Anästhesieabteilung mit Schwerpunkt Notfallmedizin als Voraussetzung definiert.

Wir halten dieses Vorgehen bei allen Notärzten wegen der elementaren Bedeutung der bereits mehrfach erläuterten Basisdiagnostik und -therapie für den sichersten Weg, Ärzte mit ausreichender Befähigung zum Einsatz zu delegieren.

Die Realität zeigt, daß dieser Vorschlag nicht überall akzeptiert wird, obwohl seine Verwirklichung für klinisch tätige Ärzte bei gutem Willen der betroffenen Assistenten und verantwortlichen Abteilungsleiter ohne größere Schwierigkeiten möglich ist. Daß ein solches Vorgehen auch die Kooperation und Lösung interdisziplinärer Probleme im Krankenhaus verbessern kann, sei nur am Rande bemerkt.

Bereits in der Praxis tätige Ärzte, die aus ihrer klinischen Zeit über Erfahrungen in der qualifizierten Sicherung und Wiederherstellung vitaler Funktionen verfügen, können durchaus als Notärzte im Rettungsdienst arbeiten, wenn sie auch das zuvor dargestellte Fortbildungsprogramm absolvieren.

Niedergelassenen Kollegen, die die Elementardiagnostik und die vielen manuellen Verfahren der Basistherapie zuvor nicht erlernt haben, kann man durch umfangreiche Fortbildungsprogramme und „Übungen an Phantomen" ohne ein gezieltes Klinikpraktikum die erforderliche Qualifikation des Notarztes nicht vermitteln.

Aus vielfältigen Gründen scheint es z. Z. unwahrscheinlich, daß eine größere Zahl von Ärzten aus der Praxis ein solches Klinikpraktikum absolvieren wird.

Die z. T. unzureichende Befähigung in der Durchführung der modernen Verfahren der Beatmung, der Schockbekämpfung, der manuellen und medikamentösen Reanimation vieler praktischer Ärzte sind die entscheidenden Gründe für die Vorbehalte erfahrener Notfallmediziner gegen den generellen Einsatz niedergelassener Kollegen als Notärzte.

Sie sind letztlich auch der entscheidende Grund, warum viele zum Notarztdienst aufgeforderte niedergelassene Kollegen die Übernahme einer solchen Funktion ablehnen. Diese Kollegen sind aber in der Regel an einer Fortbildung interessiert, die sie in die Lage versetzt, bei Notfallpatienten eine überbrückende Funktion bis zum Eintreffen eines Notarztes oder bis zur klinischen Versorgung wahrzunehmen.


## Forderungen für die überschaubare Zukunft

Nach dieser skizzenhaften Beschreibung der wichtigsten, mit der Qualifikation des Notarztes zusammenhängenden Probleme, sollen nun die Maßnahmen herausgestellt werden, die im Sinne einer Vereinheitlichung und Verbesserung der präklinischen Notfallmedizin als besonders dringlich zu betrachten sind.

1. Die am Notarztdienst teilnehmenden Ärzte unseres Fachs und die den Notarztdienst verantwortlich leitenden Anästhesisten müssen sich intensiv um die Einhaltung der DGAI-Empfehlungen bemühen.

*Begründung:*
— Empfehlungen, die einen den heutigen Erkenntnissen der Notfallmedizin entsprechende, bereits am Notfallort beginnende Versorgung lebensbedrohter Patienten gewährleisten, müssen logischerweise im Interesse der Betroffenen in die Praxis umgesetzt werden.

— Nachdem die DGAI als erste Fachgesellschaft in der Bundesrepublik Deutschland entsprechende Empfehlungen definiert hat, müssen wir auch gegenüber den Gremien anderer Fachgesellschaften deren Notwendigkeit und Praktikabilität beweisen.

2. Es muß in absehbarer Zeit durch eine repräsentative Studie überprüft werden, inwieweit Anästhesisten nach den DGAI-Empfehlungen vorgehen können, ob Modifikationen, Ergänzungen, aber auch evtl. Kürzungen der 80 Stunden umfassenden Fortbildung möglich oder erforderlich sind.

*Begründung:*
— In kleineren und mittleren Abteilungen für Anästhesie und Intensivmedizin mit einem knapp bemessenen Stellenplan bereitet es häufig Schwierigkeiten, die Gesamtstundenzahl abzuwickeln, aber auch Referenten und Gesprächsleiter aus anderen Fachgebieten für den Teil „Spezielle Notfallmedizin" zu gewinnen.

3. Die Sektion Rettungswesen der DIVI muß möglichst bald fächerübergreifende Empfehlungen für die Weiter- und Fortbildung von Ärzten für den Einsatz im Notarztdienst erarbeiten, die dann von allen beteiligten Fachgesellschaften zu akzeptieren sind.

*Begründung:*
— Nur durch dieses Vorgehen kann auf Dauer ein annähernd einheitliches Qualifikationsniveau bei interdisziplinären Notarztteams, aber auch — bei überregionaler Betrachtung — im gesamten Rettungsdienst der Bundesrepublik gesichert werden.
— Eine weitestgehend gemeinsam, d. h. interdisziplinär betriebene Fortbildung der für den Notarztdienst vorgesehenen Ärzte ist zweifellos der effektivste und ökonomische Lösungsweg.
— Erst nach allgemeiner Anerkennung des Qualifikationsstandards werden auch die Abteilungsleiter der verschiedenen Fächer und die ärztlichen Direktoren der den Notarztdienst betreibenden Kliniken ihre Verantwortlichkeit für den Ausbildungsstand der zum Dienst delegierten Ärzte anerkennen, deren Freistellung zur spezifischen Weiter- und Fortbildung akzeptieren und ggf. einem fachübergreifenden Rotating, beispielsweise dem zeitlichen begrenzten Einsatz in der Anästhesie, zustimmen [11].

4. Ärztekammern und Standesorganisationen der niedergelassenen Kollegen müssen neben der Artikulation ihrer Zuständigkeit für die präklinische notfallmedizinische Versorgung aufzeigen, welche Qualifikationsmerkmale sie dem Notarzt — nach der anfangs vorgetragenen Definition — zuordnen, und wie eine entsprechende Fort- und Weiterbildung gewährleistet werden soll.

*Begründung:*
— Die spezifische Qualifikation des Notarztes ist im Interesse der betroffenen Notfallpatienten höher anzusetzen als formale Zuständigkeitsrichtlinien, wenn Rückschläge in der Reorganisation des modernen Rettungsdienstes ausgeschlossen werden sollen.
— Die bisherigen Fortbildungsbemühungen durch Vorträge, Seminare und praktische Übungen an Phantomen sind zweifellos wichtig — im Sinne von *Vor*übungen —, sie können aber bei vielen Verfahren das sichere Erlernen am Patienten unter fachärztlicher Anleitung und Aufsicht kaum ersetzen.

5.  Die Kostenträger müssen unter Verzicht auf eine formale Auslegung der RVO und damit
    der besonders für Notfallpatienten unsinnigen Pfortentheorie den Kliniken die Einrichtung
    der für die Durchführung des Notarztdiensts notwendigen Arztstellen zugestehen.

*Begründung:*
–  Die Kosten des Rettungsdienstes insgesamt machen nur 0,65% der Gesamtausgaben im Gesundheitswesen aus. Vermeintliche Kostendämpfungsbemühungen im präklinischen Be-
   reich müssen z. Z. zwangsläufig erhebliche Mehrkosten der klinischen Versorgung verur-
   sachen.
   Durch eine sofortige sachgerechte Therapie des Notarztes, beispielsweise eine frühzeitige
   Intubation bei einem aspirationsgefährdeten Patienten, können Mehrkosten bis zu
   3000,– DM pro Tag eingespart werden. Solche Kosten entstehen bekanntlich auf einer
   Intensivstation durch die Beatmung und begleitende medikamentöse und pflegerische
   Maßnahmen. Derartige Summen werden von den Kostenträgern letztlich über die Pflege-
   sätze akzeptiert, wenn sie im klinischen Bereich entstehen.
–  Historisch gewachsene Strukturen, wie die in der RVO festgelegte Zuständigkeit für die
   präklinische und klinische Versorgung, darf man durchaus in Frage stellen, wenn durch
   Anpassungen oder Modifikationen die Erhaltung von Leben und Gesundheit unserer Pa-
   tienten anscheinend besser zu gewährleisten ist.

*Literatur*


1.  Ahnefeld FW (1980) Die Aufgaben des Arztes im Rettungswesen. Anästh Intensivmed 9:233
2.  Ahnefeld FW, Dick W, Kilian J, Mehrkens H-H, Spilker E-D (1982) Der Notarzt im Rettungsdienst.
    Notfallmedizin 8:931, 1062
3.  Burghart H, Gorgaß B (1979) Der Arzt im Luftrettungsdienst. ADAC-Merkblatt 9
4.  Dick W (1980) Qualifikation des Notarztes. Anästh Intensivmed 10:257
5.  Gorgaß B, Ahnefeld FW (1976) Notarztdienst an einer Universitätsklinik. In: Bihler K (Hrsg) Organi-
    satorische und praktische Erfahrungen des Notarztdienstes. Thieme, Stuttgart
6.  Gorgaß B, Kossendey L, Stumpf L (1982) Zur Lage des Sanitätspersonals im Rettungsdienst. Rettungs-
    sanitäter 4:159
7.  Hossli G, Ahnefeld FW, Schorr M (1974) Aufgaben und Ausbildung des Arztes im Rettungsdienst.
    3. Rettungskongreß des Deutschen Roten Kreuzes 1974. DRK Schriftenreihe 51:47
8.  Kipka EH (1980) Zusammenarbeit zwischen niedergelassenen Ärzten und Krankenhausärzten im Not-
    arztdienst. Anästh Intensivmed 4:93
9.  Landesärztekammern und Kassenärztliche Vereinigungen (1978) Richtlinien für den Notfalldienst.
    Dtsch Ärztebl 29:1681
10. Messelken M, Kurz R, Milewski P (1982) Fachspezifische Unterschiede im Erkennen und Behandeln
    von Notfällen beim Einsatz von Anästhesisten, Chirurgen und Internisten im Notarztdienst. Vortrag
    Deutscher Anästhesie-Kongreß, 2.–6. 10. 1982, Wiesbaden
11. Opderbecke HW (1980) Die Organisation des Notarzteinsatzes von Krankenhausärzten. Anästh
    Intensivmed 2:33
12. Sefrin P (1976) Anforderungen an den Notarzt im Rettungsdienst. Notfallmedizin 2:339
13. Sefrin P, Albert M, Schulz E (1980) Konsequenzen für die Primärversorgung von Notfallpatienten
    aus einer prospektiven Studie an 106 tödlichen Verläufen. Anaesthesist 29:667
14. Weißauer W (1980) Rechtliche Grundlagen des Notarztdienstes. Anästh Intensivmed 2:29

# IV  Der niedergelassene Anästhesist

# Aufgabenbereich und Möglichkeiten des niedergelassenen Anästhesisten

R. Godron

Im Jahre 1981 wurden in der Bundesrepublik Deutschland 430 Facharztanerkennungen für Anästhesie ausgesprochen, und diese Zahl wird in den nächsten Jahren sicher zunehmen, da mehr und mehr Kollegen sich in unserem Fachgebiet weiterbilden. Die Mehrheit der neuen Fachärzte wird sicher im Angestelltenverhältnis im Krankenhaus tätig bleiben, aber eine Minderheit wird die Niederlassung anstreben, und dies ist auch wünschenswert. Die Frage der ausreichenden Arbeits- und Existenzmöglichkeit für den niedergelassenen Anästhesisten kann nicht pauschal beantwortet werden, da die individuellen Gegebenheiten zu vielen Variablen unterliegen. Man kann diese Frage auch nicht mit einer absoluten Zahl beantworten, da diese zum einen von den konkreten Arbeitsmöglichkeiten abhängt, zum anderen strebt auch nicht jeder Kollege eine Vollzeittätigkeit an. Da jedoch der niedergelassene Anästhesist sein ganzes Berufsrisiko selbst trägt, müssen die Einnahmen des freiberuflichen Anästhesisten prinzipiell höher liegen als die des angestellten. Der niedergelassene Anästhesist muß für seine eigene Altersversorgung, seine Haftpflichtversicherung, seine Krankenversicherung, seine Tagesgeldversicherung und seine Praxisunkosten selbst sorgen.

Im Prinzip bieten sich dem niedergelassenen Anästhesisten 4 Gestaltungsformen, seinen Beruf auszuüben. Die 1. Möglichkeit ist eine Tätigkeit im Krankenhaus, die 2. in der Durchführung der Anästhesie für ambulante Operationen in der Praxis des operativ tätigen Kollegen, die 3. in der Einrichtung einer anästhesiologischen Praxisklinik, d. h. der operativ tätige Kollege kommt in die Praxis des Anästhesisten, und die 4. in der Einrichtung einer Praxis für Schmerztherapie. Auch eine Kombination von 2 oder sogar mehreren dieser 4 Varianten ist durchaus denkbar.

Falls der niedergelassene Anästhesist eine Tätigkeit im Krankenhaus sucht, muß man nochmals zwischen Häusern mit kleinem oder großem Pflegesatz unterscheiden.

Primär kommt das Krankenhaus mit kleinem Pflegesatz als Tätigkeitsfeld des niedergelassenen Anästhesisten in Frage. Hier handelt es sich typischerweise um eine Belegklinik. Beim Krankenhaus mit kleinem Pflegesatz ist die ärztliche Behandlung generell nicht mit dem Pflegesatz abgegolten. Der niedergelassene Anästhesist benötigt eine Zulassung bzw. Ermächtigung der KV. Er rechnet dann seine Leistungen mit Krankenschein über die KV ab. Bei Privatpatienten steht dem Niedergelassenen in der Belegklinik regelmäßig ein Liquidationsrecht zu, und er erstellt seine eigene Liquidation direkt an den Patienten. Der Anästhesist sollte mit dem Belegkrankenhaus unbedingt einen Vertrag abschließen. Das Spektrum der Vertragsgestaltung ist sehr breit und wird sich in den meisten Fällen den individuellen Gegebenheiten anpassen müssen.

Ein Problem des Anästhesisten, der in einer Belegklinik mit kleinem Pflegesatz tätig ist, ist die Rufbereitschaft, insbesondere, falls das Haus Geburtshilfe oder Traumafälle betreut. Sie kann im Kollegialsystem abgewickelt werden, falls genügend freiberuflich tätige Anästhesisten am Haus tätig sind, oder, falls dies nicht der Fall sein sollte, es ist möglich, mehrere

kleinere Kliniken, die natürlich nicht zu weit entfernt liegen dürfen, zu einem Bereitschafts-
dienstring zusammenzuschließen. Wir haben in München 5 Privatkliniken, alle mit kleinem
Pflegesatz, die zwischen 1 und 3 Anästhesisten pro Klinik haben, zu einem Bereitschafts-
dienstring auf Gegenseitigkeit zusammengeschlossen, d. h. an Wochenenden bzw. 1 Nacht
pro Woche übernimmt 1 Anästhesist einer Klinik für sämtliche 5 Kliniken den Dienst. Sie
werden sich nun fragen, ob sich die Einsätze nicht gelegentlich überschneiden. Dies läßt sich
dadurch vermeiden, daß man einen 2. Anästhesisten im Hintergrund in Rufbereitschaft hält,
der einspringt, falls Überschneidungen vorkommen. Ein solches System dürfte allerdings nur
in größeren Städten möglich sein.

Um einem niedergelassenen Anästhesisten eine ausreichende Existenzmöglichkeit zu
bieten, muß das Krankenhaus etwa 50–80 Betten der operativen Fächer haben, je nach der
Art der operativen Fächer, des Patientengutes, der Liegedauer sowie dem Anteil ambulanter
Patienten. Die Aussichten des niedergelassenen Anästhesisten, eine Tätigkeit in einem Krankenhaus mit kleinem Pflegesatz zu finden, sind leider momentan nicht als gut zu beurteilen,
da zwischenzeitlich die meisten Häuser, und dies gilt insbesondere für Großstädte, schon besetzt sind. Jedoch bietet sich evtl. die Möglichkeit eines tageweisen Tätigwerdens an verschiedenen Kliniken. Es sollte hier auch nicht unerwähnt bleiben, daß manche Privatkliniken
das erhöhte Angebot an freiberuflich tätigen Anästhesisten so interpretiert haben, daß sich
die Vertragsgestaltung nicht gerade zum Vorteil des Anästhesisten verändert hat, d. h. es
wird zunehmend schwieriger für den freiberuflich tätigen Anästhesisten, einen für ihn ange-
messenen Vertrag abzuschließen, falls er eine freie Stelle findet.

Nur ausnahmsweise bietet sich ein Tätigwerden des niedergelassenen Anästhesisten im
Krankenhaus mit großem Pflegesatz an. Hier ist die ärztliche Leistung bei den Kassenpatienten im Tagessatz enthalten und kann vom Anästhesisten nicht der KV über Krankenschein in
Rechnung gestellt werden. Nur beim Privatpatienten besteht durchaus die Möglichkeit der
Privatliquidation für den Anästhesisten. Während noch vor 10 Jahren selbst größere operative Krankenhäuser nicht immer über angestellte Anästhesisten oder Anästhesieabteilungen
verfügten, hat sich der Trend im Laufe der Zeit doch dahin gewandelt, daß heute selbst mittlere und kleinere Krankenhäuser mit großem Verpflegesatz mit hauptamtlichen Anästhesisten
besetzt sind. Dies schließt jedoch nicht aus, daß es kleinere Krankenhäuser gibt, die vielleicht
nicht jeden Tag operativ tätig werden, aber doch 2- bis 3mal die Woche operieren und dazu
einen Anästhesisten benötigen. In solchen Fällen lohnt es sich nicht für den Krankenhausträger, einen hauptamtlichen Anästhesisten zu beschäftigen. Für den niedergelassenen Anästhesisten gibt es hier 2 Vergütungsmodalitäten. Die eine Möglichkeit ist, daß das Krankenhaus dem Anästhesisten die Arbeitszeit vergütet, auch in Form einer Tagespauschale. Die Vergütung kann auch nach Einzelleistung berechnet werden, etwa auf der Grundlage der Kassen-
leistung. Meiner Meinung nach ist die zweite Möglichkeit die gerechtere und wird dem Einsatz des Anästhesisten eher gerecht als eine Tagespauschale. Leider besteht diese Möglichkeit
nur noch an kleineren Häusern, die aber auch teilweise bestrebt sind, baldmöglichst fest angestellte Anästhesisten zu gewinnen.

Eine weitere Möglichkeit des Tätigwerdens von niedergelassenen Anästhesisten besteht
in Vertretungen. Hier kommen prinzipiell beide Krankenhäuser, d. h. Krankenhäuser mit
kleinem oder großem Pflegesatz in Betracht. Dies erfordert jedoch eine gewisse Flexibilität
und Reisebereitschaft des Anästhesisten, und es wird auch nicht immer möglich sein, die
Vertretungen nahtlos von Woche zu Woche bzw. von Monat zu Monat zu arrangieren. Dies
ist sicher eine Chance des Anfangs als niedergelassener Anästhesist, aber auf lange Sicht ist
dies wahrscheinlich keine zufriedenstellende Lösung. Vertretungen haben jedoch den Vorteil,

daß der niedergelassene Anästhesist in viele Krankenhäuser kommt, und es durchaus möglich ist, daß sich in dem einem oder anderen Krankenhaus früher oder später eine Möglichkeit des permanenten Tätigwerdens bietet. Bei manchen Vertretungen ist es möglich, selbst zu liquidieren oder bei Belegkliniken über die KV pro Fall abzurechnen. Bei anderen Vertretungen wird eine Tagespauschale gezahlt.

Eine interessante Variante, als niedergelassener Anästhesist tätig zu werden, bietet die Praxisklinik. Dieser Trend kommt aus den USA., insbesondere aus Phoenix im State Arizona, wo schon vor über 15 Jahren eine Gruppe von Anästhesisten ein Zentrum für ambulante Chirurgie in eigener Regie eröffnete. Heute gibt es in den USA. über 100 solcher Tageskliniken. In diesem Fall stellt der Anästhesist die Räumlichkeiten, den OP, die Narkose, die chirurgischen Instrumente, das Personal, den Aufwachraum, und der Operateur kommt in die Räumlichkeiten des Anästhesisten zum Operieren. In Deutschland wurde eine Modelleinrichtung dieser Art von der KV in Frankfurt geschaffen. Es hat sich jedoch erwiesen, daß das Personal, Miete und sonstige Unkosten sehr hoch sind, und die Frage des ausreichenden Honorars bzw. der Existenzbasis für den Anästhesisten ist sicher noch nicht zufriedenstellend geregelt (s. Beitrag Paschen).

Ein weiteres Betätigungsfeld des niedergelassenen Anästhesisten ist in den Praxen von niedergelassenen Fachärzten der operativen Richtungen, d. h. der Anästhesist begibt sich in die Praxis des Chirurgen oder Gynäkologen, um dort Narkosen durchzuführen. Hier handelt es sich selbstverständlich um ambulante Eingriffe. Falls der niedergelassene Anästhesist in der Praxis des Operateurs Narkosen durchführen will, ist es absolut erforderlich, daß eine gewisse Mindesteinrichtung, die von der KV auch definiert ist, vorhanden ist. Ambulante Narkosen stellen immer ein erhöhtes Risiko für den Anästhesisten dar. Aus wirtschaftlichen Erwägungen ist es auch unbedingt erforderlich, daß der Operateur mehrere Fälle an einem Tag zusammenlegt. Der Anästhesist kann am selben Tag selbstverständlich in verschiedenen Praxen der diversen Fachrichtungen tätig werden. Er wird sicher eine annehmbare Existenzbasis finden, wenn er 8–10 ambulante Narkosen pro Tag durchzuführen hat.

Ein weiteres Aufgabengebiet für niedergelassene Anästhesisten liegt in der zahnärztlichen Praxis. Sehr viele zahnärztliche Patienten wünschen eine Behandlung in Vollnarkose, insbesondere im angelsächsischen Raum. Auch hier ist natürlich eine minimale anästhesiologische Einrichtung erforderlich, um Narkosen sicher durchführen zu können. Wahrscheinlich wird die Nachfrage nach Narkosen bei zahnärztlichen Eingriffen auch in Deutschland zunehmen, wobei dann auch die Zahnärzte Zugeständnisse machen müssen, obwohl eine Vollnarkose natürlich immer zeitaufwendiger als eine Lokalanästhesie ist.

Eine weitere Möglichkeit, als Anästhesist tätig zu werden, ist die Niederlassung mit eigener Praxis. In diesem Fall führt der Anästhesist keine Narkosen durch, und seine Tätigkeit beschränkt sich auf Schmerztherapie und therapeutische Blockaden. Dies ist sicher ein Feld, das stark im Kommen begriffen ist, und es besteht bei vielen Anästhesisten ein wesentliches Interesse, diese Art von Praxis weiter auszubauen. Vor vielen Jahren hat Prof. Frey, Mainz, mit der Schmerztherapie begonnen, und seine Therapie beruhte, soweit ich informiert bin, z. T. auf der Lehre von Dr. Bonica in Washington, USA., der schon vor über 25 Jahren eine weltweit bekannte Schmerzklinik eröffnete. Bei dieser Art von Praxis halten sich die Unkosten für Personal, Miete etc. für den Anästhesisten in relativ vertretbaren Grenzen. Leider sind die Abrechnungsmöglichkeiten bei Kassenpatienten für den Anästhesisten genau vorgeschrieben und von den Fachgebietsgrenzen limitiert. Daher haben manche Kollegen es vorgezogen, sich als praktischer Arzt niederzulassen. Gleichwohl sollte die Entwicklung der ambulanten Schmerztherapie schwerpunktmäßig von unserem Fachgebiet vorangetrieben werden. Es besteht starkes Interesse von niedergelassenen Orthopäden, Chirurgen und auch Frauenärzten, Patienten mit chronischen Schmerzen an eine Praxis für Schmerztherapie zu überweisen (Näheres hierzu s. Beitrag Gerbershagen).

# Anästhesiepraxis und Praxisklinik

H. Paschen

Der niedergelassene Anästhesist ist ein Begriff, mit dem wohl die meisten Mediziner, aber auch etliche Fachkollegen bisher noch nicht so recht wissen, was sie damit anfangen sollen, der aber bei zukünftigen Entwicklungen unseres Fachgebiets eine ganz entscheidende Rolle spielen wird.

Mit 3 wesentlichen Entwicklungstendenzen werden wir im Gesundheitswesen zunehmend konfrontiert:

Die Anzahl der Ärzte und Fachärzte steigt über den notwendigen Bedarf an. Viele gut ausgebildete Kollegen lassen sich daher in eigener Praxis nieder.

Wir sehen eine besorgniserregende Konzentrierung im Krankenhausbereich, d. h. Schließung zahlreicher angeblich unwirtschaftlicher kleiner Krankenhäuser und Erweiterung bzw. Gründung von Mammutkliniken. Eine Entwicklung, die positive und negative Auswirkungen haben wird.

Der zunehmend informierte Patient fordert in allen operativen Bereichen eine fachanästhesiologische Betreuung nach dem derzeitigen Stand von Wissenschaft und Technik. Daraus ergibt sich für uns als logische Konsequenz, daß sich zunehmend mehr Anästhesisten niederlassen müssen. Im wesentlichen bestehen folgende 3 Möglichkeiten der Niederlassung:

1. als Anästhesist ohne eigene Praxis, zur Versorgung kleinerer Kliniken und Praxen verschiedener Organisationsstruktur; eine vereinzelt seit langem praktizierte Möglichkeit;
2. als Anästhesist mit eigener Praxis für ambulante Operationen und
3. als Anästhesist mit eigener Praxis ohne ambulante Operationen.

*Zu 1.:* Siehe Beitrag Godron.

*Zu 2.:* Operative Eingriffe jeglicher Art werden derzeit fast ausschließlich noch stationär in Krankenhäusern vorgenommen. Unter diesen Eingriffen gibt es aber eine Reihe, die durchaus auch ambulant durchgeführt werden könnten.

Bei den laufend steigenden Unkosten in Gesundheitswesen wird es daher in der Zukunft volkswirtschaftlich nicht mehr tragbar sein, operative Eingriffe ausschließlich in der Klinik vorzunehmen. Aus diesen Gründen sowie unter dem Gesichtspunkt der Entlastung der Kliniken und Erhaltung der ausgebildeten operativen Fähigkeit aller operierenden Fachkollegen ergibt sich mehr und mehr die Notwendigkeit, kleinere Eingriffe ambulant in der Praxis durchzuführen. Unbedingte Voraussetzung für das ambulante Operieren in der Praxis ist aber die gleiche Sicherheit für den Patienten während der Narkose wie bei einer Operation im Krankenhaus. Für den Bereich der Anästhesie müssen dafür nicht nur dem heutigen klinik-üblichen Stand entsprechende technische Einrichtungen, sondern auch die Möglichkeiten für eine eingehende klinische Voruntersuchung der Patienten, einschließlich EKG und minimaler Labordiagnostik, und eine entsprechende Aufwacheinheit vorhanden sein.

Ich werde Ihnen von einem Anästhesiezentrum für ambulantes Operieren berichten, welches diese Qualitätskriterien voll erfüllt.

*Zu 3.:* In einer eigenen Praxis ohne ambulante Operationen, kann u. a. eine fachgerechte Schmerztherapie durchgeführt werden. Für dieses weite Gebiet besteht in ganz Deutschland ein ungeheurer Bedarf (über die Möglichkeiten und Aufgabenbereiche s. Beitrag Gebershagen).

Die negativen Erfahrungen mit anästhesiologisch mangelhaft ausgerüsteten Praxen ambulant operierender Facharztkollegen resultierten in der Idee des Aufbaus eines Anästhesiezentrums für ambulantes Operieren. In den wenigen Facharztpraxen, in denen heute ambulant operiert wird, fehlen oft die elementarsten Voraussetzungen für eine sichere Anästhesie, wie z. B. eine Beatmungseinheit, Intubationsmöglichkeit, Narkosegerät, Kreislaufwiederbelebungsmedikamente sowie ein Herzwiederbelebungsgerät, deshalb ziehen heute noch niedergelassene Anästhesisten mit all diesen Geräten von Praxis zu Praxis. Um diese für Arzt und Patient untragbaren Zustände zu verbessern, müssen Anästhesiezentren aufgebaut werden, in welchen nicht nur eine Narkosevoruntersuchung möglich ist, sondern in dem Kollegen aller operativen Fachrichtungen unter optimalen und sicheren Klinikbedingungen operative Eingriffe ambulant durchführen können.

Ein Beispiel mag unsere Anästhesiepraxis oder unser Anästhesiezentrum, wie wir es genannt haben, sein, das weitgehend den obengenannten Bedingungen entspricht. Deshalb sollen Funktionen und Räumlichkeiten als mögliches Beispiel vorgestellt werden.

## Ärztliche Versorgung

Das Anästhesiezentrum hat einen Einzugsbereich vom Saarland bis Ludwigshafen und von Idar-Oberstein bis zur französischen Grenze mit etwa 400000 Einwohnern. Aufgebaut und betrieben wird es von einer Fachärztin für Anästhesie. Aufgrund örtlicher Gegebenheiten und der notwendigen Versorgung werden von der Anästhesistin neben dem Anästhesiezentrum noch mehrere Belegkliniken mitversorgt. Von operativer Seite wird das Anästhesiezentrum derzeit von 16 Fachärzten aus den Bereichen Zahn-, Mund-, Kiefer- und Gesichtschirurgie, HNO, Zahnheilkunde, Gynäkologie, Augenheilkunde, Chirurgie, Urologie und Orthopädie in Anspruch genommen. Die meisten dieser Ärzte legten aufgrund ihrer positiven Erfahrungen während ihrer Ausbildung unbedingt Wert darauf, daß ein Fachanästhesist die Narkosen für ihre ambulanten Operationen durchführt. Aber auch einige schon seit langem niedergelassene Operateure erkannten die großen Vorteile, mit einem Fachanästhesisten zusammenzuarbeiten und nutzen inzwischen für ihre ambulanten Operationen ebenfalls ausschließlich das Anästhesiezentrum. Einige der Fachärzte, die das Anästhesiezentrum bisher noch nicht nutzen und während der Operationen in der eigenen Praxis die Narkose nebenher selbst durchführen, begründen dies mit dem wirklich erstaunlichen Hinweis, daß sie noch nie einen Zwischenfall erlebt haben.

Um einen zeitlich reibungslosen OP-Betrieb durchzuführen, ist eine stundenplanmäßige Einteilung der Operateure notwendig. Dies ist auch für die Operateure von Vorteil, da sie dann intensiver arbeiten können.

Zum Mitarbeiterteam des Zentrums gehören an nichtärztlichem Hilfspersonal ein Rettungssanitäter und 2 Krankenpfleger, die mit den Aufgaben eines Anästhesiepflegers vertraut sind, eine halbtags beschäftigte OP-Schwester, die für den regelrechten und hygienisch einwandfreien Ablauf im OP zuständig ist und, falls notwendig, auch instrumentieren kann, eine Arzthelferin, die für den Bereich Administration und zusammen mit einer stundenweise beschäftigten MTA für das Labor zuständig ist, sowie eine gewissenhafte Putzfrau, die abends alle Räume vorschriftsmäßig reinigt.

## Räumlichkeit

Das Anästhesiezentrum für ambulante Operationen in Kaiserslautern wurde nach 3monatiger Planungs- und 3monatiger Bauzeit im August 1979 in Betrieb genommen. Es wird in der Form einer freien Arztpraxis von einer niedergelassenen Fachärztin für Anästhesie geführt. Auf einer Grundfläche von 145 m$^2$ sind kompakt alle notwendigen Räumlichkeiten untergebracht (Abb. 1).

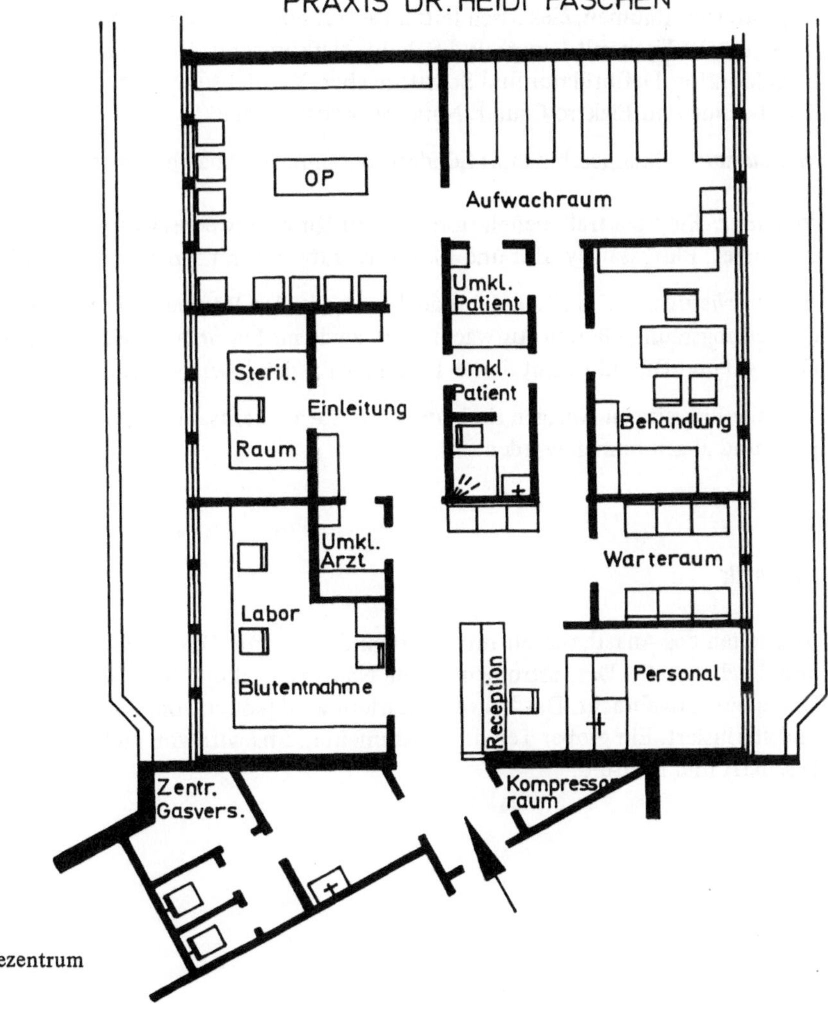


**Abb. 1.** Anästhesiezentrum

Es gibt neben dem Bereich für Empfang, Wartezone und Sozialraum 2 Sprechzimmer, Umkleide- und Duschräume, einen Einleitungsraum, einen OP, eine zentrale Gasversorgungskammer, einen Aufwachraum, einen Raum für Reinigung und Sterilisation sowie ein Labor mit einem angeschlossenen Arbeitsplatz für Gerätewartung.

Dringend erforderlich wären zusätzliche Räume für Bevorratung und Lagerung von Einmalartikeln, Medikamenten und Ersatzteilen. Dies wurde bei der Planung vergessen! Auch wurde die Wartezone für Patienten, die zur Voruntersuchung kommen zu klein bemessen.

## Technische Einrichtungen

Unter anderem ist das Anästhesiezentrum mit folgenden besonderen technischen Einrichtungen versehen.

*Im Operationsraum:* Klimaanlage mit steril filtrierter Luft in mehreren Druckstufen zu den vorgelagerten Räumen, elektrisch leitfähige Fußböden, Trenntrafo und Notstromversorgung, Universal-OP-Tisch mit Lampe und Satellit, Narkosegerät, Herzwiederbelebungseinheit mit EKG-Monitor, Defibrillator und Schrittmacher, Kaltlichtquelle sowie ein OP-Mikroskop, Zahnturbine und Elektro-Cauter, Narkosegasabsaugung.

*Im Spülraum:* Spülmaschine mit Sonderprogramm für Anästhesiezubehör.

*Im Labor:* Ein Spektrallinienphotometer mit Küvettenwechselautomat und Schreiber, Koagulometer, Blutgasanalysator und Elektrolytautomat mit ionensensitiven Elektroden.

*Im Sprechzimmer:* Ein EKG-Mehrkanalgerät. In allen Räumen, die zur OP-Einheit gehören (Einleitungsraum, OP und Aufwachraum) sowie im Labor ist eine zentrale Gasversorgung für $O_2$, $N_2O$ und Druckluft mit 5 und 10 atü über Steckdosen vorhanden.

Alle bauseitigen Anlagen sind vom Gewerbeaufsichtsamt, TÜV und Gesundheitsamt überprüft und abgenommen worden.

## Logistik

Von seiten des Anästhesiezentrums werden die gesamte OP-Wäsche sowie Handschuhe, Tupfer und dergl. gestellt. Das Instrumentarium, Nahtmaterial und Spezialverbände werden vom Operateur mitgebracht. Das Instrumentarium wird jedoch vom Anästhesiezentrum gereinigt und sterilisiert. Ein großer Teil des Instrumentariums wird von mehreren Kollegen gemeinsam beschafft und benutzt.

# Betriebsablauf

*Voruntersuchungen*

Die Narkosevoruntersuchung, die nicht früher als 2 Wochen vor der Operation stattfinden sollte, wird nach der Überweisung durch den operierenden Facharztkollegen durchgeführt.

Die Patienten, die zur ambulanten Operation vorgesehen sind, sollten bei der anästhesiologischen Voruntersuchung unbedingt vom Anästhesisten untersucht werden, der sie später betreut. Nachdem mit Hilfe eines ausführlichen vom BDA empfohlenen Anamnesebogens (unterschiedliche Bogen für Kinder und Erwachsene) in Zusammenarbeit mit dem Anästhesisten oder auch dem Praxispersonal eine eingehende Anamnese erhoben ist, folgt eine ausführliche klinische Untersuchung, eine minimale Labordiagnostik sowie ggf. die Anfertigung eines EKGs oder einer Röntgenaufnahme des Thorax. Entscheidend ist jedoch das ausführliche, für den Patient informative und beruhigende Gespräch mit dem Anästhesisten, damit sich der Patient auf die Operation sowie Vor- und Nachbehandlung vorbereiten kann. Alle erhobenen Befunde werden auf dem vorbereiteten Narkoseprotokoll eingetragen. Durch diese gründliche Voruntersuchung ist bei den meisten Patienten ein großer Teil der Angst vor der Operation und Narkose bereits abgebaut, so daß er sich sein tägliches Leben so einrichten kann, daß die notwendige Operation darin gut Platz hat (häusliche Vorbereitung für die postoperative Liegezeit, Information der Angehörigen und Terminplanung). Der Patient wird, nachdem er noch zusätzlich ein ausführliches Informationsblatt zu Narkosevorbereitung und postoperativen Verhaltensregeln mit vorgesehenem OP-Termin erhalten hat, vorerst bis zur Operation nach Hause entlassen.

*Operationstag*

Zur Operation selbst kommt der Patient dann nüchtern und möglichst in Begleitung eines Angehörigen ins Anästhesiezentrum. Hier wird er in die Umkleideschleuse gebeten, wo sich Durchreicheschränke (von Auskleide- zu Umkleidekabine) für seine Straßenkleidung sowie eine Dusche und Toilette befinden, so daß er die letzten Vorbereitungen vor der Anästhesie treffen kann. Sodann erhält er ein übliches OP-Hemd und wird in den Narkoseeinleitungsraum gebracht. Dort wird zunächst aus Sicherheitsgründen grundsätzlich immer ein venöser Zugang mit einer Verweilkanüle geschaffen und eine Infusion zur Kreislaufstabilisierung angelegt. Nach nochmaliger Kontrolle aller Vorbereitungsunterlagen und Untersuchungsergebnissen wird nun die Prämedikation verabreicht. Bei Erwachsenen wird diese meist i.v. (Atropin) über die Verweilkanüle gegeben. Nur bei Kindern wird die Prämedikation (z. Z. Atropin-Ketanest oder Atropin-Thalamonal) i.m. durchgeführt. Dies geschieht am besten bei den Eltern auf dem Schoß, damit sich die Kinder in diesem kritischen Moment nicht von ihren Bezugspersonen verlassen fühlen. Bei einer Prämedikation mit Atropin-Ketanest schlafen die Kinder meist bei den Müttern im Arm ein und erwachen später in Gegenwart der Mutter, so daß kein Riß in der Eltern-Kind-Beziehung entstehen kann.

So vorbereitet, kommt der Patient dann mit der fahrbaren Trage in den OP-Saal. Dort wird aus Sicherheitsgründen zur Überwachung grundsätzlich immer ein EKG-Monitor angeschlossen. Diese Maßnahme sowie der venöse Zugang mit Verweilkanüle und kreislaufstabilisierender Infusion sind aus anästhesiologischer Sicht unabdingbare Voraussetzungen für die Sicherheit im Verlauf einer Narkose auch im ambulanten Bereich. Mit dieser Vorbereitung kann dann jede gewünschte Anästhesieform verabreicht werden. Im allgemeinen werden im Zentrum Vollnarkosen durchgeführt. Selbstverständlich können auch Leitungsanästhesien, wie Plexus-brachialis-, Sakral- und Periduralanästhesien, durchgeführt werden, wenn dies vom operativen Verlauf her die bessere Lösung ist.

Nach Beendigung der Operation wird der Patient nach Rückkehr der Schutzreflexe und ausreichender Spontanatmung in den Aufwachraum gebracht, wo er zunächst vom Anästhesiepersonal überwacht wird. Sobald als möglich wird der Patient dann von Angehörigen mitbetreut. Die Patienten können bereits 1,5—4 h nach Operationsende nach Hause entlassen werden. Dies geschieht i. allg. in Begleitung ihrer Angehörigen. Nur wenn notwendig und wenn kein eigenes Auto zur Verfügung steht, erfolgt der Heimtransport im Krankenwagen. Ein Transport mittels Taxi ist wegen der Möglichkeit des postoperativen Erbrechens abzulehnen. Diesbezüglich muß von jeder Krankenwagenbesatzung Verständnis erwartet werden, nicht dagegen von einem Taxifahrer. Unmittelbar vor der Entlassung werden die Patienten noch einmal vom Anästhesisten angesehen. Dieser gibt auch den Angehörigen die notwendigen Hinweise zum Verhalten bei eventuellen Komplikationen, wie z. B. einer Nachblutung, sowie zum sonstigen Verhalten in punkto Bettruhe, Pflege und Nahrungsaufnahme mit auf den Weg. Für telefonische Rücksprache muß der Operateur oder Anästhesist jederzeit für den Patienten erreichbar sein.

*Nachbehandlung*

Die Nachbehandlung des Patienten geschieht durch den Operateur. Der Anästhesist würde den Patienten nur dann wieder sehen, wenn eine Komplikation, z. B. eine Nachblutung oder Thrombophlebitis auftritt oder der Patient aus anderen Gründen erneut operiert wird.

## Operationsstatistik

Die Operationsstatistik für die einzelnen Fachgebiete für den Zeitraum von Mai 1979 bis zum Oktober 1981 ist aus der Tabelle 1 ersichtlich.

*Zwischenfälle*

Bei bisher über 6000 ambulant durchgeführten Narkosen im Anästhesiezentrum kam es bisher zu keinem ernsthaften Zwischenfall. Kreislauflabilitäten und Atemdepressionen konnten jeweils mit Infusionstherapie und $O_2$-Gaben gut beherrscht werden. Zweimal mußten Patienten mit sog. epileptiformen hysterischen Anfällen, die anamnestisch bereits bekannt waren, in die Klinik verlegt werden. Insgesamt 6 Patienten, die alle als Notfälle in der Kieferschirurgie akut operiert werden mußten, wurden aus Sicherheitsgründen postoperativ ins Krankenhaus eingewiesen. 5 von ihnen wegen eines Diabetes mellitus, einer wegen einer Panmyelopathie mit Gerinnungsstörung. Einmal mußte eine Patientin nach einer Septum-OP stationär aufgenommen werden, da ihr Ehemann beim Anblick seiner Frau kollabierte. Ein anderes Mal mußte bei einem Kind nach Rohypnol-Gabe eine Hypoventilation kurze Zeit mit einer $O_2$-Beatmung und anschließend für 1 h mit einer $O_2$-Nasensonde behandelt werden. Außer diesen harmlos

**Tabelle 1.** Operationsstatistik (Anästhesiezentrum Kaiserslautern)

| Fachbereich | 1979 (Mai–Dez.) | 1980 (Jan.–Dez.) | 1981 (Jan.–Okt.) | Gesamt |
|---|---|---|---|---|
| Kieferchirurgie | 327 | 1015 | 1015 | 2357 |
| HNO | 92 | 385 | 451 | 928 |
| Zahnheilkunde | 4 | 44 | 34 | 82 |
| Gynäkologie | – | 24 | 27 | 51 |
| Augenheilkunde | 2 | 3 | 3 | 8 |
| Chirurgie | 5 | – | – | 5 |
| Urologie | – | 1 | – | 1 |
| Orthopädie | – | 1 | 1 | 2 |
| Dermatologie | – | 1 | – | 1 |
| Gesamt | 430 | 1474 | 1531 | 3435 |

verlaufenden Zwischenfällen wurden bisher keinerlei ernsthafte Zwischenfälle erlebt. Dies ist mit Sicherheit auf den Ausschluß eines jeden vorhersehbaren Narkoserisikos durch die sorgfältige Auswahl der Patienten, der intensiven Narkosevorbereitung, der optimalen technischen Ausrüstung sowie der fachärztlichen Narkosedurchführung zurückzuführen.

## Finanzen

Zur finanziellen Situation ist zu sagen, daß unsere zuständige KV-Pfalz unsere Arbeit im Anästhesiezentrum bis jetzt voll anerkannt hat. Nur wenige erbrachte Leistungen wurden von bestimmten Krankenkassen nicht vergütet. Die laufenden Kosten des Anästhesiezentrums liegen z. Z. bei rund DM 26000 im Monat, eine Summe, die natürlich erarbeitet werden muß. In den ersten 2 Jahren geschah dies ausschließlich durch die Anästhesieleistungen. Seit dem Inkrafttreten der Ziffern 100–102 (für OP-Benützung) im Jahre 1981 treten die Operateure 65% dieser Beträge an das Anästhesiezentrum ab. Sie werden den Kollegen jeweils ab Quartalsende in Rechnung gestellt.

## Schlußbemerkung

Die großen Vorteile der unter solchen Bedingungen durchgeführten ambulanten Operationen sind nicht nur volkswirtschaftlich zu sehen, sondern auch unter dem Aspekt der Hygiene und Psyche des Patienten. Nach heutigen Erkenntnissen treten nosokomiale Infektionen nicht in den Sterilbereichen der Kliniken, sondern eher im Stationsbereich auf. Bei der ambulanten Operation in einem Anästhesiezentrum hingegen kommt der Patient mit seiner eigenen Keimflora und verläßt damit auch wieder die Praxis. Die für das Auftreten einer nosokomialen Infektion bedeutungsvolle Kontaktzeit mit anderen Personen wird hier auf ein Minimum reduziert. Die Vorteile im Hinblick auf die Psyche des Patienten liegen darin, daß der Patient, und hier insbesondere die Kinder, weitgehend im Familienverband belassen werden. Damit hat er nicht nur mehr persönliche Zuwendung, sondern die Krankheit ist auch für die Familie nicht mehr etwas Anonymes, was in eine Klinik abgeschoben werden kann.

Auf der Seite der Operateure liegen die Vorteile darin, daß sie, ohne den Praxisbetrieb zu stören, kumuliert mehrere Operationen hintereinander durchführen können. Nach dem festgelegten Zeitplan können sie ihre regulären Sprechstunden einrichten und intensiver nutzen.

Die weniger ins Gewicht fallenden Nachteile ambulanten Operierens liegen darin, daß je nach Intellekt und häuslichen Verhältnissen nicht jeder Patient dafür geeignet ist.

Ein anderer Nachteil liegt in der Tatsache, daß die bestehenden Gebührenordnungen von Krankenhausverhältnissen ausgehen, wo alle technischen, baulichen und personellen Voraussetzungen bereits gegeben sind und nicht berücksichtigt wird, daß ein Anästhesiezentrum eines niedergelassenen Facharztes für Anästhesie in allen diesen Punkten als Vorleistung selbst finanziert werden muß. Eine Berücksichtigung dieser Tatsachen in neuen Gebührenordnungen muß erreicht werden. Ebenso wären günstigere Finanzierungsmöglichkeiten für den Aufbau solcher Zentren als Starthilfe dringend erforderlich. Hoffentlich sind diese in Anlehnung an das sog. Saarbrücker Modell bald zu realisieren.

Neben dem Streß durch die fachspezifische Tätigkeit bei ambulanten Operationen ist v. a. die Belastung durch massive finanzielle Vorbelastungen für manchen Kollegen bis heute leider ein wesentlicher Hinderungsgrund gewesen, sich niederzulassen. Diese Risiken für den Anästhesisten und seine Familie müssen im Interesse einer sachgerechten Patientenversorgung finanziell höher bewertet werden.

Wenn die hier aufgezeigten baulichen, technischen, personellen und finanziellen Voraussetzungen erfüllt sind, kann ein Anästhesiezentrum für ambulantes Operieren mit größtmöglicher Sicherheit für den Patienten betrieben werden und ein befriedigendes Arbeiten für den Facharzt für Anästhesie auch außerhalb der Klinik bedeuten.

# Schmerzambulanz

H. U. Gerbershagen

Das Thema „Anästhesist und Schmerzbehandlung" ist aktuell. Als Initiator der organisierten und gezielten Schmerzdiagnostik und -behandlung in der Bundesrepublik möchte ich einige Absätze aus Band I der im Jahre 1928 erschienenen Zeitschrift „Der Schmerz" zitieren:

Wer die einschlägige Literatur des In- und Auslandes in den letzten Jahren verfolgt hat, muß erkennen, wie stiefmütterlich das Gebiet der Narkose bei uns, besonders im Vergleich zu dem angelsächsischen Schrifttum behandelt wurde. Obwohl der Arzt in seinem arzneilichen Handeln keine lebensgefährlichere Maßnahme trifft, als sie gerade die Narkose im weitesten Sinne des Wortes darstellt, wird sie in Deutschland noch fast allgemein von jungen, unerfahrenen Ärzten, von Medizinalpraktikanten und Studenten, bestenfalls von eingeschulten Schwestern, ausgeführt.

Während der angehende Arzt im chirurgischen Operationskurs an der Leiche, in einem geburtshilflichen Operationskurs am Phantom üben muß, ehe er seine Kenntnisse am lebenden Menschen anwenden darf, setzt man vielfach voraus, daß er die Narkose instinktiv beherrscht. Wir alle kennen aus eigener Erfahrung als notwendige Folge dieses Brauches die Fälle von schwerer Asphyxie, die Fälle von Narkosetod, ohne jedoch die alleinrichtige Folge daraus zu ziehen, daß die Narkose durch gründliches theoretisches Studium, durch reichlich praktische Übungen erlernt werden kann, und daß der Arzt erst dann zur Ausübung dieses bedeutungsvollen Eingriffes zugelassen werden darf, wenn er nach Eignung und Ausbildung wirklich dazu befähigt ist.

Es liegt darum nahe, nicht nur eine bessere Ausbildung der Narkose von unseren jungen Ärzten zu verlangen, sondern zugleich die Forderung nach Fachärzten für Narkose und Anästhesie zu stellen, wie sie in den Ländern englischer Zunge längst vorhanden sind.

Diese 55 Jahre alte Situationseinschätzung kann auf die derzeitige Schmerzbehandlung, auch in der Anästhesiologie, übertragen werden.

Vor etwa 30 Jahren haben Alexander [1] und Bonica [3] die Einrichtung von Spezialeinheiten auf multi- und interdisziplinärer Basis empfohlen. Unmittelbar nach dem 2. Weltkrieg entstanden, v. a. in den USA, sog. Nervenblockadekliniken, die bevorzugt Patienten mit sympathischen Reflexdystrophien und Postamputationsschmerzsyndromen behandelten. Weltweit gibt es heute mehrere hundert Spezialeinheiten. Eine Abgrenzung dieser Einheiten entsprechend der Tätigkeitsmerkmale wurde erforderlich. Die Amerikanische Anästhesiegesellschaft (ASA, 515 Busse Highway, Park Ridge, Ill. 60068, USA) klassifizierte die Schmerzambulanzen und -kliniken folgendermaßen:

1. Überregionale Schmerzzentren („major comprehensive pain centers"),
2. regionale Schmerzzentren („comprehensive pain centers"),
3. syndromgerichtete Schmerzzentren („syndrome oriented pain centers"),
4. therapieverfahrenorientierte (-limitierte) Schmerzzentren („modality oriented pain centers").

Diese begriffliche Gliederung soll dazu beitragen, daß Ärzte und Schmerzpatienten erkennen können, welche charakteristischen Merkmale einzelne Schmerzspezialeinheiten aufweisen.

In einem regionalen Schmerzzentrum (ambulante und stationäre Patientenversorgung) müssen zumindest folgende Aufgaben berücksichtigt werden:

1. Schmerzdiagnostik unter Berücksichtigung aller Vorbefunde, koordinierte Behandlung, langfristige Nachbetreuung und Beratung der chronisch Schmerzkranken;
2. Diagnostik und Behandlung von scheinbar therapieresistenten oder besonders schwierig zu therapierenden akuten und subakuten Schmerzsyndromen, die Ärzte außerhalb des Zentrums aufgrund ihrer Ausbildung nicht behandeln können oder wollen, z. B. Schmerzen bei ausgedehntem Herpes zoster, Tumoren bei idiopathischen Neuralgien, bei besonders komplexen Schmerzzuständen;
3. Optimierung der Diagnostik und Therapie durch eine kontinuierliche Beschäftigung mit der Schmerzproblematik durch die tägliche Untersuchung und Behandlung, Vor- und Nachbetreuung der Schmerzpatienten durch die Langzeitdokumentation;
4. enge Zusammenarbeit mit Ärzten der beteiligten Fachdisziplinen innerhalb und außerhalb der Ambulanz, der fortlaufende Informationsaustausch zwischen einzelnen Mitarbeitern und niedergelassenen Ärzten (wöchentlich sollten Problempatienten interdisziplinär vorgestellt und für sie gemeinsame Therapiepläne aufgestellt werden), Fachkolloquien, Sprechzeiten für die Betreuung von Kollegen außerhalb des Zentrums;
5. Ausarbeitung und Modifikation gemeinsamer Diagnostik- und Behandlungsrichtlinien (Algorithmen) für die verschiedenen Schmerzsyndrome;
6. Ausarbeitung eines interdisziplinär koordinierten Lehr- und Weiterbildungsplans, der sich auf alle klinisch wichtigen Arten des Schmerzes, Diagnose und Behandlung erstreckt, z. B. Therapie des Tumorschmerzes, Kreuzschmerzes etc.;
7. Weiterbildung von Ärzten in Klinik und Praxis, Ausbildung von Schwestern und Pflegern innerhalb und außerhalb des Zentrums;
8. Organisation und Durchführung von Fortbildungsveranstaltungen;
9. Organisation und Durchführung klinischer Forschung zur Bestimmung der Wertigkeit der therapeutischen Maßnahmen und Verfahren, die Planung epidemiologischer Untersuchungen auf dem Gebiet des Schmerzes, der Stellung und Koordinierung von Studien zur Verhinderung der Chronifizierung von Schmerz;
10. gutachterliche Tätigkeit bei besonders komplexen Schmerzproblemen;
11. die Mitarbeiter der Schmerzambulanz müssen bei der wissenschaftlich fundierten Aufklärung der Bevölkerung mitwirken; es sind besonders Rundtischgespräche in der disziplinären Beteiligung einzusetzen;
12. ein regionales Schmerzzentrum benötigt eine *Datenbank*, die für die medizinische Versorgung, Fragen der Klinik- und Grundlagenforschung zur Verfügung stehen muß.

## Syndromgerichtete Schmerzzentren

Diese behandeln als mono- oder multidisziplinäre Einheiten bestimmte Schmerzsyndrome, wie z. B. Kopf-, Krebs-, Kreuzschmerzen, reflektorische Sympathikusdystrophien, Schmerzen bei Querschnittslähmungen.

## Therapieverfahrenorientierte (-limitierte) Schmerzzentren

Sie können mono- oder multidisziplinär die Diagnostik betreiben, wenden jedoch nur bestimmte Behandlungsmethoden an, z. B. Regionalanästhesieverfahren, elektrische Stimulationsmethoden, physikalische Therapie, Psycho-, Verhaltenstherapie, neurochirurgische Verfahren [6, 7].

In Deutschland gibt es nur wenige Initiativen, auf interdisziplinärer Basis eine syndromgerichtete Therapie durchzuführen, wie z. B. in Kopfschmerz-, Stumpfphantomschmerz-, Kreuzschmerzkliniken u. ä.

Im Gegensatz hierzu gibt es *zahlreiche* Schmerztherapieeinheiten, die mit einem oder wenigen therapeutischen Verfahren Patienten behandeln.

Zu diesen Einheiten sind auch die Sprechstunden und Ambulanzen der einzelnen Fachdisziplinen zu rechnen; besonders bekannt sind inzwischen die anästhesiologischen, internistisch-onkologischen und neurochirurgischen Ambulanzen.

Zwangsläufig kann in solchen Einheiten nur ein engbegrenzter Sektor aus der Vielfalt von Schmerzsyndromen angemessen behandelt werden. Die Quote längeranhaltender therapeutischer Erfolge erhöht sich nur dann in erheblichem Umfang, falls eine gezielte, Vorergebnisse berücksichtigende, bedarfsweise interdisziplinäre Diagnostik durchgeführt wird und dann, darauf aufbauend, eine angemessene, koordinierte Behandlung erfolgt.

Eine große Anzahl von Schmerzarbeitsgruppen innerhalb der syndromgerichteten und therapieverfahrenorientierten Einheiten haben sich wieder aufgelöst. Dies trifft besonders für die USA zu. Analysiert man die Intentionen, die Dynamik dieser Gruppen *retrospektiv*, so sind folgende unheilvolle Faktoren nicht zu übersehen:

Übermäßiger Idealismus, spezielles Interesse eines Gruppenmitglieds an der Schmerzproblematik, die Fehleinschätzung der Problematik des chronischen Schmerzes als psychophysisches Ereignis, das alle medizinischen Fachgebiete involviert, und last not least die mangelnde Realisierung des großen Zeit-, Energie-, Personal- und Geldaufwands.

Das Zurückstellen der organisatorischen Fragen und mangelndes Vorausplanen führten schließlich zur Einstellung der Fürsorge für den Schmerzleidenden, zur Enttäuschung des einzelnen Arztes und nicht zuletzt auch zu wachsender Skepsis von Patienten und Ärzten gegenüber der organisierten Schmerzdiagnostik und -therapie.

Zusätzlich muß betont werden, daß die Mehrzahl der Mitarbeiter dieser Einrichtungen völlige Schmerzfreiheit für den Patienten erzielen wollten, obgleich seit Jahrzehnten bekannt ist, daß das Ziel der Schmerzfreiheit eine Utopie ist.

Die Erfahrung hat gelehrt, daß die meisten chronischen Schmerzsyndrome aus der Sicht und mit den Methoden eines Fachgebiets nur bei ca. 40% der Fälle günstig langfristig behandelt werden können, während bei multifaktorieller und -disziplinärer Diagnostik und Therapie und bei guter Organisation bei ca. 65% der chronisch Schmerzkranken eine erfolgreiche Langzeittherapie möglich ist.

## Strukturelle Voraussetzungen von Schmerzambulanzen

Die Algesiologie als Querschnittsfach, an dem viele medizinische Disziplinen und die Psychologie und Soziologie beteiligt sind, muß schwerpunktmäßig gesehen werden. Eine Ambulanz für Schmerzdiagnostik und -therapie muß gemäß der dargestellten umfangreichen Aufgaben aus ineinander verzahnten Funktionseinheiten bestehen. An Kliniken würde die Anästhesie als typisches Querschnittsfach die Organisatorfunktion übernehmen. Selbständige Abteilungsbereiche würden einer solchen Aufgabe entgegenstehen. Die übergreifenden Funktionsbereiche müssen von Ärzten verschiedener Fachdisziplinen, besonders der Anästhesie, Neurochirurgie, Neurologie, Neuropsychiatrie und Orthopädie geleitet werden, die sich seit mehreren Jahren in Klinik und Forschung mit der Problematik „Schmerz — Schmerzkrankheit" beschäftigt haben. Kooperation und Koordinaten der einzelnen Funktionsbereiche sind die Voraussetzung für das Gelingen jeglicher Arbeit in einer Schmerzambulanz.

## Organisation und Funktionsablauf der klinischen Schmerzambulanz

Eine optimale und kostensparende Betreuung und Behandlung von chronisch Schmerzkranken ist nur in gut organisierten Schmerzambulanzen möglich. Eine wichtige Voraussetzung für die Diagnostik und Therapie der Schmerzsyndrome und -krankheit und nicht zuletzt auch für die klinische und theoretische Forschung ist die Einrichtung eines Schmerzregisters. Dieses Schmerzregister muß neben einer *Schmerzbasisdokumentation* alle Untersuchungsbefunde, Therapiepläne und Nachsorgeuntersuchungen enthalten.

Die Schmerzbasisdokumentation verstehen wir primär als ein Screeningverfahren, das bei allen ambulanten Patienten vor der Erstuntersuchung durchgeführt und ausgewertet wird [2]. Unsere langjährigen Erfahrungen mit Schmerzpatienten (ca. 11 000) haben gezeigt, daß nur eine Strategie des frühzeitigen Vorbereitens und des Vorausplanens in enger Zusammenarbeit mit dem überweisenden Kollegen zu einer umfassenden und gezielten Schmerzpatientenbetreuung führen kann. Das Screening, das Vorsichten, muß realistischerweise mehrere Wochen vor dem Ersteinbestellungstermin des chronisch Schmerzkranken erfolgen und sollte in Anlehnung an unsere 13jährige Arbeit für jeden Patienten in gleicher Weise enthalten:

1. die Erhebung einer standardisierten Allgemeinanamnese;
2. die Erhebung einer standardisierten Schmerzanalyse;
3. die Aufstellung einer standardisierten Aktivitätsskala (d. h. der Patient führt auf vorgegebenen Formularen auf, was er im Stehen, Sitzen oder Liegen getan hat) — Zeitraum: 14 Tage —, in dem gleichen Zeitraum listet er täglich die eingenommenen Medikamente auf;
4. die Durchführung einer ausgedehnten psychometrischen Testung;
5. die Anforderung und das Studium aller Unterlagen früherer Untersuchungen, Behandlungen, vor allen Dingen auch der Betreuungsvorschläge (auch wenn sie nicht erfüllt wurden) bei niedergelassenen Ärzten, Krankenhäusern, Kurkliniken, Krankenkassen und Vorsorgungseinrichtungen.

Die Erstellung dieser Basisdokumentation ist eine Notwendigkeit in der Diagnostik und Therapie bei chronisch Schmerzkranken. Nach Durchführung des Screenings wird ein Arzt, der spätere sog. persönliche Arzt des Patienten, die Unterlagen sichten, eine vorläufige Arbeitsdiagnose erstellen und die Einbestellung des Patienten arrangieren.

Als Vorteile des Screeningverfahrens sind besonders zu erwähnen:

1. das Vorhandensein vollständiger Krankenunterlagen vor der Erstuntersuchung des Schmerzpatienten,

2. eine Möglichkeit, langfristige ambulante Konsiliaruntersuchungen, Röntgen-, Labor- und Spezialuntersuchungen zu veranlassen, die Vorausplanung eines evtl. stationären Medikamentenentzugs, eine Garantie der 90–95%igen Bettenauslastung,
3. die vollständige Evaluierung eines ambulanten Problempatienten in 2 (bis 3) Tagen,
4. die Reduzierung der stationären Verweildauer, da kaum noch Voruntersuchungen erforderlich sind,
5. der Ausschluß oder zumindest die Reduzierung von Wiederholungsuntersuchungen (besonders Röntgen, Labor, EEG) und ärztlichen konsiliarischen Leistungen (Ziel: keine erneuten Untersuchungen, wenn solche innerhalb der letzten 12 Monate in befriedigender Art durchgeführt wurden),
6. in der Mehrzahl der Fälle die Erfassung von psychiatrischen Patienten, die einer mehrmonatigen intensiven psychiatrischen, verhaltenstherapeutischen Behandlung bedürfen; diese Patienten müssen in psychiatrisch, psychosomatisch geführten Spezialkliniken behandelt werden.

Das Flußdiagramm (Abb. 1) veranschaulicht den Ablauf des Screeningverfahrens vor Einbestellung der Patienten, der Diagnostik und der externen und internen Therapie.

| *Screening* | → *Diagnostik* | → *Therapie* |
|---|---|---|
| Arzt – Überweisung | Erstuntersuchung im Schmerzzentrum | Therapiemethoden |
| ▽ | | ▽ |
| Standardisierte Schmerzanalyse (Fragebogen, frühere Befunde) | ▽ | Entscheidung über Therapieablauf bei: |
| ▽ | Entscheidung über Untersuchungsablauf | 1. überweisendem Arzt |
| Bewertung der Analyse | ▽ | 2. im SZM – ambulant |
| ▽ | Konsiliarii Laboruntersuchungen | 3. im SZM – stationär |
| Vorläufige Diagnose | Röntgendiagnostik Spezialuntersuchungen | ▽ |
| ▽ | ▽ | Nachbetreuung Therapiekontrolle |
| Ambulante/stationäre Therapie Keine Therapieindikation im SZM | Evtl. Schmerzkonferenz | ▽ |
| ▽ | ▽ | Rücküberweisung an überweisenden Arzt |
| Koordination Aufnahme – Facharzt Konsiliarii, Röntgen, Labor | Endgültige Diagnose | |

**Abb. 1.** Flußdiagramm: Patientenversorgung in einem regionalen Schmerzzentrum (SZM)

## Personelle Voraussetzungen für Spezialschmerzeinheiten

Die Qualifikationsanforderungen an die Ärzte einer Schmerzambulanz und die Konsiliarii müssen hoch angesetzt werden.

Sie müssen alle spezielles Interesse an der Schmerzkrankheit und dem daraus resultierenden chronischen Schmerzverhalten haben; sie müssen die Vielzahl der Schmerzsyndrome,

auch aus der Sicht der verschiedenen Fachgebiete kennen; sie müssen die diagnostischen und
therapeutischen Möglichkeiten der einzelnen medizinischen Disziplinen, aber auch der Psychologie und Soziologie kennen; sie müssen zusätzlich zu den eigenen fachspezifischen Untersuchungs- und Behandlungsmodalitäten weitere spezialisierte Methoden anwenden können,
z. B. der Orthopäde die manuelle Medizin; der Anästhesist die elektrischen Nervenstimulationsverfahren, der Psychiater oder Neurologe die verhaltenstherapeutischen und Entspannungsverfahren.

Der Arzt des engeren oder weiteren Schmerzteams muß mithelfen, standardisierte Untersuchungsabläufe (z. B. fachspezifische Anamnese und Befundberichte, Zuteilung von speziellen Untersuchungen zu bestimmten Fachgebieten, Evaluierung von neuen spezifischen Diagnostikverfahren) zu erarbeiten und zu befolgen. Die Erfahrungen der Schmerzambulanzen
in Mainz haben gezeigt, daß diese standardisierten Verfahren für eine optimale und ökonomische Diagnostik und Behandlung unerläßlich sind, da andernfalls andere Untersucher nicht
wissen können, was untersucht, getestet, überprüft oder in Betracht gezogen worden ist.

Diese Standardisierung ermöglicht eine zeit- und kostensparende Diagnostik und verhindert überflüssige und unkoordinierte labortechnische und röntgenologische Untersuchungen.

Selbstverständlich ist, daß eine Schmerzarbeitsgruppe unter diesen Voraussetzungen sowohl aus einer Gruppe von niedergelassenen Ärzten bestehen kann als auch aus dem Team
einer Klinik.

Die Problematik der Ausbildung von Schmerztherapeuten muß angesprochen werden.
Bis heute sind fast alle deutschsprachigen Schmerztherapeuten Autodidakten, die mehr oder
weniger kurze Zeitintervalle an einer Schmerzspezialeinheit hospitiert, Schmerzkongresse besucht und selbständig ein Literaturstudium betrieben haben.

Die „*self-made pain experts*" lernen im wesentlichen nach der Trial-and-error-Methode,
für die der Lehrsatz „see-one, do-one, teach-one" charakterisiert ist. Diese *innere* Einstellung
war in den Pioniertagen der Medizin gerechtfertigt. Heute ist eine geordnete Weiterbildung
auf jedem Sektor erforderlich.

In Europa gibt es nur ansatzweise Weiterbildungsprogramme auf dem Sektor Schmerz.
Die Anästhesiologiegesellschaften haben die Entwicklung der Schmerztherapie beobachtet,
jedoch öffentlich wenige Initiativen gezeigt. Berufsverbände und Gesellschaften werden
Stellung beziehen müssen zur anästhesiologisch orientierten Versorgung der Schmerzkranken.
Sollte diese positiv sein, muß die Weiterbildung auf diesem Gebiet ein Teil des formalen
Anästhesieweiterbildungsprogramms werden.

Zumindest die folgenden Themengebiete müssen durch Anästhesisten gelehrt werden:

— Anatomie, Physiologie, Pharmakologie und Psychologie des akuten und chronischen
  Schmerzes,
— Schmerzanalyse und Dokumentation der klinischen Daten,
— Schmerzmessungsverfahren und -modellevaluierung,
— medizinische Statistik,
— Pharmakokinetik und Pharmakodynamik der Lokalanästhetika, Neurolytika (wie Ethanol
  oder Phenol) und der peripher und zentral wirksamen Analgetika und der Psychopharmaka,
— medikamentöse Schmerzbehandlung,
— Blockadetechniken mit Lokalanästhetika,
— neurolytische Blockadetechniken,
— Thermokoagulationsverfahren, kryotherapeutische Blockaden,

- Techniken der elektrischen Stimulation (z. B. transkutane Nervenstimulation, Rücken-marksreizung),
- Rolle der diagnostischen Regionalanästhesieverfahren,
- Indikationen, Ergebnisse und Komplikationen der therapeutischen Regionalanästhesiever-fahren
- Indikationen, Ergebnisse und Komplikationen der neurolytischen Blockaden,
- Indikationen, Resultate und Komplikationen der elektrischen Stimulationsverfahren,
- Indikationen, Resultate und Komplikationen der Thermotherapieverfahren,
- Erfassung und Bestimmung und Studium der Schmerzsyndrome, z. B. reflektorische Sympathikusdystrophien, postherpetische Schmerzzustände, Gesichtsschmerz, Einklem-mungsneuropathien, Triggerpunktsyndrome, Fazettensyndrome, Tumorschmerz, Post-amputationssyndrom.

Es ist selbstverständlich, daß der Anästhesist nicht routinemäßig ein „Nervenblocker" [3] sein kann. Bei 30% der Schmerzpatienten besteht *keine* Indikation zu regionalanästhesiolo-gischen Verfahren. Bei 70% der Patienten ist die diagnostische Regionalanästhesie angezeigt und nur bei 40% dieser Patienten die therapeutischen Lokalanästhesieverfahren.

Anästhesisten, die in der Schmerzdiagnostik und -therapie aktiv werden wollen, sollten zum eigenen Wohlergehen und zum Wohle ihres Fachgebiets eine klare, feste Reihenfolge sehen: erst Studium der Schmerzliteratur, dann ausgedehnte Hospitation, dann Weiterbildungs-zeit an einem aktiven Schmerzzentrum (-klinik, -ambulanz) und schließlich Selbständigkeit.

## Literatur


1. Alexander FAD (1954) The control of pain. In: Hale D (ed) Anesthesiology. Davis, Philadelphia, pp 579–610
2. Baar HA, Gerbershagen HU (1974) Schmerz-Schmerzkrankheit, Schmerzklinik. Springer, Berlin Heidelberg New York
3. Bonica JJ (1953) The management of pain. Lea & Febiger, Philadelphia
4. Bonica JJ (1980) Current status of pain clinics. In: Frey R, Bonica JJ, Gerbershagen HU, Gross D (ed) Interdisziplinäre Schmerzbehandlung. Springer, Berlin Heidelberg New York
5. Gerbershagen JU (1980) Pain clinics. In: Kosterlitz JW, Terenius LY (eds) Pain and society. Verlag Chemie, Weinheim
6. Gerbershagen JU, Magin F, Scholl W (1975) Die Schmerzklinik als neuer Aufgabenbereich für den Anästhesisten. Anästh Inform 16:41
7. Howland DE, Howland LA (1978) An Outpatient pain service, In: Brown BR jr (ed) Outpatient Anesthesia

# Berufsbild des Anästhesisten aus rechtlicher Sicht

W. Weißauer

Das Berufsbild des Anästhesisten betrachten und analysieren wir 30 Jahre nach Anerkennung der Anästhesiologie als selbständiges Fachgebiet unter den Aspekten: wie ist es gewachsen und geworden, wie soll und wird es sich weiter entwickeln? Zwischen den dynamischen Aspekten des Werdens in Vergangenheit und Zukunft steht der statische, der Blick auf das Bild, so wie es heute ist.

Ohne die Analyse der bisherigen Entwicklung vermögen wir weder zu erfassen, wo wir heute stehen, noch haben wir eine Ausgangsbasis für die Zukunftsprognosen und für eine Berufspolitik, die — auf weite Sicht gezielt und geplant — auf die künftige Entwicklung Einfluß nimmt.

Den Sinn einer Tagung mit unserem Zentralthema sehe ich darin, das berufspolitische Konzept — auch unter seiner rechtlichen Aspekten — in einer Gesamtschau zu überdenken und so fortzuschreiben, daß es eines breiten Konsenses sicher sein darf. Das beste berufspolitische Konzept, eine ausgeklügelte Strategie, eine meisterhafte Taktik nützen nichts, wenn nicht der einzelne Anästhesist an seiner Stelle bereit ist, sein Bestes für sein Fachgebiet zu tun.

Der Präsident des Berufsverbands hat einleitend die Entwicklung des Fachs umfassend dargestellt. Am Beginn stand der Auftrag: Wachset und vermehret Euch! Dem jungen Fach wurde als Wiegengeschenk ein weites Feld zugewiesen. Aber es war nicht das gelobte Land, in dem Milch und Honig fließen, sondern eher ein Boden, auf dem die berühmten Disteln und Dornen gedeihen. Das neue Fach konnte dieses Feld für sich nur dauerhaft einnehmen, wenn es bewies, daß seine Existenz einen klaren und unzweifelhaften Fortschritt in der operativen Medizin bedeutet.

Das Fach hat diesen Beweis geführt, statt ein Monopol für seinen Aufgabenbereich zu fordern. Das *1. Jahrzehnt* war erfüllt von der Aufgabe, eine Kernmannschaft zu formieren und die Grundprobleme seiner Existenz als selbständige Disziplin zu artikulieren. Im *2. Jahrzehnt* galt es, diese Grundprobleme auf der Basis eines klaren rechtlichen Konzepts zu lösen und der Anästhesie eine gleichberechtigte Stellung gegenüber den anderen ärztlichen Spezialisten zu sichern. Im *3. Jahrzehnt* ging es darum, die anästhesiologische Versorgung auf breiter personeller Basis sicherzustellen. In diesen 3 Jahrzehnten hat die Anästhesiologie zugleich Neuland gewonnen. Sie hat entscheidend zur Entwicklung der Intensiv- und Notfallmedizin beigetragen und ist dabei, der Schmerztherapie neue Möglichkeiten zu erschließen.

Im wesentlichen scheint mir nun das „Wachset und vermehret Euch" erfüllt zu sein. Biologisch gleicht die Anästhesie verblüffend einer 30jährigen: Sie ist voll erwachsen und in jeder Hinsicht ausgewachsen. Sie steht in der Vollkraft des Lebens und hat noch viel Zeit bis zur „midlife crisis".

Blicken wir in die Zukunft, sehen wir die Chancen und Risiken der kommenden Jahre, so stellt sich die Frage: Ist die Entwicklung der Anästhesiologie in bestimmten Bereichen fehlsam verlaufen und müssen wir versuchen, das Berufsbild zu korrigieren oder zu retuschieren?

Zu denken gab mir die Unruhe, die sich vereinzelt nach der Publikation der neuen Vereinbarung des BDA mit dem Berufsverband der Chirurgen über die prä-, intra- und postoperative Zusammenarbeit ergab. Zum Angelpunkt des Mißbehagens wurde die Aussage, daß der Chirurg die Gründe, die aus der Sicht des Anästhesisten gegen die Durchführung eines Eingriffs sprechen, gegen die aus operativer Sicht indizierenden Faktoren abzuwägen und, wenn es zu keiner Einigung kommt, die Entscheidung zu treffen hat, ob der Eingriff durchgeführt wird.

Die negative Reaktion war für mich, soviel Verständnis ich auch für das emotionale Engagement habe, um so verblüffender, als diese Aussage seit 2 Jahrzehnten essentieller Bestandteil der Kooperation von Anästhesist und Operateur auf der Basis der strikten Arbeitsteilung und des Vertrauensgrundsatzes ist.

Die kritischen Stellungnahmen beruhen, soweit ich sie kenne, auf Fallbeispielen, in denen der Operateur sich ohne die gebotene Abwägung, grundlos und offensichtlich willkürlich über die vom Anästhesisten mitgeteilten Bedenken hinwegsetzte. Dann aber ist der Vertrauensgrundsatz verletzt. Nach dem eindeutigen Sinn und Wortlaut der Vereinbarung hat der Anästhesist die Entscheidung des Operateurs nur zu respektieren, wenn er darauf vertrauen darf, daß der Operateur die ihm obliegende Abwägung mit der gebotenen Sorgfalt vorgenommen hat. Erkennbar sachfremde Entscheidungen braucht der Anästhesist nicht zu respektieren, ja er darf sie nicht respektieren, wenn sie das Risiko für den Patienten über das vertretbare Maß hinaus erhöhen.

Der Operateur trägt, wie die Vereinbarung hervorhebt, für seine Abwägung die ärztliche und rechtliche Verantwortung. Sind die Bedenken des Anästhesisten gegen den Eingriff hic et nunc wohlerwogen und von sachlichem Gewicht, so geht der Operateur ein erhebliches forensisches Risiko ein, wenn er sich ohne gründliche Abwägung und überzeugende Begründung für den Eingriff entscheidet. Der Operateur muß damit rechnen, daß der Patient oder seine Anwälte nach einem Zwischenfall alle schriftlichen Unterlagen einsehen und akribisch auf Anhaltspunkte für etwaige Sorgfaltsmängel überprüfen.

Damit will ich keineswegs einer defensiven Taktik im Sinne einer präventiven wechselseitigen Schuldzuweisung das Wort reden. Faßt der Anästhesist die aus den objektiven Befunden resultierenden Kontraindikationen in einem kurzen Vermerk zusammen, so gibt er damit zugleich dem Operateur die Gelegenheit seinerseits mit einem Satz die Notwendigkeit und vielleicht auch die Dringlichkeit des Eingriffs zu belegen. Damit wird für den Fall einer forensischen Auseinandersetzung dokumentiert, daß Operateur und Anästhesist nicht etwa, wie dies allzu leicht unterstellt wird, blind in die Risiken hineingestolpert sind.

Zwischen den Berufsverbänden als Vertragspartner der Vereinbarung sollte abgewogen werden, ob es nicht auch eine Einigung über eine solche kurze Dokumentation geben könnte, die nicht ein wechselseitiges Mißtrauen artikuliert, sondern bei Risikofällen in objektiver Form prüft, daß beide Partner alles Notwendige für die Sicherheit des Patienten erwogen haben.

Vielleicht läßt sich auch das Konzept einer von beiden Berufsverbänden getragenen Schlichtungskommission institutionalisieren. Sie könnte gerade dort segensreich wirken, wo Streit darüber besteht, ob der Anästhesist dazu neigt, die Risiken überzubewerten oder umgekehrt der Operateur dahin tendiert, sich ohne sachliche Begründung über gewichtige Bedenken hinwegzusetzen.

Nichts gefährdet das Ansehen der Medizin mehr, als wenn Operateur und Anästhesist sich vor Gericht und damit in aller Öffentlichkeit wechselseitig gröblicher Verletzungen der

Sorgfaltspflichten beschuldigen. Das Vertrauen des Patienten in Operateur und Anästhesist, das Vertrauen in den Arzt als Person und in das Krankenhaus als Institution, sind wesentliche Voraussetzungen einer erfolgreichen Behandlung. Es muß deshalb in der Beziehung zwischen operativer Medizin und Anästhesiologie alles getan werden, um Reibungspunkte und Fehlerquellen bis hin zum einzelnen Operationstisch durch eine objektive Schlichtung auszuschalten.

Kritik bringt Leben. Es stellt sich die Frage, ob es eine ernsthafte Alternative zu den skizzierten Kooperationsgrundsätzen gibt. Ich meine nein. Können Operateur und Anästhesist sich über die Eingriffsindikation nicht einigen, so müßte, falls nicht dem Operateur die skizzierte Kompetenzkompetenz eingeräumt wird, die Operation unterbleiben. Der Anästhesist, der mit seinem Veto den Eingriff verhindert, müßte dafür die volle ärztliche und rechtliche Verantwortung übernehmen. Müßte er dann nicht aber, so stellt sich natürlich die 1. Frage, die Operationsindikation — und dies in den verschiedenen operativen Fächern — verantwortlich überprüfen und von seiner fachlichen Weiterbildung her überprüfen können? Oder sollte immer dann, wenn Operateur und Anästhesist sich nicht einigen können, ein Dritter, etwa der Internist, als Schiedsrichter fungieren?

Ganz bewußt wurde der Frage nach den Kooperationsmaximen so breiten Raum gewidmet. Hier liegt das Kernproblem und hier müssen die Weichen anders gestellt werden, wenn das Berufsbild verändert werden soll. Ich rate dringend davon ab. Die Anästhesie ist ihrer Natur nach eine akzessorische Tätigkeit; sie setzt die Entscheidung des Operateurs für den Eingriff voraus. Darin vermag ich jedoch nicht die mindeste capitis diminutio zu ersehen, denn die Anästhesie ist in der Hand des Spezialisten zur unabdingbaren Voraussetzung der modernen operativen Medizin geworden. Dies steht heute außer jeder Diskussion. Ihr Berufsbild bedarf insoweit keiner Korrekturen und Retuschen, sondern allenfalls gelegentlich noch einiger Tupfer von jenem gelassenen, in sich beruhenden Selbstbewußtsein, das ein spannungsfreies Miteinander oft so sehr erleichtert.

Ist eine grundlegende Korrektur des eigenen Kurses nicht erforderlich, so stellt sich die 2. große Frage: An welchen Stellen und mit welchen Tendenzen wird die sinnvolle weitere Entwicklung dieses Fachgebiets durch die Aktivitäten außenstehender Kräfte behindert oder bedroht?

Eine ernsthafte, existentielle Bedrohung des Fachs von außen vermag ich nicht zu erkennen. Daß der Anästhesist absolut unentbehrlich ist, bestreitet niemand. Um so manifester sind die Versuche, die Anästhesie an allen Ecken und Kanten zu beschneiden und sie zu reglementieren. Dazu einige Beispiele:

Die Anästhesiologie hat niemals ein Monopol für irgendeinen ihrer Arbeitsbereiche gefordert, auch nicht für die Narkose. Sie sollte sich nun aber auch jedem Versuch mit aller Entschiedenheit widersetzen, die Grenzen der anästhesiologischen Kompetenzen dadurch enger zu ziehen, daß z. B. Laboruntersuchungen und EKG-Diagnostik zu fachfremden Leistungen erklärt werden.

Die These, dem Fachgebiet sei nur das zuzurechnen, wofür die Weiterbildungsordnung und die sie ergänzenden Richtlinien eingehende Kenntnisse und Erfahrungen fordern, verkennt, daß die Weiterbildungsbestimmungen das Minimum dessen beschreiben, was für die Gebietsanerkennung gefordert wird. Wer dieses Minimum zur Fachgebietsgrenze machen will, schließt für den Gebietsarzt damit jede systematische Erweiterung eingehender Kenntnisse und v. a. praktischer Erfahrungen auf all den Gebieten aus, die er beherrschen muß, um den konkreten Anforderungen seiner Arbeitsstätte zu genügen. Der Anästhesist, zu dessen fachspezifischen Aufgaben die Intensiv- und Notfallmedizin gehören, und dem keine oder keine rund um die Uhr besetzten Funktionseinheiten zur Verfügung stehen, darf sich nicht damit begnügen, die dringend benötigten Labor- und EKG-Leistungen recht und schlecht so zu erbringen, wie er sie ohne eingehende Kenntnisse und Erfahrungen beherrscht. Er muß sich aus ärztlicher wie rechtlicher Verantwortung auf die konkreten Erfordernisse einstellen und alles tun, um sich die dafür benötigten Kenntnisse und Erfahrungen zu verschaffen. Die Anerkennung als Anästhesist und das dafür geforderte Minimum an eingehenden Kenntnissen und Erfahrungen darf nicht den Endpunkt der beruflichen Aus- und Weiterbildung markieren.

Fast noch bedenklicher erscheint mir eine solche enge Fachgebietsbegrenzung aus übergeordneten berufs- und gesundheitspolitischen Interessen. Sie beschränkt die Gebietsärzte zunehmend auf fachspezifische Leistungen und zerstört damit auf weite Sicht die den Allgemeinärzten und den ärztlichen Spezialisten gemeinsame Basis einer fundamentalen ärztlichen Tätigkeit.

Man sollte diese Gefahr um so ernster nehmen, als ja auch die Rechtsprechung in einer durchaus begreiflichen Reaktion auf die Mängel des gegenwärtigen Ausbildungssystems dahin tendiert, zumindest dem frisch approbierten Arzt die Qualifikation für nahezu jede ärztliche Leistung abzusprechen. Die Zulassung zur Ausübung der Humanmedizin in ihrer ganzen Bandbreite, die Sinn und Inhalt der Approbation ist, wird mehr und mehr reduziert und denaturiert zu einer Art von Weiterbildungszulassung. Erbringt ein Assistenzarzt eine selbständige Leistung in einer Fachabteilung vor der Erteilung der Gebietsanerkennung, so wird bei einem Mißerfolg von vornherein seine Qualifikation in Zweifel gezogen. Zumindest am Anfang der Weiterbildung hat der Arzt forensisch heute nahezu wieder den unguten Status, den man früher dem Medizinalassistenten zuerkannte. Es erscheint mir symptomatisch für diese Situation, daß der BGH den Begriff der Parallelnarkose, den wir primär für den Einsatz von Pflegepersonal geprägt hatten, nun ohne jeden Abstrich auf die Narkosen überträgt, bei denen Weiterbildungsanfänger eingesetzt werden. Damit liegt auch der Vorwurf des Organisationsverschuldens gegenüber dem leitenden Arzt und dem Krankenhausträger nahe, wenn sie einen am Beginn der Weiterbildung stehenden Arzt für eine Narkose einteilen.

Vor kurzem übersandte mir ein Anästhesist das Urteil eines Instanzgerichts, in dem die Forderung erhoben wurde, der Patient müsse im Rahmen der ärztlichen Aufklärungspflicht informiert werden, wenn ein in Weiterbildung stehender Arzt die Narkose durchführe. Es beleuchtet schlaglichtartig die Probleme, die sich daraus ergeben, daß die Gerichte ihrer Beurteilung den Einzelfall zugrunde legen, nicht aber auch die Gesamtsituation würdigen, in die dieser Fall hineingestellt ist. Solange der in Weiterbildung stehende Arzt voll auf den Planstellenschlüssel angerechnet wird und Anhaltszahlen gelten, die bestenfalls ausreichen, um an jedem Operationstisch die Anästhesie einem Arzt zu übertragen, geht der post festum erhobene Vorwurf, die konkrete Operation hätte verschoben werden oder der Patient in ein anderes Haus verlegt werden müssen, eindeutig an den Realitäten vorbei.

Nach den neuesten Umfrageergebnissen, die Herr Hauenschild ausgewertet hat und die sich auf rund 6000 anästhesiologisch tätige Ärzte beziehen, sind nicht einmal ganz 50% davon Fachärzte.

Ein Dienst nach Vorschrift, hier also die Berücksichtigung der von der Rechtsprechung erhobenen Qualifikationsanforderungen, müßte in der gegenwärtigen Situation zu einem partiellen Stillstand der operativen Medizin führen. Die Aufklärung des Patienten, daß für seinen Eingriff kein Fachanästhesist verfügbar ist, würde nicht mehr bewirken als eine Verunsicherung des Patienten, die beim Narkoserisiko zu Buche schlägt. Zumindest ein Teil der Patienten würde darüber hinaus die Einwilligung verweigern; damit käme es zu einem Stillstand der Weiterbildung.

Die Rechtsprechung war und ist, wie ich auf dem Anästhesiekongreß in Wiesbaden ausführte, der wichtigste Verbündete, wenn es darum geht, das für die Sicherheit des Patienten Unerläßliche in einer Phase knapper Mittel durchzusetzen. Sie legitimiert anästhesiologische Fachverbände, unbeirrbar auf dem Weg der Qualitätssicherung fortzuschreiten, dem ihre Entschließungen, ihre Empfehlungen und die Vereinbarungen mit anderen Fachgebieten dienen, die zum Segen der Patienten neue Formen interdisziplinärer Kooperationen möglich gemacht haben. Die Forderungen der Rechtsprechung motivieren zweifellos auch jeden einzelnen Anästhesisten zu größtmöglicher Sorgfalt.

Ebenso unzweifelhaft demotivieren aber Anforderungen, die nicht erfüllbar sind. Eine der wichtigsten Aufgaben des Fachs im nächsten Jahrzehnt sehe ich deshalb darin, aufgrund breit angelegter Analysen den Ist-Zustand des Machbaren so klar und präzise herauszuarbeiten, daß der von einem Zivil- oder Strafprozeß betroffene Anästhesist überzogenen Forderungen die Realitäten unseres Gesundheitswesens entgegenhalten kann. Unser soziales Gewissen diktiert uns die Forderung, daß für jeden einzelnen das Beste, was die Medizin zu bieten hat, gerade gut genug ist. Nüchternes Kalkül lehrt uns, daß die optimale Medizin für jeden zu jeder Zeit und an jedem Ort eine der großen Utopien unserer Zeit bleiben muß. Die Schere zwischen dem medizinisch Möglichen und dem konkret Machbaren wird sich angesichts der Fortschritte der Medizin weiter öffnen und nicht schließen. Sorgen wir dafür, daß der Anästhesist in allen rechtlichen Bezugspunkten am Machbaren gemessen wird und nicht am Wünschenswerten, daß das Vorhandene, das konkret Verfügbare zum Maßstab genommen wird, also nicht Fiktionen, sondern Realitäten.

Im personellen Bereich wird sich vermutlich eine Entspannung hinsichtlich der Qualifikationsanforderungen daraus ergeben, daß der Zustrom junger Ärzte zum Fachgebiet durch die Stellenpläne künftig eng limitiert ist und diese Stellen zwangsläufig mehr und mehr durch Ärzte besetzt werden, die ihre Weiterbildung abgeschlossen haben. Berufspolitisch bedeutet freilich die Beendigung der Mangelsituation, wenn ich mich eines Bildes aus der Wirtschaft bedienen darf, die Wende vom Verkäufer- zum Käufermarkt. Je mehr Anästhesisten sich um eine Stelle bewerben, desto leichter ist es für den Krankenhausträger, nach den Gesetzen von Angebot und Nachfrage den Preis zu diktieren.

Aber auch der Anästhesist, der seit Jahren oder Jahrzehnten eine leitende Funktion hat, spürt eine deutliche Klimaverschlechterung. Wir stehen in einem Prozeß der Verrechtlichung der Medizin. Jedes Gesetz und jede Rechtsverordnung, sei es auf dem Gebiet des Krankenhauswesens und der -finanzierung, des Pflegesatzrechts, des Gebührenrechts oder des Beamtennebentätigkeitsrechts, das auf das BAT ausstrahlt, erhöht die Verpflichtung und verringert die Rechte der leitenden Ärzte oder schränkt die Vertragsfreiheit von Arzt und Patient weiter ein. Parallel dazu steigen die vielschichtigen paramedizinischen Anforderungen der Rechtsprechung, die sich zum allgemeinverbindlichen Richterrecht verdichten, etwa im weiten Feld der Patientenaufklärung und Dokumentation.

Der einzelne Anästhesist wird durch diese Entwicklung überfordert, wenn nicht der Berufsverband seine Interessen aufgrund langfristiger Konzepte vertritt sowie ihm durch Erläuterungen und Empfehlungen hilft, den auf ihn zukommenden bürokratischen und forensischen Anforderungen zu genügen. Um dies an einem Beispiel zu verdeutlichen: Nur wenn es gelingt, für die Aufklärung und Dokumentation pragmatische Lösungen zu schaffen, läßt sich die Flut der Haftungsprozesse eindämmen und damit die Prämien für die Haftpflichtversicherung in Grenzen halten, die wirtschaftlich noch verkraftet werden können. Zugleich muß der Berufsverband dafür sorgen, daß der Anästhesist bei der Auswahl der Haftpflichtversicherung einerseits sachkundig beraten wird, daß als Voraussetzung für die günstigste

Versicherung andererseits aber auch wieder die Dienstverträge die insoweit optimale Gestaltung erfahren.

An dieser Stelle ist einmal darauf hinzuweisen, welche Opfer Kollegen erbringen, an ihrer Spitze der Präsident, der Vizepräsident und der Schriftführer des BDA, darüber hinaus die Mitglieder und v. a. die Federführer der Arbeitskreise und Kommissionen, um sich auf oft abgelegenen Gebieten sachkundig zu machen und nach einem harten Arbeitstag nachts und am Wochenende hart zu diskutieren und zu formulieren.

Den Berufsverband sollten seine Mitglieder als ein Dienstleistungsunternehmen verstehen dürfen, das Serviceleistungen, von der Vertragsberatung bis zur Strafrechtsschutzversicherung, für jeden einzelnen erbringt. Der Berufsverband setzt seinen ganzen Ehrgeiz ein, die Palette dieser Leistungen zielbewußt Jahr für Jahr zu erweitern (Näheres s. Beitrag Zierl.) Dem ausgeprägten Realitätssinn und hervorragenden pragmatischen Konzepten des Vizepräsidenten sind Problemlösungen, wie die Strafrechtsschutzversicherung, die längst zum Vorbild für andere Fächer geworden sind, zu verdanken.

Unterpfand aller Erfolge bei der Entwicklung und Ausgestaltung des Anästhesistenberufsbildes ist die unkomplizierte Arbeitsteilung zwischen ihren Verbänden, die frei von persönlichem Ehrgeiz und Ressentiments jede Aufgabe dort erledigt, wo sie nach der sachlichen Kompetenz hingehört. Dazu einige Beispiele, die für die künftige Zusammenarbeit wichtig erscheinen:

Der Problemkreis der Weiterbildung liegt im Schwerpunkt bei der DGAI und bei der Akademie. Alle Aktivitäten, die hier ergriffen werden, müssen aber zugleich den primär vom Berufsverband wahrzunehmenden Aspekt berücksichtigen, daß der Ablauf der Weiterbildung durch seine systematische Gestaltung allen Beteiligten ein Optimum an forensischer Sicherheit durch eine klare Definition der Qualifikation des Weiterzubildenden in den einzelnen Weiterbildungsabschnitten bietet. Wir sollten wissen, was der Weiterzubildende nach einem halben Jahr zu beherrschen hat und was nach dem 1. und 2. Jahr.

Oder ein anderer Schwerpunkt der Aufgabenüberschneidung, der uns am letzten Jahrzehnt wohl mit am lebhaftesten beschäftigt hat: die Bestimmung von Umfang und Grenzen der präanästhesiologischen Befunderhebung. Der BGH hat sich in einem Urteil vom 21. 9. 1982 (VersR 1982, 1193) mit der Frage der Beweislast bei Nichterhebung einfachster Diagnose- und Kontrollbefunde befaßt. Ohne Kenntnis von Blutdruck, zentralem Venendruck, Elektrolyten, Blutbild und Hämatokrit hatte eine Chirurgin nach einem postoperativen Kreislaufzusammenbruch innerhalb weniger Stunden 4,1 l Plasmaexpander und Medikamente, wie Cardiazol, Sympatol, Kampfer, Novadral und Urbason, gegeben. Das Berufungsgericht hielt diese Maßnahmen für grob fehlerhaft, verneinte aber die Voraussetzungen für eine Umkehr der Beweislast, weil die Fehler nicht als naheliegende Todesursache anzusehen seien; der Tod sei vermutlich auf eine Lungenembolie zurückzuführen. Der BGH hob das Berufungsurteil auf. Er vertritt die Auffassung, auch Behandlungsversäumnisse, die nicht als naheliegende Schadensursache anzusehen sind, könnten, ähnlich wie Mängel der Dokumentation, die Aufklärung des Sachverhalts erschweren und damit die Verschiebung der Beweislast rechtfertigen. Einmal mehr zeigt diese Entscheidung, wie wichtig es ist, im Verhältnis zwischen Berufsverband und wissenschaftlicher Gesellschaft auch die forensischen Konsequenzen zu bedenken, die sich aus Kunstregeln ergeben, die auf breiter Basis nicht erfüllt werden können.

Geht es um die Herausforderungen von außen her, so meine ich prognostizieren zu können, daß in Zukunft die allgemeinärztlichen Probleme die Anästhesiologie und den Berufsverband stärker belasten werden als die fachspezifischen. Bei den fachspezifischen Problemen werden im gleichen Maße wie sich der Druck von außen verringert, fachinterne Fragen in den

Vordergrund treten, also etwa die Frage nach der inneren Struktur großer Anästhesieabteilungen und nach der Subspezialisierung oder Verselbständigung bestimmter Aufgabenbereiche.

Solange es um die Vertretung der Interessen des Fachgebiets nach außen geht, ist es verhältnismäßig einfach, die innere Einigkeit und gegenüber dem Außenstehenden die gebotene Objektivität zu wahren. Bei internen Auseinandersetzungen ist dies unendlich viel schwieriger.

Lassen Sie uns, nachdem es der Anästhesie gelungen ist, in den schwierigen Stadien ihrer Entwicklung eine kluge und entschiedene Außenpolitik zu machen, nun eine ebenso kluge, weit vorausschauende Innenpolitik machen. Lassen Sie uns Denkmodelle entwickeln, sie soweit nötig in Probeläufen praktizieren und die besten von ihnen behalten. Wären wir dazu nicht imstande, so sollten wir uns zur Wahrung des inneren Friedens zu dem Gebet entschließen: „Herr, schick uns Feinde Mann für Mann, Kampf hält die Kräfte rege". Vermutlich wird das Schicksal diese Bitte aber schon erfüllen, bevor wir sie ausgesprochen haben.

Mein persönlicher Wunsch an das Schicksal ist es, daß ich Sie noch ein Stück des Wegs als getreuer Freund und Schildknappe begleiten darf oder, um es in Anlehnung an meine Schlußsätze von 1969 weniger dramatisch zu formulieren, daß ich noch ein paar Jahre die Staffelei halten und gelegentlich auch ein bißchen mitmischen darf, wenn die Farben für das Berufsbild des Anästhesisten im vierten Jahrzehnt des Bestehens des Fachgebiets gerieben werden.

# V Abschließende Statements

# Berufsbild des Anästhesisten aus der Sicht der DGAI

H. W. Opderbecke

Grundlage für das Berufsbild des Anästhesisten im Spektrum der medizinischen Disziplinen stellt aus der Sicht unserer wissenschaftlichen Fachgesellschaft die Definition des Fachgebiets in der ärztlichen Weiterbildungsordnung dar. Diese Definition lautet:

Die Anästhesiologie umfaßt die allgemeine und lokale Anästhesie einschließlich deren Vor- und Nachbehandlung, die Aufrechterhaltung der vitalen Funktionen während operativer Eingriffe, die Wiederbelebung und die Intensivtherapie in Zusammenarbeit mit den für das Grundleiden zuständigen Ärzten.

Nicht von ungefähr wird als erstes Kriterium die „allgemeine und lokale Anästhesie" aufgeführt, d. h. die Tätigkeit des Anästhesisten im Operationssaal. Es waren die Bedürfnisse der operativen Medizin, aus denen unser Fachgebiet entstanden ist und die unsere Existenzberechtigung begründet haben.

Zwingende Voraussetzungen für eine Fortentwicklung der Chirurgie und der übrigen operativen Disziplinen machten es seinerzeit erforderlich, das Betäubungsverfahren in die Hände selbständig tätiger, fachkompetenter Ärzte zu legen. Daß die einstmals führende deutsche Chirurgie in den 30er und 40er Jahren dieses Jahrhunderts den Anschluß an den medizinischen Fortschritt in der Welt zeitweilig verloren hatte, lag nicht allein an der durch die politische Situation und den 2. Weltkrieg erzwungenen Isolierung, sondern auch an der Tatsache, daß man allzu lange die Anästhesie Krankenschwestern und den jüngsten chirurgischen Assistenten überlassen hatte. So mußte der Operateur seine Aufmerksamkeit zwischen Eingriff und Betäubungsverfahren teilen und eine nicht vertretbare Doppelverantwortung tragen. Wichtiger noch war der Umstand, daß von diesem Personenkreis nichtärztlicher oder ärztlicher Narkotiseure kaum nennenswerte wissenschaftliche Impulse zur Entwicklung der Anästhesiologie erwartet werden konnten. Die Tatsache, daß diese Entwicklung in der 1. Hälfte dieses Jahrhunderts fast ausschließlich von anglo-amerikanischer Seite geprägt worden ist sowie das Schicksal unseres Pioniers F. Kuhn, beweist dies schlagend.

Untrennbar mit der Durchführung des Betäubungsverfahrens ist „die Aufrechterhaltung der vitalen Funktionen während operativer Eingriffe" verbunden. Erst hierdurch erfährt der Operateur die Entlastung, die er benötigt, um sich mit voller Aufmerksamkeit dem eigentlichen Eingriff widmen zu können. Erst hierdurch wird der Anästhesist zum unentbehrlichen, durch keinen anderen Arzt ersetzbaren Partner des Operateurs. Der Anästhesist übernimmt damit intraoperativ eine Verantwortung für Leib und Leben des Patienten, die mindestens ebenso schwer wiegt wie die des Operateurs. Da diese Verantwortung auch forensische Konsequenzen haben kann und häufig genug auch hat, wird die Kompetenz des Anästhesisten auf diesem Sektor noch am allerwenigsten in Frage gestellt. Dies gilt insbesondere, seitdem durch die grundlegenden Arbeiten von Weißauer in den 60er Jahren für die Zusammenarbeit zwischen Operateur und Anästhesist der Vertrauensgrundsatz zugrunde gelegt wird, den sich inzwischen auch die höchstrichterliche Rechtsprechung zu eigen gemacht hat.

Hier im Zentrum und am Ausgangspunkt unserer Tätigkeit sind Kompetenz und Verantwortung des Anästhesisten heute unbestritten. Auch in der Bevölkerung wird unter dem Begriff Anästhesist in erster Linie derjenige Arzt verstanden, der für die Sicherheit des Patienten im Operationssaal verantwortlich ist, der dafür zu sorgen hat, daß der Patient nach der Operation wieder aufwacht.

Dagegen gibt unsere Zuständigkeit für die „Vor- und Nachbehandlung" schon eher noch zu Diskussionen Anlaß; sie ist nicht selten Gegenstand von ärztlichen Kompetenzstreitigkeiten – auch heute noch. Die unbestrittene Zuständigkeit des Anästhesisten für die Aufrechterhaltung der vitalen Funktionen setzt jedoch zwingend voraus, daß er Gelegenheit zur Voruntersuchung und Vorbehandlung des Patienten erhält. Die Beurteilung der Operabilität ist dabei eine gemeinsame Aufgabe von Operateur und Anästhesist. Sie ist begrifflich von der Indikationsstellung zur Operation zu trennen, wie bereits Ahnefeld einführend betont hat. Im Gegensatz zur Beurteilung der Operabilität fällt die Indikationsstellung zur Operation in die Zuständigkeit des Operateurs, weil sie fachspezifische Kenntnisse und Erfahrungen in Diagnostik und operativer Therapie voraussetzt.

Immer noch und immer wieder umstritten – selbst innerhalb unseres Fachgebiets – ist die Frage, wie weit der Begriff Beurteilung der Operabilität in diesem Zusammenhang auszulegen ist. Umfaßt er nur die Prognose des geplanten Eingriffs und der unmittelbaren postoperativen Aufwachphase im Hinblick auf die Gefährdung vitaler Funktionen – hier könnte man den Begriff der anästhesiologischen Operabilität im engeren Sinne prägen – oder beinhaltet er darüber hinaus die Prognosestellung quoad vitam auch für die übrige postoperative Phase, ja vielleicht sogar die Prognosestellung quoad sanationem? Wer allerdings soweit gehen will, muß sich sagen lassen, daß er die Grenzen unseres Fachgebiets überschreitet und damit Kompetenzüberschneidungen zwischen Anästhesist und Operateur provoziert.

Nach meiner persönlichen Meinung wären wir gut beraten, unseren Anspruch auf die Beurteilung der Operabilität anästhesiespezifisch zu sehen und dem Begriff nach auf den Eingriff und die unmittelbare postoperative Phase zu beschränken, diesen Anspruch aber mit um so größerem Nachdruck als unverzichtbar zu vertreten, da wir ohne ihn die Verantwortung für die Aufrechterhaltung der vitalen Funktionen nicht übernehmen könnten. Auch nach dem Wortlaut der Definition des Fachgebiets bezieht sich der Begriff Vor- und Nachbehandlung auf die „allgemeine und lokale Anästhesie", ist also im Sinne einer anästhesiologischen Operabilität eng gefaßt. Diese Einschränkung schließt nicht aus, daß sich der Anästhesist dem Operateur gegenüber aufgrund seiner speziellen Kenntnisse und Erfahrungen auch im Sinne eines weitergefaßten Begriffs der Operabilität äußern kann und im Interesse des Patienten äußern sollte, wenn dies erforderlich erscheint, allerdings unter dem Vorbehalt, daß Recht und Zuständigkeit des Operateurs, sich sein eigenes Urteil über die Operabilität des Patienten zu bilden und dieses bei der operativen Indikationsstellung zu berücksichtigen, unberührt bleibt, Es liegt in der Natur der unterschiedlichen Aufgaben von Anästhesist und Operateur, daß sich bei dieser nicht mehr streng auf das Anästhesieverfahren bezogenen Beurteilung der Operabilität nicht selten Meinungsunterschiede ergeben: Der Anästhesist – für die Aufrechterhaltung der vitalen Funktionen zuständig und verantwortlich – wird eher eine mögliche vitale Gefährdung des Patienten im Auge haben, der Chirurg unter dem Blickwinkel der Zielsetzung seiner operativen Therapie wird eher geneigt sein, eine gewisse Gefährdung als unvermeidbares, immanentes Risiko seiner Behandlung in Kauf zu nehmen.

Die fachliche Kompetenz zu einer nicht nur auf die Anästhesie bezogenen Beurteilung der Operabilität schöpft der Anästhesist v. a. aus seinen Kenntnissen und Erfahrungen in der Intensivmedizin. In der Definition des Fachgebiets wird ihm die Zuständigkeit für *die Intensiv-*

*therapie* eindeutig zugeordnet, allerdings mit der einschränkenden Klausel „in Zusammenarbeit mit den für das Grundleiden zuständigen Ärzten".

Nicht nur aus diesem Grund haben wir Anästhesisten stets betont, daß wir keinen Ausschließlichkeitsanspruch auf die Intensivmedizin erheben. Wir betrachten sie vielmehr als eine medizinisch und menschlich besonders anspruchsvolle interdisziplinäre Aufgabe. Gerade aus dieser Anschauung heraus können wir zugleich kein Verständnis für gelegentliche Bestrebungen aufbringen, uns aus der Intensivmedizin zu verdrängen.

Die Intensivmedizin ist aus anästhesiologischen Methoden hervorgegangen. Unser Fach hat maßgeblich zu ihrer wissenschaftlichen und organisatorischen Entwicklung beigetragen. Im Gegensatz zu anderen Disziplinen ist die Intensivmedizin für unser Fachgebiet von essentieller Bedeutung. Sie erst formt aus dem Narkotiseur den Anästhesisten. Intensivmedizin und Notfallmedizin sind es, die in Ergänzung zu unserer Tätigkeit im Operationssaal das Fachgebiet gleichrangig neben alle anderen stellt und für engagierte, dynamische junge Kollegen attraktiv macht. Nicht zuletzt durch den Zustrom solcher Ärzte ist in den letzten 30 Jahren in Deutschland ein leistungsfähiges Fachgebiet Anästhesiologie entstanden, das in seiner Gesamtheit keinen internationalen Vergleich mehr zu scheuen braucht. Es sollte gerade auch im Interesse der operativen Disziplinen liegen, daß die Voraussetzungen für diese Entwicklung auch für die Zukunft bestehen bleiben.

Das Wort „Wiederbelebung" in der Definition des Fachgebiets hätten wir gerne durch den umfassenderen Begriff Notfallmedizin ersetzt. Ähnlich wie für die Intensivmedizin erheben wir auch für diesen Bereich keinen Ausschließlichkeitsanspruch. Wir fühlen uns aber verpflichtet, unsere speziellen Kenntnisse und Erfahrungen in der Aufrechterhaltung und Wiederherstellung gestörter Vitalfunktionen in die interdisziplinäre Zusammenarbeit einzubringen und uns in angemessener Weise am Rettungswesen zu beteiligen. Unsere wissenschaftlichen und organisatorischen Beiträge zur Entwicklung eines modernen Rettungsdiensts verschaffen uns ein Anrecht, gemeinsam mit anderen Fachgebieten, insbesondere der Chirurgie, der inneren Medizin und der Pädiatrie, die Notfallmedizin zu vertreten.

Gerade im Zusammenhang mit der Gewinnung eines qualifizierten ärztlichen Nachwuchses wird dem Fachgebiet gelegentlich nachgesagt, es lasse den engen Kontakt mit dem Patienten vermissen, und es sei Exponent einer unpersönlichen, um nicht zu sagen inhumanen Apparatemedizin. Gerade das Gegenteil ist der Fall; wohl keine andere Disziplin hat soviel zur Humanisierung der Medizin beigetragen wie die Anästhesiologie. Täglich kann man bei der Prämedikationsvisite erleben, wie sehr dies auch dem Patienten bewußt und wie stark dessen Bedürfnis ist, gerade mit dem Anästhesisten ein vertrauensvolles Gespräch zur Bewältigung seiner verständlichen Ängste zu führen. Nicht selten ist der Anästhesist in dieser Hinsicht sogar die engere Bezugsperson als der Operateur.

Aber auch im Rahmen der Intensivmedizin hat sich die Anästhesiologie wie kein zweites Fachgebiet mit humanen und darüber hinausgehenden rechtlichen Fragen auseinandergesetzt, durch psychologische Untersuchungen zur Situation des Patienten auf der Intensiveinheit, durch Beiträge über die Grenzen der ärztlichen Behandlungspflicht, über Sterbehilfe und Euthanasie sowie zur Todeszeitbestimmung. Auch unsere maßgeblichen Bemühungen um eine institutionalisierte Weiterbildung von Intensivpflegepersonal verstehen wir als einen unmittelbaren Dienst am Patienten in diesem Sinne.

Wenn wir von einer Humanisierung der Medizin durch die Anästhesie sprechen, darf die *Schmerztherapie* nicht unerwähnt bleiben. Sie findet sich zwar nicht expressis verbis in der Definition unseres Fachgebiets, sinngemäß ist sie jedoch in der Eingangsklausel „allgemeine und lokale Anästhesie" ohne jeden Zweifel enthalten. Gleichwohl haben DGAI und BDA die

Zuständigkeit für die Schmerztherapie in einer kurzen Stellungnahme näher präzisiert [in Anästh Intensivmed 21 (1980): 198]:

*Entschließung zur Schmerztherapie:*
Über seine Aufgabenstellung in der operativen Medizin hinaus besitzt der Anästhesist eine fachliche Zuständigkeit für die Therapie akuter und chronischer Schmerzzustände nach Abklärung des Grundleidens durch den dafür zuständigen Fachvertreter.

Wird der Anästhesist zugezogen, ist er für die Schmerzbekämpfung mittels der Verfahren seines Fachgebiets zuständig, der das Grundleiden behandelnde Arzt für die Diagnostik und kausale Therapie, erforderlichenfalls unter Hinzuziehung von Vertretern weiterer Fachgebiete. Eine enge, sich ergänzende Zusammenarbeit der fachlich zuständigen behandelnden Ärzte ist im Hinblick auf die komplexe Natur vieler Schmerzzustände unerläßlich.

Es ist eine essentielle Aufgabe des Anästhesisten, seine speziellen Kenntnisse und Erfahrungen im Rahmen einer interdisziplinären Kooperation auch auf diesem Sektor zur Verfügung zu stellen. Als bedauerlich müssen wir es bezeichnen, daß die Entwicklung der Schmerztherapie gerade zu einem Zeitpunkt erfolgt, an dem ausgeprägte restriktive Tendenzen in unserem Gesundheitswesen Platz greifen. So werden viele Institute und Abteilungen allein aus Personalmangel daran gehindert, sich der Schmerztherapie mit der Intensität zu widmen, die im Interesse vieler notleidender Patienten mit chronischen Schmerzzuständen nötig wäre.

Zusammenfassend läßt sich feststellen, daß das Berufsbild des Anästhesisten von 4 Tätigkeitsbereichen geprägt wird:

— klinische Anästhesie, die sich heute nicht mehr nur auf den Operationssaal beschränkt
— Intensivmedizin
— Notfallmedizin
— Schmerztherapie.

Mit diesen 4 Bereichen — so meine ich — ist unser Fachgebiet saturiert, ohne zukünftige Entwicklungen ausschließen zu wollen. Anstatt nach neuen Zielen Ausschau zu halten, sollten wir uns eher bemühen, unsere Kenntnisse und Erfahrungen in diesen genannten Bereichen zu vertiefen und zu verbreitern, d. h. das Fachgebiet auf dieser Basis zu konsolidieren. Allerdings sind wir uns alle darüber einig, daß eine nur 4jährige Weiterbildungszeit unzureichend ist, um die erforderlichen Kenntnisse und Erfahrungen unter angemessener Berücksichtigung aller 4 Bereiche in dem notwendigen Umfang zu vermitteln.

Bei der Betrachtung dieses Spektrums sollten wir uns immer dessen bewußt sein, daß das Fachgebiet aus unserer Tätigkeit im Operationssaal hervorgegangen ist, die damit stets Ausgangspunkt und Mittelpunkt unseres Berufsbilds zu bleiben hat, wenn wir nicht die Existenzberechtigung der Anästhesiologie als eine selbständige ärztliche Disziplin in Frage stellen wollen. Unsere Selbständigkeit ist dabei eng verknüpft mit der unserem Fachgebiet immanenten Notwendigkeit einer besonders engen interdisziplinären Kooperation. Diese Notwendigkeit zur interdisziplinären Zusammenarbeit uneingeschränkt zu bejahen, ohne die Prinzipien des eigenen Fachgebiets preiszugeben, ist keine leichte Aufgabe, sie wird gelegentlich sogar als ein Negativum betrachtet. Wir sollten sie aber als eine positive Herausforderung sehen: Kaum ein anderer ärztlicher Fachvertreter ist der ständigen Kritik seiner Kollegen in so starkem Maß unterworfen wie der Anästhesist. Dieser Kritik standzuhalten und sie zugleich selbstkritisch zu überprüfen, gehört somit als wesentlicher Bestandteil zu unserem Berufsbild, ob wir es nun wollen oder nicht.

Das Berufsbild des Anästhesisten wäre unvollständig beschrieben, wenn nicht auch die erforderlichen persönlichen und charakterlichen Eigenschaften eines Arztes definiert würden, der als Anästhesist tätig wird. Hierzu ließen sich viele schöne Worte anführen, die allzu leicht ins Phrasenhafte abgleiten. Daher soll nur eine Eigenschaft, die Verläßlichkeit, genannt werden, wobei nicht die Verläßlichkeit von Geräten und Monitoren, sondern die Verläßlichkeit der Menschen, eben des Anästhesisten gemeint ist.

Der Anästhesist sollte sich stets vor Augen halten, welches Vertrauen er in Anspruch nimmt, wenn der Patient sich ihm vorbehaltlos überantwortet. Unsere tägliche Routinearbeit läßt uns allzu leicht vergessen, was es für den einzelnen Kranken bedeutet, sich einem fremden Menschen in derartiger Weise auszuliefern. Dieses Vertrauen verpflichtet uns zu größter Sorgfalt und Gewissenhaftigkeit.

Allzu leicht vergessen wir aber auch, in welchem Ausmaß auch der Operateur auf Vertrauen uns gegenüber angewiesen ist. Der Erfolg seiner Arbeit, das Schicksal seines Patienten hängt nicht zuletzt von unserer Verläßlichkeit ab. Der rechtliche Begriff des Vertrauensgrundsatzes bliebe inhaltslos, würde er nicht durch persönliches Vertrauen zwischen Operateur und Anästhesist ergänzt. Persönliches Vertrauen läßt sich nicht erzwingen, es ist neben einer Reihe konkreter Faktoren auch von zahlreichen menschlichen Imponderabilien abhängig. Gerade deswegen sollte sich der Anästhesist durch Verläßlichkeit um Vertrauen bemühen, denn ohne Vertrauen wird er und kann er seiner Aufgabe dem Patienten und dem Operateur gegenüber nicht gerecht werden. Vertrauenswürdigkeit gehört somit zu allererst zum Berufsbild des Anästhesisten, das ich zu skizzieren versucht habe.

# Forschung in der Anästhesiologie

H. Burchardi

Über die Forschung in der Anästhesiologie zu berichten, ist weder eine einfache noch angenehme Aufgabe — und die Kompetenz des Autors ist ausdrücklich zur Diskussion gestellt!
Wird Kritik geübt, so sind grundsätzlich 2 Reaktionen denkbar:

1. Sie findet Ablehnung, weil jeder sie für sich selbst nicht akzeptiert.
2. Sie findet Zustimmung, wobei dann jeder stillschweigend sich selbst ausnimmt.

Beides ist mit diesem Statement *nicht* beabsichtigt, eher ist an eine kritische, selbstkritische Standortbestimmung und (womöglich) an eine Zukunftsperspektive gedacht.
Es sollen dabei, in aller Kürze, folgende Punkte angesprochen werden:

1. der Stellenwert anästhesiologischer Forschung heute und ihre gegenwärtigen Mängel,
2. denkbare Organisationsstrukturen, die eine qualitativ bessere Forschung möglich machen,
3. Kooperationsmöglichkeiten und Informationsaustausch,
4. Ausbildung junger Wissenschaftler,
5. Forschungsförderung: Finanzierung und Qualitätskontrolle,
6. Probleme der „Publikationspolitik".


## Stellenwert der anästhesiologischen Forschung in Deutschland heute

Hierzu ist folgendes festzustellen:

1. Die „Aufbauphase" der Anästhesie ist vorbei. Jetzt gilt es, die Stellung und das Renommee des Fachs in härteren Umfeldbedingungen, unter starker Konkurrenz zwischen den Fächern — gans besonders auf dem Gebiet der Intensivmedizin — sicherzustellen.
In dieser Situation ist Stillstand = Rückschritt!
2. Fortbildung, so wichtig sie ist und so eifrig (und wohl auch erfolgreich) wir uns um sie bemühen, allein reicht nicht aus.
3. In der anästhesiologischen Forschung müssen die Universitäten Schrittmacherfunktion übernehmen!
„Stimmt es in den Universitätsinstituten nicht, so stimmt es auch im kleineren Krankenhaus nicht".

Die Forschung in der Anästhesie muß daher eine *höhere Priorität* als bisher bekommen wegen

— des Fortschritts des Wissens
— des Ansehens des Fachs
— des anästhesiologischen Nachwuchses.

Moderne anästhesiologische Forschung ist heute professionell, d. h. sie hat Tempo, Effizienz und Härte. Kennzeichnend sind

— die enge Kombination zwischen klinischer Forschung und Theorie (z. B. mit klinischer Physiologie oder klinischer Pharmakologie),
— Querverbindungen zu zahlreichen anderen klinischen und theoretischen Disziplinen.

Der anästhesiologische Forscher ist also (vielleicht mehr als andere) zur Kooperation gezwungen, wovon er profitieren könnte.

Gegenwärtig ist klinische Forschung (nicht nur in der Anästhesie!) oft genug eine „Ad-hoc-Forschung" für Dissertationen und Habilitationen. Sie kann so auf die Dauer nicht relevant und konkurrenzfähig sein.

Unser Ziel muß es daher sein, im wesentlichen Langzeitprojekte mit Langzeitmitarbeitern sowohl als Wissenschaftler als auch als Techniker zu schaffen. Hierfür scheinen mir Änderungen der Strukturen (und oft auch der Auffassungen) dringend nötig!

Die Forderungen hierfür liegen auf der Hand:

1. Langzeitaufgaben: Langzeitprojekte,
2. Langzeitmitarbeiter: (Wissenschaftler und Techniker) — nicht notwendigerweise in Lebensstellungen,
3. Eigenständigkeit: d. h. Verfügbarkeit für Etat und Personalkapazität (Finanzierung: 20% als Grundausstattung, der Rest als freie Finanzierung).


## Welche Organisationsstrukturen sind denkbar?

1. Die „große Lösung" ist die *angegliederte Forschungsabteilung* mit eigenständigem Personal und eigenem Etat.

Vorteile:
— eine kompetente Arbeitsgruppe;
— Langzeitplanung und effektive -tätigkeit sind möglich;
— sie wirkt befruchtend als Keimzelle für die Ausbildung anderer, junger Mitarbeiter des Instituts;
— ihr fester Personalbestand wird nicht in den Bereich der Krankenversorgung hineingerechnet (wichtig in der heutigen Zeit zunehmender Personalreduzierung).

Nachteile:
— Diese Abteilungen zeigen Tendenz zur Verselbständigung, entgleiten leicht der klinischen Aufgabenstellung (eine Problemlösung ist möglich durch enge Bindung an die Klinik, durch definierte klinische Mitarbeit, durch sorgfältige Definition der Aufgabenbereiche).

– Feste Lebenszeitpositionen lassen die Motivation einschlafen (Problemlösung: die Bewilligung von Mitteln muß an eine Qualitätskontrolle gebunden werden; so z. B. bei der Sachmittelförderung, die nur über eine Begutachtung erfolgen kann).

Diese „große Lösung" wird jedoch meist nicht zu verwirklichen sein (zumindest heute nicht). Eine „kleinere Lösung" erscheint mir vielerorts günstiger:

2. Nicht Abteilungen, sondern *einzelne Projektträger* innerhalb des Instituts in Langzeit- bzw. Lebensstellungen.

Vorteile:
– Sie lassen sich in das Institut integrieren.
– Der Einfluß des Instituts ist so besser gewährleistet.
– Klinische Forschungsaufgaben sind durch Arbeitsmöglichkeiten am Patienten besser durchzuführen.
– Die wissenschaftliche Ausbildung anderer Institutsmitarbeiter ist besser durchsetzbar.

Nachteile:
– Die Stellung ist weniger eigenständig und damit weniger attraktiv.
– Somit sind kompetente Mitarbeiter evtl. schwerer zu finden (allerdings ist heute das Bewerberangebot umfangreicher als früher!).
– Die Aufgabentrennung zwischen Forschung und klinischer Routine ist schwieriger (so besteht die Gefahr, daß der Mitarbeiter von der Klinik „aufgefressen" wird; hier muß der Institutsleiter Disziplin zeigen und Respekt vor der wissenschaftlichen Aufgabe).
– Die Probleme nachlassender Motivation sind bei allen Lebenszeitpositionen prinzipiell die gleichen; sie lassen sich teilweise beheben durch den praktischen Zwang, Geld (und damit Arbeitsmöglichkeiten) nur über die Schwelle der Qualitätskontrolle beschaffen zu können.

Die Motivation und Dynamik eines solchen Wissenschaftlers wird um so größer sein, je größer die Selbständigkeit und der Bereich der Eigenverantwortlichkeit, die Möglichkeit zur Selbstidentifikation des Forschers in seiner Arbeit ist.

Daher sind Änderungen der Organisationsstrukturen nötig, mit dem Ziel, selbständige, eigenverantwortliche Wissenschaftler heranzuziehen.

Noch ist die Zeit dafür günstig; denn

– kompetente Fachleute suchen Stellungen (besonders auch unter den Theoretikern);
– für Motivation sorgen steigende Konkurrenz, steigende Anforderungen;
– allerdings wird eine organisatorische Abtrennung bald wohl nicht mehr finanzierbar sein.

Bei alledem darf aber nicht vergessen werden, daß Organisationsstrukturen nur den äußeren (allerdings wichtigen) Rahmen schaffen. Letztlich hängt gute Forschung an qualifizierten Einzelpersönlichkeiten, und hier muß unser Fach werben, Neugier und Interesse wecken!

Nun, Änderungen der Strukturen sind nicht von heute auf morgen möglich, so erstrebenswert sie sein mögen.

Praktisch zu verwirklichen ist aber etwas anderes und dabei gleichzeitig außerordentlich dringlich:

## Kooperation mit anderen Arbeitsgruppen

*Informationsaustausch*

Ganz allgemein müssen wir die Kooperation und Information zwischen den wissenschaftlich Tätigen bei uns entscheidend verbessern, wenn unsere Forschung mehr als nur zufällige Erfolge erringen soll.

Kompetente und zielstrebige Forschung erfordert heute gemeinsame Arbeit (Kooperation) von Spezialisten und Fachkundigen, dabei sind räumliche Entfernungen durchaus zu überwinden.

Zahlreiche Wege der Kooperation sind begehbar:

1. mit theoretischen Instituten vor Ort (z. B. Physiologie, Max-Planck-Institute, Pharmakologie; Nachteil ist in Deutschland oft das fehlende Interesse der Theoretiker an klinischen Fragen);
2. Kontakte mit gleichgesinnten Gruppen an anderen Orten, evtl. mit Gastaufenthalten zur Erlernung neuer Methoden (Stipendien, „Sabatical");
3. Kooperation zwischen Arbeitsgruppen an verschiedenen Orten, evtl. auch als „Verbundforschung" und multizentrische Studien:
— praktisch gut möglich, evtl. Organisationsprobleme,
— Austausch von Fachpersonal und Geräten möglich,
— oft entstehen nur Reise- und Transportkosten.

Wesentlich für die Lebensfähigkeit solcher Kooperationen ist, daß auf beiden Seiten „gleichwertige" Austauschpartner stehen, d. h. auch hierfür muß ein kompetenter Vertreter eines Langzeitforschungsprogramms vorhanden sein.

Die Vorteile dieser Kooperationen liegen auf der Hand:

— Optimierung der Fachkenntnisse,
— Optimierung der Ressourcen,
— hohe Effizienz,
— relativ geringe Kosten,
— gegenseitige Anregung.

Dieser letzte Punkt leitet über zu einem weiteren wichtigen Prinzip:

*Erfahrungsaustausch, Information*

Wir müssen endlich lernen, in der Forschung unsere „Berührungsängste" zu mindern. Kompetente Forschung erfordert Information!

Die Möglichkeiten sind vielfältig und erfordern eigentlich nur guten Willen, z. B.:

1. (kleine) Diskussionsrunden mit anderen Fachdisziplinen und Forschungsinstituten, sofern ihr Interesse für klinische Probleme weckbar ist!;
2. kleine, überregionale Arbeitsgruppen für Diskussion, Anregung und Kritik.

Wichtig ist dabei, daß wir Kritik und Selbstkritik üben und lernen!

## Ausbildung junger Wissenschaftler

Trotz Belastung mit klinischer Routine gerade in unserem Fach, trotz Überstundenproblemen
und Personalknappheit müssen wir versuchen, den an der Forschung interessierten jungen Mitarbeitern eine fundierte wissenschaftliche Ausbildung zu bieten — in ihrem und unserem Interesse:

1. Längere Ausbildungsaufenthalte, z. B. an theoretischen Forschungsinstituten (es muß nicht
   immer USA sein!), sind von prägender Bedeutung. Oft bringen sie (neben fundierten Fach-
   kenntnissen) eine veränderte Grundeinstellung mit: Sie haben „denken" gelernt!
   Eine solche „Lehrzeit" darf nicht zu kurz sein. 2 Jahre sind meist erforderlich. Sie sollten
   in jüngeren Jahren absolviert werden.
2. Für ältere, schon wissenschaftlich qualifizierte Mitarbeiter sind kürzere Studienaufenthalte
   zur Information geeigneter.
3. Daneben sollten Kurzzeitausbildungen an anderen Instituten möglich sein (z. B. für das Erlernen von Verfahren) sowohl für Akademiker als auch z. B. für Techniker oder MTA.

Für solche Ausbildungsreisen wäre es wichtig, vermehrt Reisekostenstipendien zu schaffen
(z. B. durch Preisverleihung).

## Forschungsförderung: Finanzierung und Qualitätskontrolle

Finanzierung der Forschung wird heute ein immer drängenderes Problem. Die Jahre der fast
unbeschränkten Finanzierbarkeit sind vorbei — nicht nur in Deutschland.

Nach wie vor spielt die DFG eine große Rolle durch Sonderforschungsbereiche mit
Schwerpunktprogrammen, die auf interdisziplinärer Kooperation basieren, aber auch durch
Sachmittelförderung von Einzelaufträgen.

Es gibt Beispiele sehr wirksamer Förderung; dem SFB 89 in Göttingen unter der Führung
von Bretschneider z. B. verdanken wir langjährige Forschungsmöglichkeiten.

Allerdings ist die Förderung der anästhesiologischen Forschung durch die DFG dennoch
ein Thema ohne Ende. Für die Anästhesie gibt es in der DFG keinen eigenen Teilbereich mit
facheigenen Gutachtern. Auch jüngsthin hat die DFG wieder für weitere drei Jahre die Begutachtung anästhesiologischer Anträge auf andere Fachdisziplinen übertragen (Chirurgen, Physio-
logen). Dieses sei für uns Anästhesisten der Grund, daß so wenige Anträge aus der Anästhesie
von der DFG gefördert würden — und wir beklagen uns darüber, daß wir ein so negatives
Image bei der DFG hätten —, daß das Konkurrenzdenken anderer Fächer uns an unserer freien
Entfaltung hindern würden. Seitens der DFG allerdings wird darauf hingewiesen, daß kaum
Anträge aus der Anästhesie eingereicht werden, so daß die geringe Antragszahl keinen facheigenen Gutachterausschuß rechtfertigen würde.

Mittlerweile stellt die Anästhesie an allen Universitäten fast stets das personalstärkste
Fach dar. Sollte es also stimmen, daß kaum Forschungsanträge eingereicht werden, so finde
ich das für unser Fach, in dem noch so viele Fragen offen sind, und für ein interdisziplinäres
Fach, das zu gemeinsamen Fragestellungen beinahe prädestiniert ist, beschämend.

Mögliche Ursachen:

1. Sicher scheut mancher den erheblichen Verwaltungsaufwand.
2. Mancheiner fürchtet auch die Begutachtung wegen
   - der Qualitätskontrolle,
   - der vielleicht unterschiedlich kompetenten Begutachtung.

Dennoch benötigen wir gerade für die Förderung relevanter Forschung dringend eine Qualitätskontrolle; nur über diesen Weg kann die Planung der Projekte und damit letztlich die Qualität der Forschung insgesamt verbessert werden.

Qualitätskontrolle bedeutet somit Ansporn, und sie ermöglicht eine gezieltere (und gerechtere) Ausschöpfung unserer begrenzten Ressourcen.

Neben der Förderung durch die DFG wird sicher die Finanzierung über Drittmittel immer gewichtiger (die Staatsmittel werden selten).

Finanzierungen durch Firmen haben nach wie vor große Bedeutung, selbst wenn auch von dort nicht mehr unbesehen gespendet wird.

Firmenfinanzierung jedoch hat immer ihre eigene Problematik:

- Für relevante Langzeitforschung ist sie nur bedingt geeignet;
- Auftragsforschung bleibt stets problematisch.

Unsere *Ziele* sollten daher lauten:

1. Mehr qualiziertere Anträge an die DFG (ein Antrag aus jedem Universitätsinstitut sollte doch möglich sein!).
2. Verbesserte Qualitätskontrolle durch Begutachtung (evtl. primär durch ein Gutachtergremium der DGAI).


## Publikationspolitik

Eine Flut wissenschaftlicher Veröffentlichungen überrollt uns heute. Auch die deutsche Anästhesie beteiligt sich mit einem opulenten Beitrag. Allerdings müssen wir zugeben, daß dem Weizen noch reichlich Spreu beigemischt ist. Es ist schade, daß die Quantität immer noch mehr zählt als die Qualität!

Es ist m. E. an der Zeit, unsere Einstellung zur Veröffentlichung, unsere „Publikationspolitik" gründlich zu überdenken.

Folgende Zielvorstellungen möchte ich zur Diskussion stellen:

1. Mehrfachpublikationen sollten unbedingt vermieden werden. Sie sind weder für den Autor noch für die Zeitschrift — und schon gar nicht für den Leser — eine Bereicherung.
2. Die Verpflichtung, stets alle Vorträge aus Kongressen und Symposien zu veröffentlichen, sollte endlich aufgegeben werden.
   Dieses muß ich ausführlich begründen. Es ist ein wichtiger Zweck eines Kongresses, Gedanken und Forschungsergebnisse persönlich und öffentlich zur Diskussion zu stellen. Mutige, gewagte neue Ideen und wissenschaftlich anregende Provokationen lassen sich zwar persönlich vortragen und diskutieren, jedoch nicht immer publizieren. Wir nehmen unseren Kongressen das Leben, wenn immer anschließend alles gedruckt wird! Die großen

resümierenden Kongreßverbände sind selten wirklich zitierungswürdig. Werden wirklich gute, neue Untersuchungsergebnisse vor einem Kongreß vorgetragen, so erhalten sie mit der Publikation im Kongreßband ein Edelbegräbnis. Eine Zweitpublikation in einer renommierten Zeitschrift ist dann nicht mehr möglich. Wem ist das nicht schon so ergangen! Die Folge ist, daß der bewußt Publizierende nicht mehr seine neuen, guten Ergebnisse primär auf dem Kongreß vorträgt.

3. Das Niveau unserer deutschen anästhesiologischen Zeitschrift hat sich überwiegend verbessert. Im Vergleich mit dem Ausland müssen wir uns dennoch in dieser Richtung weiter bemühen:

   So sollte die *redaktionelle Begutachtung* der Manuskripte zur Publikation noch kritischer sein: die Fragestellung, der Versuchsaufbau, die Auswahl des Materials, die statistischen Methoden, die Ableitung der Schlußfolgerungen und die ethischen Standards müssen einem strengen Urteil standhalten können.

   Eine abgelehnte Arbeit muß nicht eine Blamage bedeuten; sie könnte eine positive Lernerfahrung sein.

4. Zur Verbesserung des wissenschaftlichen Niveaus unserer großen Kongresse muß die *Selektion* der anzunehmenden Vorträge kritischer und schärfer werden. Hierfür ist eine neutrale, anonyme Begutachtung unerläßlich.

   Eine reduzierte Zahl von Vorträgen mit gleichzeitig besserer Qualität bringt einen interessanteren Kongreß mit zufriedeneren Zuhörern.

   Mir scheint, als hätten wir in letzter Zeit bisweilen bereits einen kleinen Schritt in diese Richtung getan.

   Bei den Vortragsanmeldungen sollten wir endlich von den persönlichen Empfindlichkeiten abrücken — ein Kongreß ist nicht eine Fußballweltmeisterschaft!

5. *Diskussion* und ernste, fachliche *Kritik* wollen gekonnt sein; sie müssen geübt und gefördert werden. Der Schlagabtausch der Diskussion und der kritischen Einwände läßt sich im kleineren Kreis, in (u. U. informellen) Arbeitsgruppen üben — wir sollten diese Übung tolerieren und fördern.


Ich habe versucht, auf einige Probleme der anästhesiologischen Forschung in Deutschland hinzuweisen, die uns wesentlich erschienen. Es können nur allgemeine Gedanken sein, Verallgemeinerungen, die sich durch Einzelbeispiele immer widerlegen lassen, das ist unvermeidlich.

Sie sollten uns dennoch zum Nachdenken anregen, zur Diskussion, zur Kritik.

Es wäre erfreulich, wenn alles, was ich sagte, falsch wäre, wenn alles tatsächlich viel besser wäre.

# Weiter- und Fortbildung in der Anästhesiologie

K. Hutschenreuter

In dem gedruckten Bericht über die Jahrestagung 1969 des BDA in Berlin unter dem Leit-
thema „Das Berufsbild des Anästhesisten — seine Stellung und Funktion in der Medizin von
heute" ist auch der sehr viele zum Überlegen Anlaß gebende Vortrag mit dem Titel „Die
Stellung des Anästhesisten im modernen Operationsteam aus der Sicht des Chirurgen" enthalten. Der Autor, Lehrstuhlinhaber für Chirurgie, dessen Frau Anästhesistin ist, schildert
darin die Entwicklung und den Aufstieg der Anästhesie. Diese Darstellung entbehrt für meine
Begriffe, wenn es auch mehr zwischen den Zeilen zu lesen sein und aus den Abbildungen hervorgehen dürfte, nicht des Neids und auch nicht der Ironie gegenüber uns A-Menschen, sprich
Anästhesisten. Da ist z. B. zu lesen, daß der Chirurg dem Mann am Kopfende auch mehr und
mehr das Wissen um Ionen und ihren Einsatz in der operativen Medizin anvertraute, u. a.
auch deshalb, weil diese Partikel so klein wären, daß sie nicht in die großen Hände großer
Chirurgen paßten. Trotzdem bliebe der Chirurg, auf den Bildern mit einem C auf dem Rücken
gekennzeichnet, der die Beschäftigung mit unchirurgischen Dingen Anästhesisten überlassen
hat, weiter im Rampenlicht, bedürfe aber eines lautstark agierenden Souffleurs. Das Pflänzchen Anästhesie, reichlich mit Wachstumshormonen begossen, wobei Presse, Politik und Rund-
funk als gießfreudige Gärtner mitgeholfen haben sollen, wuchs und wuchs und wuchs, wie sich
der Autor äußerte. Damit vergrößerten sich auch die Ansprüche der Anästhesisten an ihre
privaten Fortbewegungsmittel. Besonders beeindruckt und auch nachdenklich gestimmt hat
mich persönlich das Bild eines Anästhesiebosses, der, fett und feist im Ohrensessel sitzend,
von leiblichen Genüssen umgeben, sein Imperium von einer Zentrale aus regiert und seine Mitarbeiter, durch Fähnchen markiert, auf die einzelnen Bereiche des gesamten Klinikums verteilt. Im Kampf um Krankenbetten werden allerdings die angreifenden A-Leute von den bet-
tenbesitzenden C-Kollegen nicht nur erfolgreich abgeschlagen, sondern sogar kopfüber zum
Absturz gebracht.

Das war vor 14 Jahren. Seitdem hat sich vieles grundsätzlich gewandelt. Aus dem Pflänzchen Anästhesie ist tatsächlich der stattliche Baum Anästhesiologie geworden. Die Bedeutung
unseres Fachs kann nicht mehr abgestritten werden. Es gehört zweifellos zu den tragenden
Pfeilern der Medizin. Dieses Faktum kommt u. a. auch durch die relativ hohe Zahl von Mitgliedern der DGAI und des BDA zum Ausdruck.

Gegenüber diesen beiden Verbänden unseres Fachgebiets ist die Deutsche Akademie für
anästhesiologische Fortbildung (DAAF) wirklich kaum mehr als ein kleines Pflänzchen. Das
nimmt nicht wunder, denn die DAAF wurde erst 1977 aus der Taufe gehoben. Sie befindet
sich also sozusagen noch am Anfang des Schulalters.

In die DAAF können satzungsgemäß als ordentliche Mitglieder nur Ärzte für Anästhesiologie (Anästhesisten) aufgenommen werden, die entweder vom Präsidium der DGAI oder des
BDA hierzu vorgeschlagen worden sind. Über die Aufnahme endgültig entschieden wird dann
vom Präsidium der DAAF. Durch das ganz entscheidende Mitspracherecht der DGAI und des

BDA bei der Aufnahme von ordentlichen Mitgliedern soll v. a. erreicht werden, daß sich die
Zahl der Mitglieder in einem engen und überschaubaren Rahmen bewegt und sich die DAAF
allein schon von der Zahl ihrer Mitglieder her nicht zu einem Konkurrenzunternehmen der
DGAI oder des BDA entwickeln kann. Zum gegenwärtigen Zeitpunkt hat die DAAF 32 Mitglieder. Nach § 6 der Satzung sind alle ordentlichen Mitglieder verpflichtet, die DAAF bei der
Erfüllung ihrer satzungsgemäßen Aufgaben zu unterstützen. Diese Verpflichtung beinhaltet,
daß sich jedes ordentliche Mitglied der DAAF aktiv in die Arbeit dieses Verbands einzuschal-
ten hat. Das bedeutet in praxi, daß sich die DAAF als eine echte Arbeitsgemeinschaft versteht
und nur Anästhesisten als Mitglieder in ihren Reihen zu halten gedenkt, deren regelmäßiges
Mitwirken ein solches Verbleiben rechtfertigt.

Hauptaufgabe der Akademie ist aufgrund § 2 ihrer Satzung die Förderung der Weiter- und
Fortbildung in der Anästhesiologie einschließlich Reanimation, Intensivtherapie und Notfallmedizin. Damit verfolgt die DAAF Ziele, welche zugleich seit eh und je essentielle Aufgaben
v. a. der DGAI darstellen. Aus diesem Grunde ist in der Satzung der Akademie ausdrücklich
festgehalten, daß Beschlüsse, Stellungnahmen und Gutachten der Akademie, die grundsätzliche Fragen der anästhesiologischen Aus-, Weiter- und Fortbildung betreffen, die Akademie
erst dann bekannt gibt, wenn das Präsidium der DGAI ihnen zugestimmt hat.

Außer von den Präsidiumsmitgliedern werden die von der DAAF zu verrichtenden Tätigkeiten im großen und ganzen von 2 in der Zwischenzeit gebildeten Arbeitskreisen erledigt,
einem Arbeitskreis für Weiterbildung unter Federführung von Herrn Bonhoeffer in Köln und
einem Arbeitskreis für Fortbildung unter Federführung von Herrn Peter in München. Jeder
dieser beiden Arbeitskreise hat 12 Mitglieder.

Der Arbeitskreis Weiterbildung sieht seine Hauptaufgabe in der regelmäßigen Vorbere i-
tung und Durchführung von Kursen zur theoretischen Weiter- und Fortbildung, auch unter
dem Begriff „refresher course" bekanntgeworden. Der erste derartige Kurs hat 1977 im Grün-
dungsjahr der Akademie in Saarbrücken stattgefunden. Die folgenden wurden 1978 in Würzburg, 1979 wiederum in Saarbrücken, 1980 in Nürnberg und 1981 in Berlin abgehalten. Im
Jahre 1982 sind erstmalig 2 Kurse angeboten worden, einer im März in Köln und ein zweiter
anläßlich der Jahrestagung der DGAI in Wiesbaden. Auch in diesem Jahr werden 2 Kurse
stattfinden, außer dem jetzigen in Berlin noch ein weiterer am letzten Oktoberwochenende
in München, gemeinsam mit der 13. Bayerischen Anästhesistentagung. Es ist beabsichtigt, den
für 1982 und 1983 programmierten Turnus, jeweils einen „refresher course" in Verbindung
mit einer größeren Tagung ablaufen zu lassen und einen zweiten völlig isoliert als eigene Ver-
staltung zu arrangieren, in der nächsten Zukunft beizubehalten, zumal dieser Modus allgemein Anklang und Zustimmung gefunden hat.

Die personelle Zusammensetzung des Arbeitskreises Weiterbildung ist mit derjenigen
der bereits seit längerer Zeit existierenden gemeinsamen Kommision der DGAI und des
BDA für Fragen der Aus-, Weiter- und Fortbildung so gut wie identisch.

Zweifellos ist es das Verdienst dieses Arbeitskreises, den „refresher courses" zu einer immer größeren Resonanz und zu einem immer lebhafteren Interesse verholfen zu haben. Dazu
beigetragen hat sicherlich auch die Tatsache, daß es bislang gelungen ist, für die Programme
der „refresher courses" attraktive Einzelthemen auszuwählen und zu ihrer Darstellung durch-
weg Referenten mit entsprechendem Fachwissen und auch mit didaktischen Fähigkeiten zu
gewinnen. Ganz generell verfolgen die genannten Kurse zur theoretischen Weiter- und Fortbildung das Ziel, den durchschnittlichen Wissensstand und damit das allgemeine Leistungsni-
veau der Anästhesisten in der Bundesrepublik anzuheben und auf diese Weise den uns anver-

trauten Patienten, gleichgültig ob im Operationssaal, auf Intensivstationen, im Notarztwagen oder im Rettungsdienst, noch mehr Behandlungssicherheit gewähren zu können.

Immerhin kann die Tatsache, daß sich bei den bisherigen „refresher courses" bis zu 600 Teilnehmer eingefunden haben, als recht erfreulich bezeichnet werden. Wenn man dazu noch bedenkt, daß diese Kurse, wie auch hier in Berlin, regelmäßig an einem Wochenende und somit also stets an dienstfreien Tagen vor sich gegangen sind, ist dieses überaus positive Fazit für meine Begriffe auch ein untrügliches Zeichen für die ausgesprochen große Bereitschaft zu spontaner Weiter- und Fortbildung in unserem Fachgebiet, wofür allen Beteiligten, sowohl aktiven als auch passiven Kursteilnehmern, Lob und Anerkennung gebührt.

Der Arbeitskreis Fortbildung hat zum Ziel, nach Möglichkeit in regelmäßigen Abständen in der Zeitschrift „Anästhesiologie und Intensivmedizin" wissenschaftlich fundierte Beiträge über aktuelle Probleme aus dem Gesamtgebiet der Anästhesiologie unter der Rubrik „Das Thema" zu veröffentlichen. Es versteht sich wahrscheinlich von selbst, daß die Arbeitskapazität dieses Kreises Fortbildung nicht ausreichen kann, um für jedes Heft der „A. I." eine hohen Qualitätsansprüchen gerecht werdende Publikation zu erstellen, sondern daß es hierzu der Hilfe von außen bedarf, worum ich an dieser Stelle einmal mehr bitten und wozu ich erneut aufrufen möchte.

Die Tätigkeit der beiden Arbeitskreise der DAAF zur theoretischen Weiter- und Fortbildung soll möglichst schon in Kürze, wahrscheinlich noch im Laufe dieses Jahrs, durch die Abhaltung von überwiegend auf die Praxis ausgerichteten klinischen Fortbildungskursen ergänzt werden. Bei der Verwirklichung dieses Vorhabens werden zunächst von Universitätseinrichtungen unseres Fachgebiets klinische Fortbildungskurse angeboten werden, deren Teilnehmerzahl und Dauer, spezielle Themenstellung und fachliche Zielrichtung weitestgehend von den jeweiligen örtlichen Gegebenheiten abhängig sein dürfte.

Erfreulicherweise habe ich von einer ganzen Reihe von angeschriebenen und angesprochenen Lehrstuhlinhabern unseres Fachgebiets die Zusage zur Durchführung solcher klinischen Fortbildungskurse erhalten. Dabei ist beispielsweise daran gedacht, daß die Teilnehmer vormittags im praktischen Betrieb der Anästhesie, Notfallmedizin und Intensivtherapie in den verschiedenen Disziplinen des Klinikums hospitieren können und daß nachmittags Kolloquien über anästhesiologische und intensivtherapeutische Probleme, auch unter Zugrundelegung geeigneter Kasuistiken, dargeboten werden. Die Programme der im Namen und Auftrag der DAAF vorgesehenen klinischen Fortbildungskurse, gleich an welchem Ort und zu welchem Zeitpunkt, sollen jeweils rechtzeitig in der Zeitschrift „Anaesthesiologie und Intensivmedizin" mit entsprechenden Daten veröffentlicht werden, um auch die gestellten Anmeldefristen einhalten zu können. Auch von diesen klinischen Fortbildungskursen verspricht sich die DAAF — ganz allgemein ausgedrückt — einen Beitrag zur Hebung des ärztlichen Leistungsstandards in unserem Fachgebiet.

Obgleich nach der Definition des Begriffs Statement in größeren und kompetenten Lexika eine solche Darlegung oder ein entsprechender Bericht nur den gegenwärtigen Stand beleuchten soll und demzufolge keinen Ausblick in die Zukunft zu geben hat, möchte ich doch angesichts des Generalthemas dieser Berliner BDA-Jahrestagung noch einige Perspektiven für die kommende Arbeit der DAAF anfügen. Ein besonderes Anliegen der Akademie wird es sein, die bereits existierenden Stoffkataloge für die Weiterbildung zu überarbeiten und zu aktualisieren. Dabei soll besonders auf den von uns Anästhesisten tagtäglich zu erwartenden Bedarf an Kenntnissen und Fertigkeiten eingegangen und mehr als bisher auf die allgemeinärztlichen Aspekte unseres Fachgebiets abgestellt werden. Auch die Einbeziehung audiovisueller Techniken, die ihre Bewährungsprobe als Lehrmittel nachgewiesen haben und womit beispielsweise die Göttinger Anästhesie bereits gute Erfahrungen machen konnte, in unser Gesamtprogramm zur Weiter- und Fortbildung ist vorgesehen. Des weiteren trägt sich die DAAF mit der Absicht, Probleme der Schmerztherapie mit den Methoden unseres Fachgebiets in unseren theoretischen und praktischen Fortbildungskursen und auch in den zu erwartenden Publikationen stärker als bislang zu berücksichtigen.

Ich darf an dieser Stelle einmal mehr zum Ausdruck bringen, daß die Mitglieder der DAAF für jede Anregung zur Verbesserung unserer Weiter- und Fortbildung sehr dankbar sind, und an alle den Appell richten, uns in unseren diesbezüglichen Bemühungen zu unterstützen. Freilich sollte jeder von uns, gleich an welcher Stelle und gleich in welchem Berufsalter, selbst eine regelmäßige Weiter- und Fortbildung betreiben und sich — wie es die Berufsordnung für Ärzte vorschreibt — hierzu auch außerhalb der regulären Dienstzeit verpflichtet fühlen.

Bei allen Vorhaben und Zielsetzungen ist sich die DAAF völlig im klaren darüber, daß wir Anästhesisten grundsätzlich am besten beraten sind und am ehesten die von uns anzusteuernden Ziele erreichen werden, wenn wir noch mehr als bislang durch Wissen, Können sowie Leistungsvermögen und -bereitschaft zu überzeugen imstande sind und außerdem noch den festen Willen zu uneingeschränkter interkollegialer und interdisziplinärer Kooperation an den Tag legen sowie auch die Bereitwilligkeit zum Eingehen vertretbarer Kompromisse erkennen lassen. Auf diese Weise sollten wir, das ist mir aufgrund jahrzehntelanger Berufserfahrung völlig gewiß, unser Ziel am ehesten und leichtesten erreichen sowie unserem Fach Anästhesiologie und uns selber zu gutem Ansehen verhelfen und — nicht zuletzt — unseren Patienten den größten Dienst erweisen können.

Was ist das für ein Mensch, dieser Anästhesist? Ein Traumberuf? Oder — wie auf dem offiziellen Plakat des DAC 82 — nicht nur ein Mensch im Hintergrund, sondern zumindest mit verschleiertem oder überhaupt nicht erkennbarem Gesicht? Oder wie auf einer Modifikation dieser Graphik mit Ohrmuscheln von der Größe eines Horchgeräts, mit einer ausgesprochenen Schnüffelnase und mit zwar akkommodationsschwachen, aber hellen und wachen Augen? Auch bei der Beurteilung von uns Anästhesisten kann man durchaus zu dem bekannten Schluß kommen: „Nobody is perfect!" „But", das sollte man gleich hinzufügen, „the anaesthesiologist has always to do his daily work as perfect as possible"!

L. Schönbauer, eine der profiliertesten Chirurgenpersönlichkeiten unseres Jahrhunderts, Förderer unseres Fachgebietes im benachbarten Alpenland, eines der ersten Ehrenmitglieder unserer österreichischen Schwestergesellschaft, hat auf dem Chirurgenkongreß 1955 in München den Anästhesisten seiner Vorstellung folgendermaßen charakterisiert: Ich zitiere auszugsweise aus seinem Diskussionsbeitrag in der Sitzung mit der Überschrift „Anästhesie":

Wenn man hört, was hier von dem Chirurgen verlangt wird, der doch die Verantwortung trägt, von dem Anästhesisten, der das alles kennen soll, so muß man sagen: das muß ein ganz besonders ausgebildeter Arzt sein. Er muß sein: ein Physiologe, ein Pathologe, ein Pharmakologe — Sie haben ja heute gehört, welche Medikamente hier in Anwendung kommen —, er muß ein Internist sein, er muß vom Herzen sehr viel verstehen — und wer versteht schon sehr viel vom Herzen! —, er muß ein Chirurg sein, er muß alle Phasen der Operation verfolgen können und er muß außerdem noch ein ausgezeichneter Physiker sein . . . . Das alles ist wohl notwendig; wo aber findet sich der Mann mit dem universalen Wissen, der das alles beherrscht?

Zu diesem Zeitpunkt, der mehr als ein Vierteljahrhundert zurückliegt, gab es in Deutschland einen einzigen habilitierten Anästhesisten. Und wieviel sind es heute? Ich könnte wahrscheinlich nur schätzen, und ich würde demzufolge lügen, wenn ich diese Frage exakt beantworten müßte.

Eines ist sicher: Den Anästhesisten mit den von Schönbauer geschilderten Voraussetzungen wird es wahrscheinlich nie geben. Trotzdem sollten wir uns alle anstrengen, dem Ideal eines Anästhesisten möglichst nahe und immer näher zu kommen. Dann behält sicher auch der Leitsatz „You sleep better – and very much safer – with an anaesthesiologist!" seine volle Gültigkeit.

# Berufsbild des Anästhesisten

O. Zierl

Als die Anästhesie vor 30 Jahren den Status eines selbständigen medizinischen Fachgebiets erhielt, wurde ihr der Auftrag in die Wiege gelegt, einen Rückstand aufzuholen, in den wir gegenüber vielen Ländern der westlichen Welt geraten waren.

Das junge Fach mußte versuchen, in möglichst kurzer Zeit eine qualitativ hochstehende fachanästhesiologische Versorgung in unserem Land auf breiter Basis sicherzustellen.

Das quantitative Problem, nämlich eine ausreichende Zahl junger Kollegen und Kolleginnen für das Fach zu gewinnen, war nur lösbar, wenn es gelang, für die anästhesiologisch tätigen Ärzte einen Status zu erkämpfen, der seine wirtschaftliche Existenz in einem rechtlich abgesicherten Umfeld gewährleistete. Hier lag und liegt der Schwerpunkt der Aktivitäten des Berufsverbands.

Zum einen ist es seine Aufgabe, das Berufsbild des Anästhesisten aktiv mitzugestalten in all den Dimensionen, in denen es um seine Selbständigkeit und Unabhängigkeit gegenüber anderen Fächern, um die Wahrung seiner wirtschaftlichen Belange gegenüber Krankenhausträgern, KV und Sozialversicherungsträgern sowie schließlich um die Vorsorge in den weiten Bereichen der forensischen Probleme geht.

Zum anderen obliegt es dem Berufsverband, jedes seiner Mitglieder individuell zu beraten und bei der Durchsetzung berechtigter beruflicher Anliegen zu unterstützen.

Der Berufsverband nimmt diese doppelte Aufgabe in enger Fühlungnahme mit der DGAI wahr. Die Arbeitsteilung ist klar vorgezeichnet. Der BDA sichert die rechtliche Stellung des Anästhesisten und die wirtschaftliche Existenzgrundlage, die DGAI sorgt für die wissenschaftliche Entwicklung des Fachgebiets sowie für die Aus-, Weiter- und Fortbildung des einzelnen Anästhesisten im Zuge dieser Entwicklung.

Der beste Beweis dafür, daß der Berufsverband im großen und ganzen das Ziel der rechtlichen und wirtschaftlichen Absicherung der anästhesiologischen Tätigkeit erreicht hat, liegt wohl in der Tatsache, daß es gelungen ist, in den 30 Jahren der Existenz des jungen Fachs rund 7000 Kollegen und Kolleginnen für die anästhesiologische Tätigkeit zu gewinnen.

Im Einzelnen brauche ich nicht zu resümieren, was der Berufsverband zur Bewältigung der ihm gestellten Aufgaben getan hat. An dieser Stelle sollen nur einige Schwerpunkte hervorgehoben werden:

1. die Vereinbarung mit anderen Fachgebieten, insbesondere mit der Chirurgie, über die Arbeitsteilung und Zusammenarbeit in der operativen Medizin und Intensivtherapie,
2. die Erarbeitung von Musterverträgen für die stationäre anästhesiologische Versorgung mit insgesamt 7 verschiedenen Modellösungen,
3. die zahllosen Verhandlungen mit den KV und den gesetzlichen Krankenkassen über die Mitwirkung des Anästhesisten in der kassenärztlichen Versorgung,

4. die Fülle von Anträgen und Stellungnahmen gegenüber der KV und der Bundesärztekammer zur Vergütung anästhesiologischer Leistungen,
5. die Vorsorge im Bereich der zivilen und strafrechtlichen Haftung, z. B. durch den Abschluß der Strafrechtschutzversicherung, durch die Erarbeitung der Aufklärungs- und Anamnesebögen sowie durch den Aufbau einer systematischen Beratung für den Abschluß von Versicherungen.

Die Erfolge, die wir auf all diesen Gebieten erzielen konnten, ließen uns jedoch keine Sekunde in Sicherheit wiegen. Nahezu alles, was der BDA in z. T. sehr harten Auseinandersetzungen erkämpfte, wird jeden Tag durch seine Entwicklung in der Gesetzgebung und in der Verwaltungspraxis, aber auch durch die vielfältigen Aktivitäten anderer Verbände in den Bereichen in Frage gestellt, in denen der Anästhesist — etwa im Bereich der Intensivbehandlung und der Notfallmedizin — mit anderen Fachgebieten in einer gewissen Konkurrenzsituation steht.

In einzelnen Gebieten, etwa bei der Ermächtigung leitender Anästhesisten zur Versorgung der Belegabteilungen, haben wir durch einen Federstrich des Verordnungsgebers ein Gutteil des Terrains unwiederbringlich verloren, das wir mit Mühe für das Fachgebiet gewonnen hatten und in zähen forensischen Auseinandersetzungen wenigstens in einem Restbestand seit rund einem Jahrzehnt verteidigen.

Bedrohlicher als solche eng umschriebenen Einbrüche ist für die Weiterentwicklung unseres Fachgebiets die Änderung der Großwetterlage auch für die Verhandlungen, denn für die Ausgestaltung anästhesiologischer Positionen am Krankenhaus gelten die Marktgesetze von Angebot und Nachfrage. Daß es uns in 30 Jahren gelungen ist, eine ausreichende Zahl von Anästhesisten weiterzubilden und damit den personellen Bedarf zu decken, wird einerseits für den, der sich um eine Stelle bewirbt, zum Nachteil, weil die zunehmende Zahl der Bewerber es dem Krankenhausträger erleichtert, ultimative Bedingungen zu stellen.

Andererseits leiden, obwohl uns ein ausreichendes personelles Angebot zur Verfügung steht, viele Anästhesieabteilungen an einer chronischen Unterbesetzung, weil es sich zunehmend als schwierig erweist, eine angemessene medizinische Versorgung zu finanzieren.

Zusätzliche Sorgen machen uns bei der ausreichenden personellen Versorgung Gerichtsentscheidungen und Tarifbestimmungen über die Freistellung der Mitarbeiter vom Tagdienst nach einem nächtlichen Bereitschaftsdienst. Wer gleichwohl unter größten persönlichen Opfern auf sich nimmt, die volle Anästhesieversorgung seines Krankenhauses aufrecht zu erhalten, muß damit rechnen, nach einem Zwischenfall forensisch zur Verantwortung gezogen zu werden, wenn er zu Notlösungen gegriffen hat, die den strengen Sorgfaltsanforderungen der Gerichte nicht standhalten.

Die Prognose, daß hier der Schwerpunkt der Aktivität des BDA im nächsten Dezenium liegen wird, fällt nicht schwer.

Auf der gleichen Ebene liegen Auseinandersetzungen um den fachlichen Aufgabenbereich des Anästhesisten. Vor allem in der kassenärztlichen Versorgung sind die Tendenzen unverkennbar, bestimmte Leistungen bei einzelnen Fachgebieten zu monopolisieren und die Erbringung ambulanter Leistungen durch Krankenhausärzte einzuschränken. Dahinter steht ersichtlich, welche Gründe auch immer von den KV vorgebracht werden, der Verteilungskampf einer rasch wachsenden Ärztezahl um die knapper werdenden Mittel. Der BDA führt z. Z. eine Reihe von Musterprozessen gegen die Versuche, die fachliche Kompetenz der Anästhesisten einzuengen, und er wird auch den Gang zum Bundesverfassungsgericht nicht scheuen.

Bei den Anästhesiegebühren haben wir einiges erreicht. Wegen der Komplexgebühr für die Intensivüberwachung und -behandlung sowie wegen der Abrechnungsbestimmungen für Injektionen und Infusionen werden wir alle rechtlichen Möglichkeiten einschließlich der Verfassungsbeschwerde beim Bundesverfassungsgericht ausschöpfen.

Um unseren Mitgliedern die Arbeit zu erleichtern, werden wir die GOÄ in den für die Anästhesie wichtigen Bestimmungen in der Zeitschrift „Anästhesie und Intensivmedizin" kommentieren. Federführend für diese sehr mühsame Arbeit ist Herr Weigand. Wir meinen, daß diese Bestimmungen nur Ärzte kommentieren können, die in der modernen Anästhesie zuhause sind und die Verfahren kenne, über die sie schreiben.

Zusammen mit der DGAI und der Akademie anästhesiologischer Fortbildung wird der BDA auch in Zukunft seine ganze Kraft, aber vor allem anderen für die Sicherung der Qualität der anästhesiologischen Versorgung einsetzen. Mit der Qualität der anästhesiologischen Leistungen jedes Einzelnen steht und fällt die Zukunft unseres Fachgebiets.

Die anästhesiologischen Verbände können durch Empfehlungen und Vereinbarungen, durch Veranstaltungen und Publikationen die Voraussetzungen für eine erfolgreiche Arbeit verbessern.

Deshalb zum Schluß die herzliche Bitte, die vielfältigen Angebote zu nutzen, aber auch die Arbeit des Berufsverbands durch aktive Mitarbeit zu unterstützen. Es ist doch eine relativ kleine Zahl von Kollegen, die im Präsidium und den Landesverbänden die Last der Arbeit tragen. Ich möchte all diesen Kollegen und ganz besonders Herrn Ministerialdirigenten Dr. med. h. c. W. Weißauer sehr herzlich danken. Sie haben uneigennützig und voller Idealismus dazu geholfen, das Berufsbild des Anästhesisten zu formen und ihm Ansehen in der Medizin und zunehmend auch in der Öffentlichkeit zu verschaffen.

# Anaesthesiologie und Intensivmedizin

Anaesthesiology and
Intensive Care Medicine

vormals „Anaesthesiologie und Wiederbelebung"
begründet von R. Frey, F. Kern und O. Mayrhofer

Herausgeber: H. Bergmann (Schriftleiter),
J. B. Brückner, M. Gemperle, W. F. Henschel,
O. Mayrhofer, K. Meßmer, K. Peter

## Band 142
### Zentraleuropäischer Anaesthesiekongreß

Herz Kreislauf Atmung
Band 4
ZAK Innsbruck 1979: Freie Themen: Kontrollierte
Blutdrucksenkung, Anaesthesie bei Cardiochirurgie,
Haemodynamik, Atmung
Herausgeber: B. Haid, G. Mitterschiffthaler
1981. 263 Abbildungen, 51 Tabellen. XIV, 335 Seiten
DM 128,-. ISBN 3-540-10945-5

## Band 143
### Zentraleuropäischer Anaesthesiekongreß

Intensivmedizin – Notfallmedizin
Band 5
ZAK Innsbruck 1979: Hauptthema II: Anaesthesie
und Notfallmedizin. Hauptthema III: Grenzen der
Intensivmedizin. Freie Themen: Intensivmedizin,
Parenterale Ernährung und Volumenersatz, Säure-
Basen-Haushalt
Herausgeber: B. Haid, G. Mitterschiffthaler
1981. 269 Abbildungen, 95 Tabellen. XV, 373 Seiten
(13 Seiten in Englisch)
DM 148,-. ISBN 3-540-10946-3

## Band 144
### Spinal Opiate Analgesia

Experimental and Clinical Studies
Editors: T. L. Yaksh, H. Müller
1982. 55 figures, 54 tables. XII, 147 pages
DM 68,-. ISBN 3-540-11036-4

## Band 145
J. Beyer, K. Messmer
### Organdurchblutung und Sauerstoffversorgung bei PEEP

Tierexperimentelle Untersuchungen zur regionalen
Organdurchblutung und lokalen Sauerstoffversorgung
bei Beatmung mit positiv-endexspiratorischem Druck
1982. 17 Abbildungen, 18 Tabellen. X, 84 Seiten
DM 54,-. ISBN 3-540-11220-0

## Band 147
L. Tonczar
### Kardiopulmonale Wiederbelebung

1982. 44 Abbildungen, 15 Tabellen. 160 Seiten
DM 64,-. ISBN 3-540-11760-1

## Band 148
### Regionalanaesthesie

Ergebnisse des Zentraleuropäischen Anaesthesie-
kongresses Berlin 1981
Band 1
Herausgeber: J. B. Brückner
1982. 125 Abbildungen, 43 Tabellen. XIII, 215 Seiten
DM 83,-. ISBN 3-540-11744-X

## Band 149
### Inhalationsanaesthesie heute und morgen

Herausgeber: K. Peter, F. Jesch
Übersetzungen aus dem Englischen
von E. Mertens-Feldbausch
1982. 126 Abbildungen, 19 Tabellen. XII, 276 Seiten
DM 42,-. ISBN 3-540-11756-3

## Band 150
### Inhalation Anaesthesia Today and Tomorrow

Editors: K. Peter, F. Jesch
1982. 126 figures. 272 pages
DM 76,-. ISBN 3-540-11757-1

## Band 151
H. Marquort
### Kontraktionsdynamik des Herzens unter Anaesthetika und Beta-Blockade

Tierexperimentelle Untersuchungen
1983. 137 Abbildungen, 34 Tabellen. XVI, 202 Seiten
DM 62,-. ISBN 3-540-11745-8

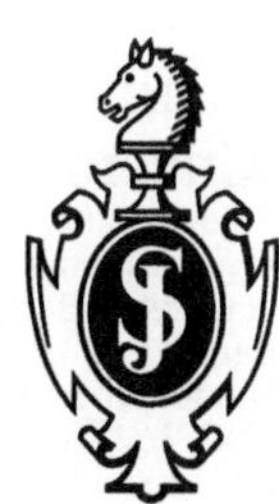

Springer-Verlag
Berlin
Heidelberg
New York
Tokyo

Band 152
**Der Anaesthesist
in der Geburtshilfe**
Ergebnisse des Zentraleuropäischen Anaesthesie-
kongresses, Berlin 1981
Band 2
Herausgeber: J.B.Brückner
1982. 68 Abbildungen, 19 Tabellen. X, 184 Seiten
DM 46,-. ISBN 3-540-11831-4


Band 153
**Schmerzbehandlung –
Epidurale Opiatanalgesie**
Ergebnisse des Zentraleuropäischen Anaesthesie-
kongresses Berlin 1981
Band 3
Herausgeber: J.B.Brückner
1982. 90 Abbildungen, 50 Tabellen.
XII, 194 Seiten (24 Seiten in Englisch)
DM 74,-. ISBN 3-540-11830-6


Band 154
R.Larsen
**Kontrollierte Hypotension**
Durchblutung und Sauerstoffverbrauch des Gehirns
und des Herzens
1983. 20 Abbildungen, 19 Tabellen. VII, 88 Seiten
DM 35,-. ISBN 3-540-11921-3


Band 155
K.Inoue
**Vagaler Herztonus und
Herzfrequenz unter dem Einfluß
von Injektionsanaesthetika**
Eine Studie an narkotisierten Katzen
1983. 11 Abbildungen, 3 Tabellen. IX, 39 Seiten
DM 24,-. ISBN 3-540-12031-9


Band 156
**Hämodynamisches Monitoring**
Workshop Erbach 14.Mai 1982
Herausgeber: F.Jesch, K.Peter
1983. 97 Abbildungen, 20 Tabellen. VI, 170 Seiten
DM 62,-. ISBN 3-540-12093-9


Band 157
**Kinderanaesthesie**
Prämedikation – Narkoseausleitung
Ergebnisse des Zentraleuropäischen Anaesthesie-
kongresses Berlin 1981
Band 4
Herausgeber: J.B.Brückner
1983. 162 Abbildungen, 75 Tabellen. XIII, 275 Seiten
DM 108,-. ISBN 3-540-12153-6

Band 158
**Neue Aspekte
in der Regionalanaesthesie 3**
Plexus-, Epiduralanaesthesie: Technik und Komplika-
tionen
Opiate epidural/intrathekal
Herausgeber: H.J.Wüst, M.D'Arcy Stanton-Hicks,
M.Zindler
1984. 113 Abbildungen, 67 Tabellen. XV, 250 Seiten.
DM 98,-. ISBN 3-540-13023-3


Band 160
H.Goslinga
**Blood Viscosity and Shock**
The Role of Hemodilution, Hemoconcentration and
Defibrination
1984. 79 Figures, 3 tables. Approx. 216 pages
DM 78,-. ISBN 3-540-12620-1


Band 162
G.Meuret
**Pharmakotherapie
in der Reanimation
nach Herz-Kreislauf-Stillstand**
Untersuchungen an Hunden und an isolierten
Meerschweinchenherzen
1984. 55 Abbildungen, 10 Tabellen. XVII, 116 Seiten
DM 78,-. ISBN 3-540-12978-2


Band 167
**Intensive Care and
Emergency Medicine**
4th International Symposium
Editor: J.L.Vincent
1984. 21 figures, 18 tables. XIII, 190 pages
DM 52,-. ISBN 3-540-13412-3


Springer-Verlag
Berlin
Heidelberg
New York
Tokyo

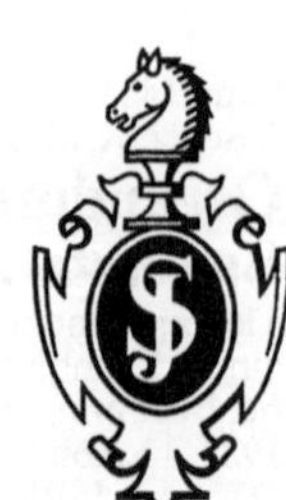